선수트레이너를 위한 감별진단 가이드

The Athletic Trainer' s Guide to Differential Diagnosis

선수트레이너를 위한

감별진단 가이드

시각적 학습 접근

안 근 옥 외 옮김

The Athletic Trainer's Guide to Differential Diagnosis

A Visual Learning Approach

Andrew P. Winterstein, PhD, ATC
Clinical Professor
Athletic Training Program Director
University of Wisconsin—Madison

Sharon V. Clark, MS, ATC
Associate Faculty
Athletic Training Program Clinical Coordinator
University of Wisconsin—Madison

영 문 출 판 사

■ **옮긴이** (가나다 순)

강희진 휴바디웍스 대표, 단국대학교 박사수료
고주필 미국 Northern Arizona University 선수트레이닝전공 교수
김정훈 가천대학교 의과대학 예방의학교실 연구교수
노병주 미국 Michigan Tech 근신경역학실 박사후 연구원
설동일 무브메드 대표, 단국대학교 박사수료
안근옥 한국교통대학교 스포츠학부 스포츠건강관리학전공 교수
이중철 동신대학교 운동처방학과 교수
임비오 중앙대학교 사범대학 체육교육과 교수
정덕조 서원대학교 체육교육과 교수
정진욱 한국스포츠개발원 선임연구위원
조지훈 신경대학교 스포츠과학과 교수

The Athletic Trainer's Guide to Differential Diagnosis
A Visual Learning Approach
by Andrew P. Winterstein and Sharon V. Clark

선수트레이너를 위한 감별진단 가이드

2017년 8월 18일 초판인쇄
2017년 8월 25일 초판발행

지은이 : Andrew P.Winterstein / Sharon V.Clark
옮긴이 : 안 근 옥 외
발행인 : 박 병 조
발행처 : 도서출판 영문출판사
등 록 : 1987년 12월 21일 제2-419호
주 소 : 서울시 강남구 삼성동 69-1
전 화 : (02) 514-5590, 776-5590
팩 스 : (02) 756-8943
홈페이지 : www.ymsbook.net
E-mail : yeongmunsa@empal.com
정 가 : 30,000원
ISBN 978-89-7224-418-9 93510

※ 파본은 교환해 드립니다.

헌정사 (Dedication)

이 책을 UW–Madison에서 특별히 AT프로그램을 만드는데 도움을 주는 모든 학생, 임상 지도사(clinical preceptors), 의사 및 교수진들에게 받칩니다. 또한 이 책을 나의 어머니, Pat Winterstein, 나의 누이 Michele, 그리고 친인척들과 Barb에게 받칩니다.

Andrew P. Winterstein, PhD, ATC

나는 이 책을 더 나은 교육자가 되기 위해 도전하고 있는 모든 학생들에게 바치고 싶습니다. Andy가 이 프로젝트를 제안했고 혁신적인 교수 전략을 통해 나를 자신감과 열의에 차도록 만들었습니다. 나는 특히 남편 Brent, 딸 Carly와 아들 Luke에게 그들의 사랑과 지원 및 격려에 대해 감사드리고 싶습니다.

당신은 매일 내가 할 수 있는 최선을 다해 노력하는 이유입니다.

Sharon V. Clark, MS, ATC

목차 (Contents)

감사의 글 (Acknowledgments)

대규모 프로젝트를 수행하는 과정은 도로 여행과 매우 흡사합니다. 지도를 가지고 시작할 수도 있지만 궁극적으로는 길을 찾아야 합니다. 책 프로젝트는 흥분과 공포가 거의 동등하게 가득 차 있습니다. 책을 출판하는 과정에는 많은 불확실성이 존재합니다. 그러나 만약 당신이 그들과 함께하면, 당신은 완성된 책을 통해 만족감을 얻게 됩니다. 그러나 그러한 여행을 한 사람은 책을 출판하는 과정에서 많은 도움이 필요하다는 것을 알고 있습니다. 여행을 더욱 즐겁게 하고 올바른 길로 가꾸어 준 사람들에게 감사의 말을 전하고 싶습니다.

Lindsay Donaths는 훌륭한 젊은 AT(운동사)이자 물리치료사이며 화려한 경력을 갖고 있습니다. 그녀는 이 프로젝트의 많은 부분을 진일보시키는데 중요한 역할을 했으며 그녀의 노력 또한 값진 것이었습니다.

그녀의 직업윤리와 안정성에 감사드립니다. 앞으로 그녀 곁에는 그녀의 환자들로 가득찰 것이라 생각됩니다.

우리는 또한 이 프로젝트의 인물과 템플릿을 디자인하는 데 도움을 준 Wisconsin 대학의 Linda Endlich에게 감사드립니다. 그녀의 그래픽 디자인 기술은 탁월했으며 InDesign 초보 사용자를 위한 그녀의 배려에 감사드립니다.

Jennifer Briggs, Brien Cummings, Michelle Gatt, April Billick, John Bond, Jordyn Bennett 및 편집, 레이아웃, 출판을 지원한 모든 사람들과 이 프로젝트에 참여한 SLACK Incorporated 직원에게 감사드립니다. 여러분의 노력에 다시 한번 감사드립니다.

Madison의 Monroe 거리에 있는, 정기적으로 글을 쓰도록 배려해주고 바닐라 홍차, 카우보이 쿠키가 가득한 Barriques의 직원들에게, 깊은 감사를 드립니다.

마지막으로, 이 책이 출판되는 동안 보내준 격려와 인내심에 대해 감사드리고 싶습니다. 당신의 지지와 사랑이 가장 중요합니다.

저자에 대하여 (About the Authors)

Andrew P. Winterstein, PhD, ATC는 Wisconsin 주의 Madison에 있는 University of Wisconsin-Madison 대학의 Kinesiology 학과의 임상 교수로 CAATE로부터 인증된 AT 전문 준비프로그램의 프로그램 책임자이다. 그는 또한 의학 및 공중보건 학교의 정형외과 및 재활의 학과에서도 일하고 있다. Winterstein 박사는 1986년부터 University of Wisconsin에서 재직하고 있다. 그는 14년 동안 Intercollegiate Athletics에서 직원으로 일하면서 AT 교육 프로그램을 이끌어왔다. 그는 Arizona주에 있는 University of Arizona in Tucson, Oregon주에 있는 University of Oregon in Eugene, Wisconsin주에 있는 University of Wisconsin- Madison에서 수학했다.

Winterstein 박사의 학문적 관심사는 신흥 기술 연구, 교수 및 학습에서 의학, 인문학 및 AT 교육에의 적용, 조직 역학 및 행동, 부상 후 환자의 회복, SoTL를 포함하고 있다. 그의 논문 및 초록은 Journal of Athletic Training, Athletic Therapy Today, Sports Health, and Athletic Training and Sports Health Care에 실렸다.

그는 주, 지역 및 국가 차원에서 수 많은 발표를 할 수 있는 특권을 누렸다.

1985년부터 National Athletic Trainers Association의 인증 회원이며 Wisconsin Athletic Trainers' Association의 인증을 받은 회원인 Winterstein은, AT의 여러 분야에서 적극적으로 활동하고 있다. 그는 Journal of Athletic Training과 Athletic Training Education Journal의 리뷰어로, Athletic Training and Sports Health Care의 편집위원 및 검토위원으로 활동하며 여러 주, 지역 및 국가위원회에서 근무했다. Winterstein 박사는 2008년 오대호 운동사협회 우수 교수상, 2007년 위스콘신 운동사협회 우수 교수상, 2006년 University of Wisconsin-Madison School of Education 등의 많은 상을 수상했다. 그와 그의 동료들은 교육 혁신을 위한 NATA 교육 멀티미디어위원회 상을 3회 수상했으며, 대표적인 온라인 학습 대상인 MERLOT Classics Award를 수상했다. 그는 두 번째 교과서인 The Athletic Training Student Primer (현재 제 2 판)과, Administrative Topics in Athletic Training: Concepts to Practice (Gary L. Harrelson, EdD, ATC 및 Greg Gardner, EdD, ATC, LAT와 공동 출간)의 저자이다. 두 권의 책은 모두 SLACK Incorporated에 의해 출판되었다.

여가 시간에 Andy는 플라이 낚시, 스탠드 업 패들(stand-up paddle), 독서 및 작문을 즐긴다.

그는 Wisconsin 주 Madison에서 아내 Barb와 함께 살고 있다. Sharon V. Clark, MS, ATC는 Wisconsin 주 Madison에 있는 University of Wisconsin-Madison의 운동 과학부 조교수로 현재 CAATE에서 인정한 AT 전문준비 프로그램에서 임상 코디네이터 및 강사로 근무하고

있다. 그녀는 Sports Rehabilitation Physical Therapy and Athletic Training Department of UWHealth의 senior athletic trainer로서의 지위를 유지하고 있다. 그녀는 계속해서 UWHealth를 위한 AT 행사에 참여하고 있다. Clark은 2009년부터 University of Wisconsin–Madison에서 근무했으며 18년 이상 UWHealth를 위해 봉사하고 있다.

재활분야에서 일하기 전에, 그녀는 진료지원 간호사(physician extender) 및 지역 고등학교에서 AT 서비스를 제공했다. Clark은 University of Wisconsin–Madison에서 공부했다.

여가 시간에 Clark은 달리기, 카약 타기, 자녀를 따라 다니는 활동을 즐긴다. 그녀는 남편 Brent와 Carly와 Luke라는 두 자녀와 함께 Wisconsin주 Madison에 거주하고 있다.

머리말 (Foreword)

The Athletic Trainer's Guide to Differential Diagnosis: Andrew P. Winterstein과 Sharon V. Clark이 저술한 시각적 학습 접근법은 AT 관련 서적으로 추가할 수 있는 훌륭한 서적이다. 능동적인 학습 접근법은 다양한 임상 문제의 감별진단에 대한 시각적 매핑 접근법이 일상적인 임상 수행에서 AT를 보조하는 다소 새롭고 상쾌한 방법을 제공한다는 점에서 진보적이다. 각기 다른 신체 부위를 다루는 12개의 장은 일반적인 소개, 사례 연구, 전통적 병력, 손상기전, 중요소견 및 진단근거를 포함, 감별진단 도식(differential diagnosis map)을 포함하는 체계적인 방식으로 전달된다.

학생들과 공부중인 AT에게는 스터디 가이드가 도움이 될 것이다. 독창적인 방식으로 시간을 초월한 감별진단에 대한 세밀하고 세심한 접근이 자극적이다. 이 최첨단 방법의 부록은 한참 전에 행해졌어야 할 것들이며, 다른 건강관리 제공자들 사이에서 AT들을 독특한 위치에 올려놓을 것이다. 설명은 논리적이고 삽화는 적절하게 상세하게 포함되어 있으며 AT와 마주 치는 일반적인 임상 문제에 대한 "방법"이 아니라 "만약에" 어떤 방식으로 접근하는지에 대한 감별진단이 제시되어 있다.

이 지침에서 저자들은 스포츠 의학 분야를 발전시켰다. 주제는 이 자료에 접근할만큼 운 좋은 사람들에게 부가적인 혜택을 제공하는 학술적인 최신 방식으로 인용된다. 본문의 논리적인 흐름은 감별진단에 특히 중점을 두고 있으며, 포괄적이고 새로운 방식으로 모범 사례를 보장함으로써 운동선수의 보살핌을 개선하려는 저자의 노력에 대한 증거가 보인다. 제공된 정보를 사용하여 접근법을 실행하는 것은 이제 독자에게 달려 있다.

Thomas Best, MD, PhD
Ohio State University
Columbus, Ohio

역자서문

이번에 출간하는 「선수트레이너를 위한 감별진단 가이드」는 The Athletic Trainer's Guide to Differential Diagnosis: A Visual Learning Approach를 번역한 것입니다.

이 책은 운동선수뿐만 아니라 스포츠에 참여하는 사람들의 근골격계 손상여부를 평가하기 위하여 신체 부위별로 체계적이고 시각적으로 잘 정리되어 있어 실질적인 도움을 주는 전문서적입니다. 따라서 운동전문가들의 교육 및 스포츠 현장에서 큰 도움이 될 것임을 확신합니다.

스포츠 활동에 참여 빈도가 증가함에 따라 손상사례가 그만큼 늘어나고 있습니다. 특히, 운동선수들의 경우 부상은 선수 생명과 직결되고 선수로서의 명성에 막대한 영향을 미치기 때문에 손상위험 요인을 파악하여 손상을 예방하는 것이 최선이라 할 것입니다.

그럼에도 불구하고 불가피한 손상이 있을 수 있는 만큼 적절히 대응해야 하는 것이 우리의 현실입니다. 특히 현장에서 근무하는 운동전문가들은, 소아, 청소년, 성인, 노인에 이르기까지 운동손상을 관리하고 재활운동을 계획해야 하는 만큼, 의학적 그리고 운동학적 지식을 접목시키면서 가장 효과적이고 안전한 운동처치를 해 내야 하는 요구를 받고 있습니다. 스포츠 손상에 적절히 대응하고 치료나 재활 과정에서 효과를 검증하기 위하여 적절한 평가가 이루어져야 합니다. 이런 관점에서 이번에 출간되는 이 책은 운동전문가의 전문성을 높이는데 큰 도움을 받을 수 있을 것으로 기대합니다.

「선수트레이너를 위한 감별진단 가이드」의 특징은 각 신체 부위별로 구분되어 있으며, 가상환자를 통하여 병력, 신체검사 정보를 제공받고 임상결정을 한 후, 해부도와 감별진단을 위한 도식을 참고하여 임상평가를 할 수 있도록 구성하고 있습니다. 또한 마지막에 가상환자에 대한 재검토를 하고 사례연습을 할 수 있습니다. 따라서 스포츠 운동 현장에서 선수를 관리하거나 의료 현장에서 근골격계의 손상 및 재활을 담당하는 운동전문가를 위하여 그리고 운동전문가가 되기 위해 공부하는 학생들에게 이 책은 매우 실용적인 지침서가 될 것입니다.

이 책이 발간되기까지 각 챕터를 맡아 번역을 해 주신 역자 선생님들께 진심으로 감사드립니다. 또한 출판을 맡아주신 영문출판사 박병조 대표님과 직원분들께도 감사의 마음을 드립니다.

역자대표

한국교통대학교 스포츠학부 스포츠건강관리학전공 교수 안근옥

1

가이드 사용방법/ 학습 다이어그램 접근법

How to Use This Guide/The Learning Diagram Approach

진단의 특성과 심각성을 결정하는 것은 간단하다. 적절한 역사를 수집하고, 신체검사의 적절한 구성 요소들을 수행하고, 주어진 정보를 비판적으로 생각하고, 진단에 전념한다. 그러나 진단에 대한 처치를 수행하는 능력은 임상의가 훈련 과정에서 겪는 가장 어려운 단계 중 하나이다. 많은 가능성이 존재한다. 학생들은 기억하고 올바르게 적용해야 하는 다양한 진단 요소는 말할 것도 없고 가능한 모든 부상과 상태를 고려해야 한다.

그 과정에서 혼란에 빠지지 않도록 명확하고 논리적인 접근이 필요하다. 우리의 대부분은 평가에 필요한 적절한 모든 기술을 습득할 수 있으며, 실제로 연습을 통해 증상에서 묻고자 하는 올바른 질문과 적절한 특수 검사 및 신체검사 구성 요소가 후천적 성질(second nature)이 된다. 그러나 조각을 모으고 평가 과정의 마지막에 어떤 가능성이 있는지 아는 것은 단순한 기술자와 독립적인 임상의를 분리하는 기준이 된다. The Athletic Trainer' s Guide to Differential Diagnosis에서 사용하고 있는 시각적 학습 접근법은 시각적 매핑 접근법을 사용하여 구조화된 틀 구조(framework) 내에서 가능성을 분류하고 임상 평가에 대해 생각하는 데 도움이 되는 사고 방식을 제공한다.

차별 진단이란 임상적 소견을 체계적으로 비교하고 대조함으로써 유사한 징후와 증상을 보이는 두 개 이상의 증상 중, 어느 것이 환자에게 고통을 주는 원인이 되는지를 결정하는 것을 말한다. 이 정의에서 중요한 것은 '임상결과의 체계적인 비교와 대조' 이다. 이 지침에 설명된 시각적 매핑 접근법은 가능한 진단을 식별하기 위한 시각적 체계의 틀 구조(visual systematic framework)를 제공하고 있다. 각 장에서는 일반적인 소개와 사례 연구 또는 "가상환자(paper patient)"를 제공한다. 신체 각 부위의 해부학에 대한 예술적 해석을 통해 일반적인 방향을 제시 한다. 각 신체 부위에 대한 감별진단 도식은 증상의 주요 위치(예: 앞 · 뒤, 안쪽 및 측면)에 의해 제시되고 구성된다. 도식에 명시된 각 상태에 대한 임상 결과는 증상, 부상 메커니즘, 검사, 주요 결과 및 진단 증거를 포함하여 제공된다.

진단 증거는 특정 문헌에 대한 참고문헌, 진단적 임상 상관관계, 특정 검사에 대한 민감도와 특이도 자료 제시 등의 형태로 제시된다. 특이성이란 상태가 있는 환자를 정확하게 판별하는 임상 시험의 능력을 말한다. 민감도는 상태가 없는 환자를 올바르게 식별할 수 있는 임상 시험의 능력을 나타낸다. 이 정보는 독자가 각 신체 부위에 대한 감별진단 도식(map)을 검토하고 다양한 결과를 비교 및 대조할 수 있게 한다.

다양한 가능성을 매핑(mapping)하는 연습은 학생들에게 유용한 학습법이다. 시각적 지도를 보는 것은 학습자가 위치별 가능한 진단을 고려하게 하고 더 집중적이고 체계적인 방식으로 평가에 접근하도록 돕는다. 이 접근법은 보다 효과적인 임상 평가를 가능하게 하고, 임상 추론 기술을 향상시키고, 동시다발적 접근(shotgun approach)을 피할 수 있다. 임상의를 실천하는 임상가는 이 방법을 사용하여 자신의 생각을 정리하고 어려운 상황에 직면할 때 가능한 진단을 충분히 고려할 수 있다. 또한 평가의 시각적 매핑 방법은 독자가 임상 평가 과정에 근거 기반 원칙을 적용할 수 있는 기회를 제공한다. 이 사용자는 비판적인 사고 능력을 개발할 수 있을 것이며 이전 과정의 정보를 통합할 수 있는 충분한 기회를 갖게 된다. The Athletic Trainer's Guide to Differential Diagnosis는 "사용 방법"을 평가하는 책으로 고안되지 않았다. 이 지침은 독자가 차별 진단에 대해 다르게 생각하고, 해부학 및 임상 평가에 대한 기존 지식에 접근하고, 차원 높은(higher-order) 임상 결정을 내릴 목적으로 정보를 평가할 수 있는 틀 구조를 만들기 위해 고안되었다.

임상 학습: 암기가 충분하지 않다!

강사들은 학생들에게 다음과 같은 질문을 하는 것을 좋아한다.

- 당신이 알고 있는 것을 어떻게 아는가?
- 그 지식은 어디에서 왔는가?

상대적으로 단순한 손상 평가를 고려하라. 신체활동으로 달리기를 즐기는 환자가 있고 거위다리주머니염(anserine bursitis)으로 진단했다고 가정해 보자. 당신이 발견한 것에 대해 확신을 가지고 있지만 다음과 같은 주의를 기울여야 한다.

- 우리는 그 환자가 앓고 있는 것을 어떻게 알 수 있는가?
- 진단이 옳다는 것을 방어할 수 있는가?
- 당신이 그 결론에 이르게 한 정보는 무엇인가?
- 그 밖의 무엇을 할 수 있는가?
- 어떻게 그러한 가능성을 배제했는가?

어딘가에서, 당신은 이 경우를 통해, 거위다리주머니염(anserine bursitis)에 대해 약간의 지식을 습득했을 것이다. 당신은 해부학 공부를 통해서 pes 그룹을 구성하는 3개의 힘줄을 배웠음에 틀림없다. 아마도 힘줄을 설명하는데 도움이 되는 pes(발 또는 발 모양의 부분은 라틴어)라는 단어도 배웠을 것이다. 어딘가에서, 어떤 종류의 환자가 거위다리주머니염에 걸릴 지를 배웠을 것이다. 어떤 시점에서, 당신은 어떤 요인들이 환자를 이 상태에 빠지게 하는지를 배웠다. 또한 이 문제를 진단할 때 고려해야 할 다른 조건과 이 조건에 대한 일반적인 결과가 무엇인지 파악하여 완전한 평가를 수행할 수 있어야 한다. 이것이 요점이다: 당신이 이러한 모든 것을 지금 배웠다는 것은 의심할 여지가 없다는 것이다.

우리가 무엇인가를 배울 때, 우리는 이미 가지고 있는 지식에 새롭게 얻은 정보를 더하는 식으로 접근해야 한다. 이것은 순차적으로 새로운 지식 기반을 창출하는 데 도움이 된다. 우리가 새로운 문제에 접근하는 것은 진화하는 지식의 토대이다. 정말로 간단하다. 우리는 지식을 축적하는 경향이 있으며 지식은 변화하는 경향이 있다. 맞다, 지식은 변화하는 경향이 있다. 손상 평가 및 진단은 특수 검사를 적용하는 새로운 방법을 지속적으로 학습하고 어떤 검사가 가장 효과적인지에 대한 새로운 증거를 발견하기 때문에 바뀔 수 밖에 없다. 진단 도구가 향상됨에 따라 우리는 임상 결과와 진보된 영상 및 수술 상관 관계를 더 잘 연관시킬 수 있다. 결코 멈추지 않는다. 학습자로서, 우리는 지식의 기초에 항상 또 다른 지식을 추가한다는, 열려있는 생각을 가지고 있어야 한다.

평가와 진단에 대해 생각하면 탐정 이야기를 생각하지 않을 수 없다. 각각의 손상에 대한 평가는 해결해야 할 형사 사건과 같다. 우리가 볼 수 있는 것들, 우리가 환자에게서 필요로 하는 정보, 수행할 수 있는 검사, 그리고 나서 모든 부분들을 하나로 묶어서 우리의 진단이 옳다는 것을 방어할 수 있는 결론에 도달해야 한다. 이것은 임상 실습과 끊임없이 진화하는 지식 기반에서만 발생할 수 있는 '조각들을 모으는 것' 이다. 학생들은 지식 기반 위에서 이루어지는 실습을 통해서만 부상 평가의 미묘함과 섬세한 의미 차이를 배울 수 있으며 그 기초는 정적일 수 없다. 논리적인 결론을 내리기 위해 정보를 처리하고 합성하는 것은 고차원적 사고를 나타낸다. 이 사고는 살아있는 환자와 함께 기술을 직접 적용해야 하기 때문에 책에서 배울 수 있을 뿐만 아니라 연습을 해야 한다. 이 지침의 목표는 해당 실습을 위한 틀 구조를 제공하고 학생이 페이지의 정보를 임상 실습에 활용하도록 동기를 부여하는 것이다.

이 지침 사용 방법

이 책이 적극적인 학습을 위한 고무적인 역할을 할 수 있기를 바란다. 우리의 목표는 이 지침의 도구를 사용하려는 독자에게 현재 지식을 강화하고 진화하는 지식 기반을 더 쌓아올리는 데 도움이 되는 인센티브를 제공하는 것이다. 적극적인 학습을 위해 다음과 같은 것을 권장한다.

- 지침의 사례 연구를 이용하여 연습하시오.
- 차별 진단 도식(maps)을 위하여 부록 A의 템플릿을 활용하시오.
- 개인 손상 및 질병을 치료하는데 부록 B의 임상 소견 템플릿을 활용하시오.
- 차별 진단에 대한 사고를 위한 맵핑 기술 및 틀 구조를 자신의 임상 학습 및 임상 실습으로 활용하시오.

요컨대, 우리는 독자들이 능동적인 학습자가 되어 자신의 지식을 계속 지키기를 바란다. 독자가 임상 기술을 개발하고 개선함에 따라 이 지침서가 도움이 되기를 바란다.

참고문헌

1. Merriam-Webster.com. 2014. http://www.merriam-webster.com/medlineplus (Accessed June 2, 2014).
2. Lalkhen AG, McCluskey A. Clinical tests: sensitivity and specificity. *Contin Educ Anaesth Crit Care Pain.* 2008;8(6):221-223.

2

발

The Foot

발은 직립 보행과 두 발 움직임에 의존하는 인류의 진화에 중요하다. 발은 하지의 먼 부위에 안정된 기반을 제공한다; 걷고 달리고 착지할 때 힘을 분산시키는데 도움을 준다; 보행 주기의 push off 동안 단단한 지레로서 역할을 한다.[1] 발 부상은 스포츠 활동과 레크레이션 활동에서 매우 흔하다. Fernandez 등의 2005년 고교 운동선수의 하지 손상 형태에 대한 연구에서 발이 모든 부상의 7.1%와 모든 골절의 18%를 차지하는 것으로 나타났다.[2] 10대들을 대상으로 스포츠 및 레크리에이션과 관련된 1년간 다리 부상 조사에 따르면, 매년 25,000명이 넘는 10대들이 발 부상으로 응급실에 내원하는 것으로 보고하고 있으며, 이는 매년 응급실에서 발생하는 총 스포츠 부상의 약 4%를 차지한다.[3] 많은 연구가 발목 부상에 대한 자료와 함께 발 부상을 보고하기 때문에 발에 대한 손상율을 확인하는 것은 어려울 수 있다.[4]

발은 26개의 뼈(7개의 발목뼈, 5개의 발허리뼈, 발가락뼈를 구성하는 14개의 뼈)로 구성된다. 해부학적으로 발은 뒷발(뒤쪽 분절), 가운데 발(중간 분절), 앞발(앞쪽 분절)의 3개 영역으로 나눌 수 있다. 각 분절들은 다양한 관절을 구성한다. 골관절의 배열과 결합은 다양한 기계적 힘과 그로 인한 부상을 입기 쉬운 표면 힘줄, 윤활주머니, 지지띠(retinaculum), 신경, 그리고 피부조직으로 복잡하게 구성되어 있다. 발은 압박(밟기) 손상과 염좌를 일으키는 손상 기전으로 인해 급성 외상에 취약하다. 발목에 공통적인 손상기전(예: 안쪽번짐, 가쪽번짐 및 돌림)으로 인해 발 부상을 유발할 수 있다.

임상의는 발 및 발목 손상을 주의해서 감별해야 한다.

발에 대한 진단 계획도는 발등(발위쪽), 발바닥(발아래), 안쪽 및 가쪽의 4개 영역으로 나뉘어져 있다. 이것은 임상의에게 가능한 진단을 더 잘 묘사하기 위해 발 부상에 대한 주의 깊은 계획을 하게 한다.

가상환자: 달리기 선수의 발 통증

병력

30세 달리기 선수인 사라(Sarah)는 10주 전 왼쪽 발목 통증을 느꼈다. 그녀는 2주간 달리기를 하지 않고 얼음과 이부프로펜으로 발을 치료했다. 그녀는 상태가 호전되었고 다시 뛰기 시작했다. 2주간 달리기를 한 후에도 여전히 통증이 있었기 때문에 4주간 휴식을 취하고 밤에 부목을 하고 잠자리에 들었다. 그녀는 하프 마라톤을 위해 훈련을 해 왔으며 지금은 너무 많은 훈련 시간을 놓친 것에 대해 걱정하고 있다. 사라는 발 뒤꿈치부터 중간 아치를 통해 발 앞쪽까지 달리는 중의 통증(4/10)에 대해 이야기한다. 그녀는 또한 아킬레스 닿는곳 부근의 발 뒤꿈치 윗부분에 통증(2/10)을 이야기한다. 그녀는 과거에 하프 마라톤 훈련시에 발/발목 통증의 과거력이 있었지만 조치를 취하지 않았다. 그녀는 일어나서 첫 번째 발 디딜 때 통증이 있지만, 매일 그렇지는 않았다.

신체검사

서기와 보행에서 사라의 발을 관찰하면 경미한 평편발(pes planus)과 뒷발 밖굽이(valgus)가 나타난다. 그녀는 안쪽 발꿈치뼈 결절에서 발바닥 근막을 통해 그리고 종단 아치의 중앙 부분에서 조직의 넓은 영역을 통해 촉진 시에 압통이 있다. 뼈의 압통은 없다. 발목의 능동적 운동 범위(AROM; active range of motion)는 정상 범위(WNL; within normal limits)였고 통증이 없다. 수동적 운동 범위 (PROM)는 정상 범위이며 통증이 없고 정상적인 끝 느낌이었으며, 다리 뒤쪽 근육 조직의 압박감이 있다. 발가락은 굽힘과 폄에 저항을 가하는 동안 통증이 있다. 중간 아치부터 엄지발가락까지 촉진 시 통증이 있다. 신경 혈관 검사는 정상이다.

임상 결정

- 감별진단은 무엇인가?
- 이 환자의 경우 당신의 감별에 도움이 될 주요한 부분은 무엇인가?

해부도를 검토하고 발의 일반적인 손상과 상태를 고려하라. 발의 감별진단 도식을 사용하여 가능성을 정리하여 당신의 판단 과정을 안내하라. 이 장의 마지막 부분에서 이 사례를 다시 검토할 것이다.

해부도: 발 (Anatomy Map: Foot)

발등 (DORSAL)

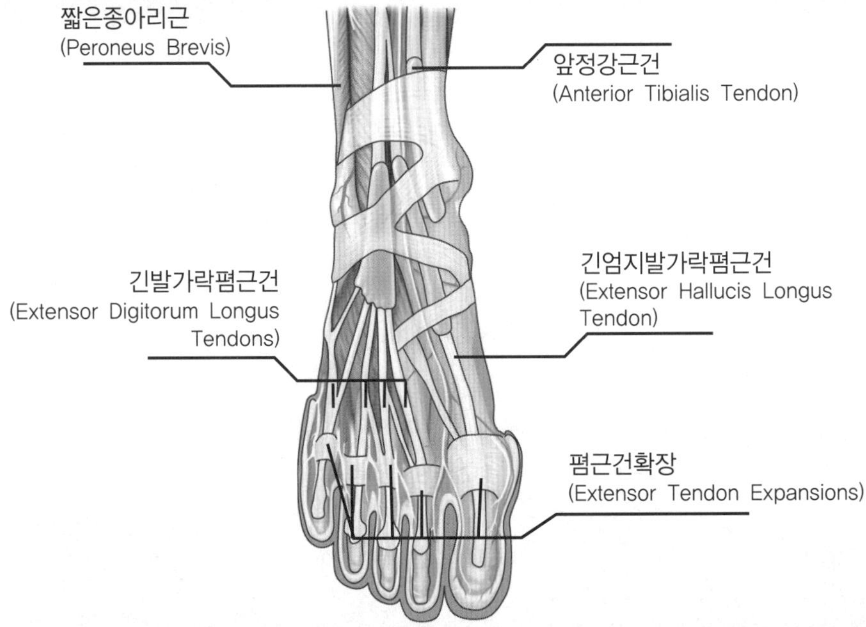

발바닥 (PLANTAR)

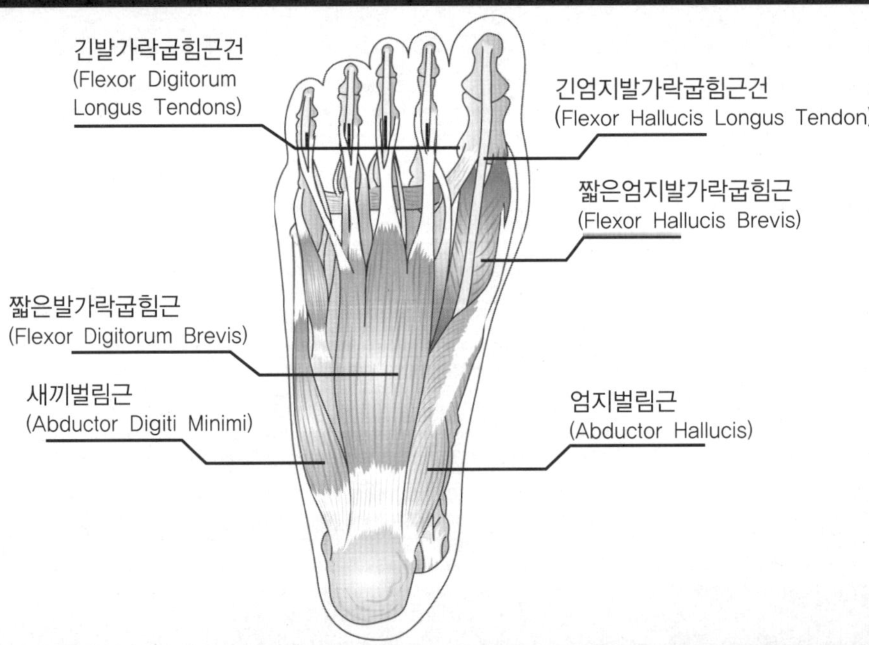

해부도: 발 (Anatomy Map: Foot)

안쪽 (MEDIAL)

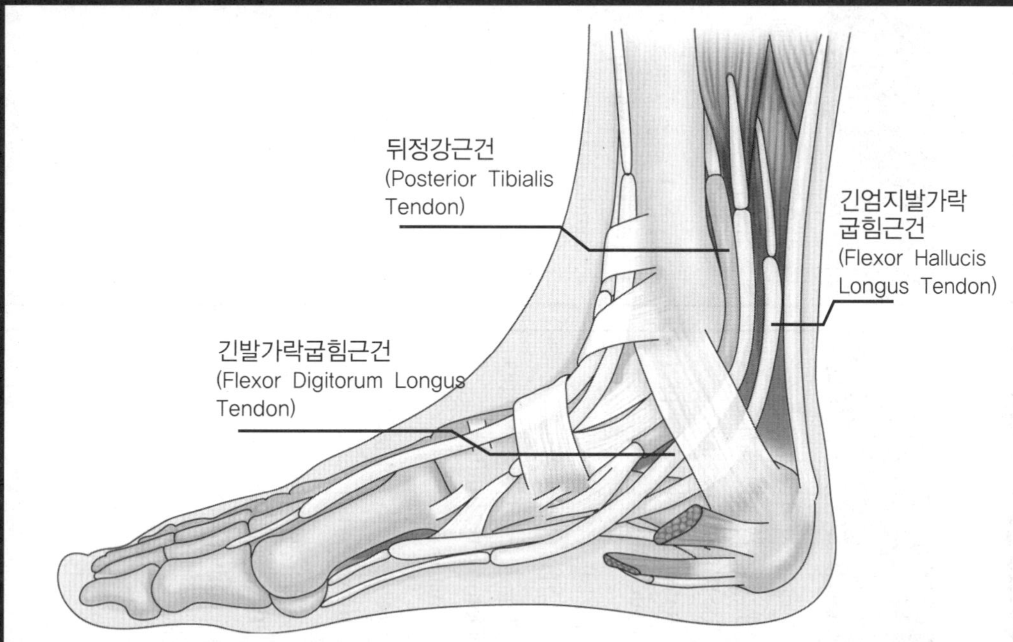

가쪽 (LATERAL)

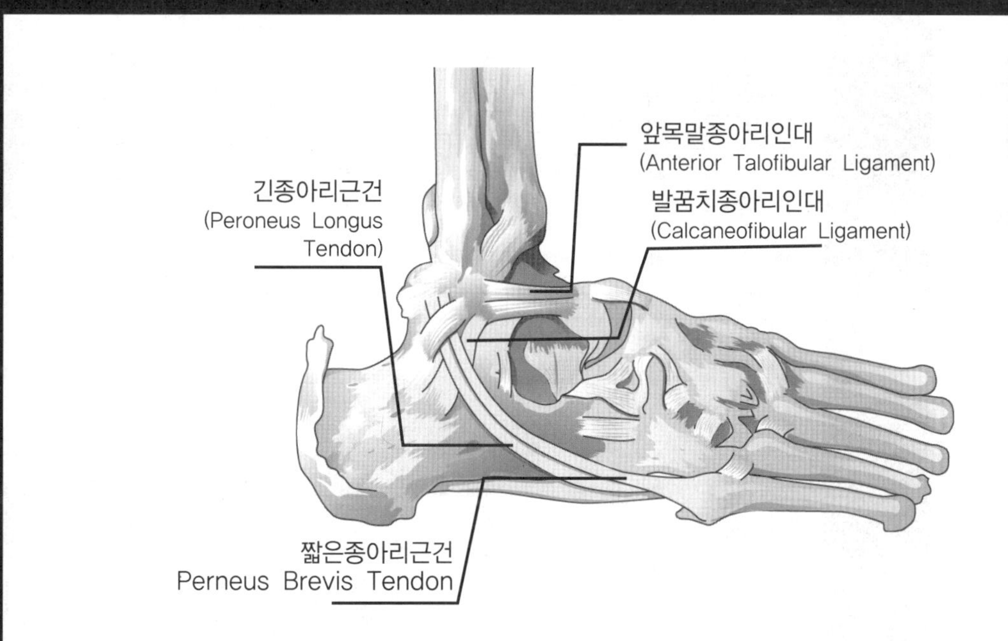

발 도식: 부위/연부조직 감별진단

발등

- 발가락폄근 건병증 (Extensor Digitorum Tendinopathy)
- 엄지발가락폄근 건병증 (Extensor Hallicus Tendinopathy)
- 엄지발가락 굽음증 (Hallux Rigidus)
- 발가락뼈사이 염좌 [Interphalangeal (IP) Sprain]
- 리스프랑 염좌 (Lisfranc Sprain)
- 발허리 통증 (Metatarsalgia)
- 중족 염좌 (Midfoot Sprain)
- 앞정강근 건병증 (Tibialis Anterior Tendinopathy)

발바닥

- 발가락굽힘근 건병증 (Flexor Digitorum Tendinopathy)
- 엄지발가락굽힘근 건병증(Flexor Hallicus Tendinopathy)
- 모톤씨 신경종 (Morton's Neuroma)
- 족저 근막염 (Plantar Fasciitis)
- 종자뼈염(Sesamoiditis)

안쪽

- 첫째 발허리발가락관절 염좌(잔디 발, Turf Toe)[First Metatarso phalangeal (MTP) Sprain (Turf Toe)]
- 엄지발가락 가쪽휨 (무지외반증)/건막류/뼈돌출증[Hallux Valgus Deformity/Bunion/Exostosis]
- 발목굴증후군(Tarsal Tunnel Syndrome)
- 뒤정강근 건병증 (Posterior Tibialis Tendinopathy)

가쪽

- 작은 건막류 또는 테일러 건막류(Bunionette or Tailor's Bunion)
- 입방뼈 아탈구증후군 (Cuboid Subluxation Syndrome)
- 종아리근 건병증 (Peroneal Tendinopathy)

발 통증 (Foot Pain)

뼈/관절 손상 (Injuries to Bone/Joint Surfaces)

일반적인 골절

- 다섯번째발허리뼈(짧은종아리근)찢김 골절 [Avulsion fracture of the fifth metatarsal (peroneus brevis)]
- 다섯번째 발허리뼈 기저부(Jones) [Base of the fifth metatatarsal (Jones)]
- 발꿈치뼈 골절(Calcaneal fracture)
- 입방뼈 골절(Cuboid fracture)
- 발허리뼈 골절(Metatarsal fracture)
- 발허리뼈 스트레스 골절(Metatarsal stress fracture)
- 발배뼈 스트레스 골절(Navicular stress fracture)
- 마디뼈 골절(Phalangeal fracture)

메모: 스트레스 골절은 기계적 부하 요인 또는 뼈 건강의 부족으로 이어지는 신진대사 문제로 인해 발생할 수 있다. 환자의 증상, 활동 수준 및 뼈 건강을 신중하게 고려해야 한다. 발에 발생하는 스트레스 골절은 흔하며 적절한 후속 조치를 위해 반드시 진찰을 의뢰해야 한다.

발 손상의 임상적 평가

발등 통증 (Dorsal Foot Pain)

발가락폄근 건병증 (Extensor Digitorum Tendinopathy)

병력	손상기전	필수평가항목
● 환자는 발등의 통증을 이야기한다. ● 환자는 발등이 붓는다고 한다. ● 환자는 훈련의 양 또는 강도의 변화에 대한 설명을 할 수 있다.	● 신발 문제 ● 장딴지 근육의 과도한 경직	● 발가락폄근의 촉진 ● 관절운동범위(ROM) 검사 ● 발가락 폄근의 도수근력 검사(MMT)

중요소견	진단근거
● 도수근력 검사에서 통증감소 ● 2번째에서 5번째 발가락에서 특정 통증	● 자기공명영상(MRI)은 부종 및 염증 변화를 확인하는 데 유용할 수 있다. ● 초음파는 힘줄의 두꺼워 짐을 감지하고 특정 ROM을 통해 힘줄의 활주 능력을 평가할 수 있다.[5]

발등 통증 (Dorsal Foot Pain)

엄지발가락 폄근 건병증 (Extensor Hallucis Tendinopathy)

병력

- 환자는 발등의 통증을 이야기한다.
- 환자는 발등이 붓는다고 한다.
- 환자는 훈련의 양 또는 강도의 변화에 대한 설명을 할 수 있다.

손상기전

- 신발 문제
- 장딴지 근육의 과도한 경직

필수평가항목

- 엄지발가락폄근의 촉진
- 관절운동범위(ROM) 검사
- 엄지발가락 폄근의 도수근력 검사(MMT)

중요소견

- 도수근력 검사에서 통증 감소
- 엄지발가락에서 특정 통증

진단근거

- 자기공명영상(MRI)은 부종 및 염증 변화를 확인하는 데 유용할 수 있다.
- 초음파는 힘줄의 두꺼워 짐을 감지하고 특정 ROM을 통해 힘줄의 활주 능력을 평가할 수 있다.[5]

발등 통증 (Dorsal Foot Pain)

엄지발가락 굽음증 (Hallux Rigidus)

병력	손상기전	필수평가항목
● 환자는 첫째 발허리발가락관절의 통증을 이야기한다. ● 환자는 첫째 발허리발가락관절에서 굽힘과 폄이 불가능하고 경직된다고 한다. ● 환자는 밀기가 어렵다고 한다.	● 첫째 발허리발가락관절의 외상이 우선 ● 가족력	● 첫째 발허리발가락관절의 촉진 ● 관절운동범위(ROM) 검사 ● 방사선 사진

중요소견	진단근거
● 실제 병인은 알 수 없음 ● 30~60세 남성보다 여성에서 더 흔함 ● 뼈돌기 형성과 관절의 부종이 있을 수 있음	● 보존적 관리와 수술적 관리를 돕는 4단계 방사선 분류 시스템이 개발되었다.[6]

발등 통증 (Dorsal Foot Pain)

발가락뼈사이 염좌 (Interphalangeal Sprain)

병력	손상기전	필수평가항목
● 환자는 발가락뼈사이 관절의 통증을 이야기한다. ● 환자는 발가락뼈사이 관절이 경직된다고 한다.	● 갑작스런 과신전 손상 ● 갑작스런 과굴곡 손상	● 발가락뼈사이 관절의 촉진 ● 관절운동범위(ROM) 검사 ● 방사선 사진

중요소견	진단근거
● 급성손상이 가장 일반적임 ● 때때로 반복적인 스트레스로 발생 ● 관절의 부종이 있을 수 있음	● 유용한 진단 증거가 없음

발등 통증 (Dorsal Foot Pain)

리스프랑 염좌 (Lisfranc Sprain)

병력	손상기전	필수평가항목
● 환자는 중족의 통증을 이야기한다. ● 환자는 서 있거나 걸을 때 통증이 있다고 한다.	● 발의 발바닥 굽힘 상태에서 단순 비틀림과 낙상 ● 낙상으로 인한 외상 ● 발의 발바닥 굽힌 상태에서 강한 외상(발의 지면 대항)	● 중족의 촉진 ● 관절운동범위(ROM) 검사 ● 발꿈치뼈의 안정과 중족의 회전 ● 발가락의 굽힘과 폄 ● 발끝을 들어올림 ● 방사선 사진/ MRI/ 전산화단층촬영(CT)

중요소견	진단근거
● 인대 염좌로부터 리스프랑 골절을 배재해야 함 ● 때때로 반복적인 스트레스로 발생 ● 발의 발바닥 측면과 발등 모두 부종과 반상 출혈이 있을 수 있음	● 방사선 사진은 종종 확정적이지 않아서, MRI가 주변의 인대 및 뼈 구조물을 평가하기 위한 표준이 된다.[7]

발등 통증 (Dorsal Foot Pain)

발허리 통증 (Metatarsalgia)

병력	손상기전	필수평가항목
● 환자는 첫 번째 발가락 또는 2번째에서 4번째 발가락의 발허리뼈에서 통증을 이야기한다. ● 환자는 날카롭고, 쑤시거나 불타는 통증이 있다고 한다. ● 환자는 체중 부하 활동에서 통증이 증가하고 휴식 중에는 통증이 없다고 한다.	● 훈련하면서 통증 증가 ● 신발의 잘 맞지 않음	● 발가락 발허리 관절에서 발허리뼈의 촉진 ● 관절운동범위(ROM) 검사 ● 발허리뼈 압박 검사

중요소견	진단근거
● 훈련이 늘어남에 따라 통증이 증가할 수 있음; 시간이 지남에 따라 대부분 호전됨 ● 발 유형(엄지발가락 가쪽 휨, 요족, 망치 발가락)과 체중이 원인이 됨	● 방사선 사진 또는 MRI가 스트레스 골절을 배재하기 위해 정당화 됨.[8]

발등 통증 (Dorsal Foot Pain)

중족 염좌 (Midfoot Sprain)

병력

- 환자는 중족의 통증을 이야기한다.
- 환자는 서 있거나 걸을 때 통증이 있다고 한다.

손상기전

- 독립적인 비틀림
- 낙상으로 인한 외상
- 충돌

필수평가항목

- 중족의 촉진
- 관절운동범위(ROM) 검사
- 발꿈치뼈의 안정과 중족의 회전
- 방사선 사진/ MRI/ 전산화단층촬영(CT)

중요소견

- 촉진 및 검사는 염좌의 특정 부위에만 적용됨
- 부종과 반상출혈이 있을 수 있음

진단근거

- 방사선 사진은 종종 확정적이지 않아서, MRI가 주변의 인대 및 뼈구조물을 평가하기 위한 표준이 된다.[7]

발등 통증 (Dorsal Foot Pain)

앞정강근 건병증 (Tibialis Anterior Tendinopathy)

병력	손상기전	필수평가항목
● 환자는 앞정강근의 닿는곳 통증을 이야기한다. ● 환자는 아침에 통증이 있다고 한다. ● 환자는 체중 부하 활동에서 통증이 증가하고 휴식 중에는 통증이 없다고 한다.	● 훈련하면서 통증 증가 ● 신발이 앞정강근을 조이게 덮음	● 앞정강근 닿는곳의 촉진 ● 관절운동범위(ROM) 검사 ● 앞정강근의 도수근력 검사(MMT)

중요소견	진단근거
● 훈련이 늘어남에 따라 통증이 증가할 수 있음; 시간이 지남에 따라 대부분 호전됨	● 자기공명영상(MRI)은 부종 및 염증 변화를 확인하는 데 유용할 수 있다. ● 초음파는 힘줄의 두꺼워 짐을 감지하고 특정 ROM을 통해 힘줄의 활주 능력을 평가할 수 있다.[5]

발바닥 통증 (Plantar Foot Pain)

발가락굽힘근 건병증 (Flexor Digitorum Tendinopathy)

병력

- 환자는 발바닥 통증을 이야기한다.
- 환자는 발바닥에 부종이 있다.

손상기전

- 반복적인 발바닥 굽힘
- 외상성

필수평가항목

- 발가락굽힘근의 촉진
- 관절운동범위(ROM) 검사
- 발가락굽힘근의 도수근력 검사(MMT)

중요소견

- 도수근력 검사에서 통증 감소
- 2번째에서 5번째 발가락에서 특정 통증

진단근거

- 자기공명영상(MRI)은 부종 및 염증 변화를 확인하는 데 유용할 수 있다.
- 초음파는 힘줄의 두꺼워 짐을 감지하고 특정 ROM을 통해 힘줄의 활주 능력을 평가할 수 있다.[5]

발바닥 통증 (Plantar Foot Pain)

엄지발가락굽힘근 건병증 (Flexor Hallucis Tendinopathy)

병력

- 환자는 발바닥 통증을 이야기한다.
- 환자는 발바닥에 부종이 있다.

손상기전

- 외상성
- 반복적인 발바닥 굽힘

필수평가항목

- 엄지발가락굽힘근의 촉진
- 관절운동범위(ROM) 검사
- 엄지발가락굽힘근의 도수근력 검사(MMT)

중요소견

- 도수근력 검사에서 통증 감소
- 엄지발가락에서 특정 통증
- 긴엄지발가락굽힘근 아치 유지에 도움이 됨

진단근거

- 자기공명영상(MRI)은 부종 및 염증 변화를 확인하는 데 유용할 수 있다.
- 초음파는 힘줄의 두꺼워 짐을 감지하고 특정 ROM을 통해 힘줄의 활주 능력을 평가할 수 있다.[5]

발바닥 통증 (Plantar Foot Pain)

모톤씨 신경종 (Morton's Neuroma)

증상	손상기전	필수평가항목
● 환자는 발바닥 통증을 이야기한다. ● 환자는 발볼에서 자갈 위를 걷는 느낌을 이야기한다. ● 환자는 발가락에 무감각과 따끔거림을 경험할 수 있다.	● 반복적인 자극 또는 신경 압박 ● 신경의 외상성 손상	● 특히 3번째와 4번째 발허리뼈 사이의 발허리뼈 부위의 촉진 ● 관절운동범위(ROM) 검사 ● 발허리뼈 머리의 압박은 증상을 재현

중요소견	진단근거
● 하이힐 신는것과 발변형이 위험 요인 ● 발 볼이 좁은 신발은 피할 것. 운동화의 끈묶는 형태를 조정하면 통증이 조절될 수 있음 ● 가끔 두번째와 세번째 발허리뼈 사이에서 관찰됨	● MRI(민감도 88%)와 초음파(민감도 96%)는 신경종의 존재를 확인하는데 사용할 수 있음[9]

발바닥 통증 (Plantar Foot Pain)

족저 근막염 (Plantar Fasciitis)

병력

- 환자는 발뒤꿈치 통증을 이야기한다.
- 환자는 걸을 때 어려움이 있다.
- 환자는 오래 앉아있은 후 또는 아침에 첫 걸음을 걸을 때 가장 큰 통증을 호소한다.

손상기전

- 적합하지 않은 신발의 착용과 활동의 급격한 증가
- 발바닥 근막의 긴장된 형태로 반복적인 자극

필수평가항목

- 안쪽 발꿈치뼈 융기 촉진
- 관절운동범위(ROM) 검사

중요소견

- 저운동성 요족의 발
- 저운동성 편평족의 발
- 장딴지근과 가자미근의 경직
- 방사선 사진에서 뒤꿈치의 뼈돌기가 관찰될 수 있음
- 많은 환자에서 발바닥 측면을 따라 발에서 염발음이 있을 수 있음

진단근거

- 발등 굽힘에서 장딴지근 및 가자미근 경직(민감도 100%, 특이도 96%)[10]

발바닥 통증 (Plantar Foot Pain)

종자뼈염 (Sesamoiditis)

증상	손상기전	필수평가항목
• 환자는 발허리발가락(MTP) 관절의 기저부에서 발바닥의 통증을 이야기한다. • 환자는 엄지발가락을 구부리거나 펴는데 어려움이 있다.	• 활동 시 증가 • 반복적인 자극	• 종자뼈 아래부터 첫 번째 발허리뼈까지 촉진 • 관절운동범위(ROM) 검사

중요소견	진단근거
• 종자뼈 주변의 지방이 부족 또는 요족과 같은 발 변형 • 발볼의 활동성	• MRI와 방사선 사진은 종자뼈 부상을 구별하는데 도움이 될 수 있음; 피로 골절(40%), 종자뼈염(30%), 급성 골절(10%), 골연골염(10%), 골관절염(5%), 활액낭염(5%)[11]

발 안쪽 통증 (Medial Foot Pain)

첫째 발허리발가락관절 염좌(잔디 발)

증상

- 환자는 발허리발가락(MTP) 관절의 기저부에서 발바닥의 통증을 이야기한다.
- 환자는 걷기, 달리기, 점핑 시 엄지발가락을 밀어내는데 어려움이 있다.

손상기전

- 엄지발가락의 급성 과다 폄
- 일반적으로 인조잔디에서 반복적인 과사용

필수평가항목

- 종자뼈 아래부터 첫 번째 발허리뼈까지 촉진
- 관절운동범위(ROM), 촉진, 관찰
- 심각한 정도에 따라 방사선 영상 참조할 필요가 있음

중요소견

- 첫째 발허리발가락(MTP)에서 부종 관찰
- 인조 잔디 또는 천연 잔디에서 강하게 밀어내는 증상

진단근거

- 증상과 임상 소견에 근거하여 1 등급 ~ 3 등급 분류 체계를 사용할 수 있음
- 방사선 사진과 MRI는 예후를 결정하고 수술 관리의 필요성을 결정하는데 도움이 될 수 있음[15]

발 안쪽 통증 (Medial Foot Pain)

엄지발가락 가쪽휨(무지외반증)/건막류/뼈 돌출증

증상	손상기전	필수평가항목
● 환자는 발허리발가락 (MTP) 관절의 통증을 이야기한다. ● 환자는 보행 시 통증이 증가한다.	● 적합하지 않은 신발의 착용	● 첫 번째 발허리발가락 촉진 ● 관절운동범위(ROM)와 관찰

중요소견	진단근거
● 첫 번째 발허리발가락의 변형 ● 종종 앞발 안쪽굽음과 관련됨. ● 굽힘근 힘줄 및 폄근 힘줄이 악화되어 관절에 더 많은 스트레스를 발생 ● 종자골염 및 종자뼈 골절은 엄지발가락 가쪽휨을 2차적으로 발생시킴.	● 엄지발가락 벌림각은 방사선 사진으로 측정. 이 측정은 첫 번째 발허리뼈와 엄지발가락의 세루축에 의해 발생된 각도임. 건막류의 심각도는 신뢰성의 지표로 간주됨. 20° 이상은 병리학적으로 간주됨[12]

발 안쪽 통증 (Medial Foot Pain)

발목굴증후군 (Tarsal Tunnel Syndrome)

증상	손상기전	필수평가항목
• 환자는 발의 안쪽 및 발바닥에 통증을 이야기한다. • 환자는 발에서 화끈거림, 무감각, 따끔거림이 있다. • 밤에 통증이 증가한다.	• 발의 급성 외상 • 안쪽 힘줄 뒤쪽으로 안쪽 외과까지 건초염 • 이전의 발이나 하지에서 골절 • 과도한 엎침	• 티넬 사인 • 정강신경에 의한 하지 신경 긴장 검사 • 관절운동범위(ROM), 촉진, 관찰 • 신경전도속도 검사가 필요할 수 있음

중요소견	진단근거
• 상태가 지속되면 정강 신경의 방향에 따라 약화와 위축이 나타남 • 통증 및 증상은 다리를 곧게 들어 올리고 발등 굽힘과 가쪽번짐을 할 때 재현됨 • 정맥류, 정강신경의 종양, 당뇨병 등 유사한 증상을 일으킬 수 있으므로 철저한 증상 및 신체검사가 필요함	• 근전도(EMG)는 신경 전도 검사에 유용 • MRI는 발목굴에서 신경절이나 외인성 종괴(83%의 정확도)를 확인할 수 있음[14]

발 안쪽 통증 (Medial Foot Pain)

뒤정강근 건병증 (Posterior Tibialis Tendinopathy)

증상

- 환자는 발의 안쪽 및 발바닥 측면의 통증을 이야기한다.
- 발의 안쪽면에서 쑤시고 피로가 있다.
- 활동이 증가하면 부종이 증가하는 불편함이 있다.

손상기전

- 안쪽발목의 급성 외상
- 과사용

필수평가항목

- 관절운동범위(ROM), 촉진, 관찰
- 뒤정강근건의 도수근력 검사

중요소견

- 건병증의 정도에 따라 종아리 들기(calf raise)를 수행하지 못하거나 통증 발생
- 뒤정강근건의 도수근력 검사 시 통증
- 대부분 환자는 편평족이고 발꿈치뼈 가쪽번짐되는 발 정렬 상태를 나타냄.

진단근거

- 치료에 반응하지 않는 오래된 경우 초음파 또는 MRI는 힘줄의 온전함을 평가
  MRI가 표준으로 고려되지만, 초음파는 뒤 정강근 건병증에 대한 MR 이미지와 상관관계가 높음(민감도 80%, 특이도 90%).[13]

발 가쪽 통증 (Lateral Foot Pain)

작은건막류 또는 테일러건막류 (Bunionette or Tailor's Bunion)

증상	손상기전	필수평가항목
● 환자는 다섯번째 발허리발가락 관절의 통증을 이야기한다. ● 걸을 때 통증이 증가한다.	● 적합하지 않은 신발의 착용	● 다섯번째 발허리발가락 촉진 ● 관절운동범위(ROM)와 관찰

중요소견	진단근거
● 다섯번째 발허리발가락의 변형 관찰 ● 일반적으로 엄지발가락 가쪽휨보다 적음 ● 굽힘근건과 폄근건의 약화는 관절에 더 많은 스트레스를 발생	● 방사선 사진은 다른 변형과 진행상태의 모니터링 평가에 도움을 줄 수 있음[16]

발 가쪽 통증 (Lateral Foot Pain)

입방뼈 아탈구/증후군 (Cuboid Subluxation/Syndrome)

증상	손상기전	필수평가항목
● 환자는 비체중지지 후에 서 있을 때 또는 장기간 서 있을 때 통증을 이야기한다. ● 걸을 때 입방뼈뿐만 아니라, 네번째 및 다섯번째 발허리뼈에 통증이 증가한다.	● 발목의 안쪽번짐 기전을 포함한 외상	● 입방뼈의 촉진 ● 관절운동범위(ROM)와 관찰 ● 종아리 들기(calf raise)와 아치를 향해 굴리기

중요소견	진단근거
● 입방뼈 부종 관찰 ● 촉진 시 입방뼈 위로 압통 ● 엎침하는 동안 입방뼈에 통증이 유발되어 종아리근에 스트레스가 가해짐 ● 통증은 관절가동기법 직후에 없어짐	● 유용한 진단근거 없음

발 가쪽 통증 (Lateral Foot Pain)

종아리근 건병증 (Peroneal Tendinopathy)

증상	손상기전	필수평가항목
• 환자는 발목과 발의 바깥쪽과 뒤가쪽의 통증을 이야기한다. • 활동 시 통증이 증가한다.	• 과사용 • 적합하지 않은 신발 그리고 훈련 증가	• 모든 종아리근 촉진 • 관절운동범위(ROM), 증상, 관찰 • 모든 종아리근 도수근력 검사

중요소견	진단근거
• 대부분 후족의 안쪽 굽음 • 촉진 시 종아리근건 위의 압통 • 발목 가쪽번짐 약화 • 발목 안쪽번짐 시 통증	• 치료에 반응하지 않는 오래된 경우 초음파 또는 MRI는 힘줄의 온전함을 평가 • MRI (민감도 84%, 특이도 75%)[17] • 초음파는 힘줄의 역동적 평가에 권장됨[18]

가상환자: 재검토

이 달리기 선수의 경우, 발의 발바닥 측면 구조를 바탕으로 이차적인 여러 가능성 있는 부상을 배제할 수 있다. 이 경우 족저근막염, 발허리 통증 또는 엄지발가락 굽힘근 건병증으로 좁혀졌을 것이다.

학습활동: 사례 연습

부록을 이용해 아래 제공된 증상과 진찰 내용을 바탕으로 감별진단 계획도와 임상소견을 작성하시오.

가상환자를 진단할 때에는 바로 "결론"으로 넘어가려고 하는 유혹을 불러 일으킨다. 그러나 감별진단에 대한 시각적 학습 방법은 제공된 정보의 모든 가능성을 고려하도록 설계되어 있다.

가상환자: 발 통증

병력

Rebecca는 24세의 대학생으로 약 2주 동안 발이 그녀를 괴롭혔다. 그녀는 정기적으로 운동을 하고 캠퍼스를 매일 걷는다. 그녀는 걷고 난 후에 발 위에 통증이 있었다. 그녀는 최근에 신발을 좀 더 헐겁게 신었다. 신발 양쪽 모두 섞어 짜기(lacing) 형태로 조정한 후 왼발이 더 좋게 느껴졌다. 그녀의 주요 관심사는 오른발 통증이다. Rebecca는 욱신 거리는 불편함이 있으며, 발가락을 굽히고 펴는 데 문제가 있다고 이야기한다. 그녀는 활동량이나 강도에 변화가 없었다고 한다. 그녀는 지난 학기 댄스 수업에 아무런 문제 없이 참여했으며 발의 통증으로 인해 활동을 줄여야 했다. 그녀는 무감각하거나 저림은 없다. 통증은 '욱신거리는(throbbing)' 통증이고 최악의 경우 5/10이다. 그녀는 지난 2주 동안 발에 약간의 붓기가 있었다고 한다. 그녀는 밤 통증은 없으며 최근에 신발을 바꾸지 않았다.

신체검사

신체검사 결과 발목의 능동적 관절운동범위(AROM)는 정상 범위 내에 있지만 발바닥 굽힘 동작 시 발의 위에 통증(3/10)이 있다. 수동적 관절운동범위(PROM)는 정상적인 끝 느낌과 정상범위 내에 있으며 수동적 발바닥 굽힘 시에 발등폄근 힘줄에 통증(3/10)을 유발된다. 뼈의 압통은 없다. 레베카는 발가락폄근건을 가로질러 압통과 염발음이 있다. 신경혈관 검사는 정상이다. 도수근력 검사는 발목과 발가락 모든 면의 움직임에서 5/5이다. 발목발등 굽힘과 발가락 폄 시에 통증(2/10)이 있다.

참고문헌

1. Harcourt-Smith WE, Aiello LC. Fossils, feet and the evolution of human bipedal locomotion. *J Anat.* 2004;204(5):403-416.
2. Fernandez WG, Yard EE, Comstock RD. Epidemiology of lower extremity injuries among US high school athletes. *Acad Emerg Med.* 2007;14(7):641-645.
3. National Electronic Injury Surveillance System. *NEISS, the National Electronic Injury Surveillance System: A Tool for Researchers.* Bethesda, MD: US Consumer Product Safety Commission; 2013.
4. Powell JW, Barber-Foss KD. Injury patterns in selected high school sports: A review of the 1995-1997 seasons. *J Athl Train.* 1999;34(3):277-284.
5. Peduto AJ, Read JW. Imaging of ankle tendinopathy and tears. *Top Magn Reson Imaging.* 2010;21(1):25-36.
6. Vanore JV, Christensen JC, Kravitz SR, et al; Clinical Practice Guideline First Metatarasophalangeal Joint Disorders Panel of the American College of Foot and Ankle Surgeons. Diagnosis and treatment of first metatarsophalangeal joint disorders. Section 2: Hallux rigidus. *J Foot Ankle Surg.* 2003;42(3):124-136.
7. Nazarenko A, Beltran LS, Bencardino JT. Imaging evaluation of traumatic ligamentous injuries of the ankle and foot. *Radiol Clin North Am.* 2013;51(3):455-478.
8. Thomas JL, Blitch EL 4th, Chaney DM, et al. Diagnosis and treatment of forefoot disorders. Section 2. Central metatarsalgia. *J Foot Ankle Surg.* 2009;48(2):239-250.
9. Fazal MA, Khan I, Thomas C. Ultrasonography and magnetic resonance imaging in the diagnosis of Morton's neuroma. *J Am Podiatr Med Assoc.* 2012;102(3):184-186.
10. Bolívar YA, Munuera PV, Padillo JP. Relationship between tightness of the posterior muscles of the lower limb and plantar fasciitis. *Foot Ankle Int.* 2013;34(1):42-48.
11. Kindred J, Trubey C, Simons SM. Foot injuries in runners. *Curr Sports Med Rep.* 2011;10(5):249-254.
12. Vanore JV, Christensen JC, Kravitz SR, et al. Diagnosis and treatment of first metatarsophalangeal joint disorders. Section 1: Hallux valgus. *J Foot Ankle Surg.* 2003;42(3):112-123.
13. Premkumar A, Perry MB, Dwyer AJ, et al. Sonography and MR imaging of posterior tibial tendinopathy. *AJR Am J Roentgenol.* 2002;178(1):223-232.

14. Ahmad M, Tsang K, Mackenney PJ, Adedapo AO. Tarsal tunnel syndrome: A literature review. *Foot Ankle Surg.* 2012;18(3):149-152.
15. McCormick JJ, Anderson RB. Turf toe: Anatomy, diagnosis, and treatment. *Sports Health.* 2010;2(6):487-494.
16. Thomas JL, Blitch EL 4th, Chaney DM, et al. Diagnosis and treatment of forefoot disorders. Section 4. Tailor's bunion. *J Foot Ankle Surg.* 2009;48(2):257-263.
17. Park HJ, Cha SD, Kim HS, et al. Reliability of MRI findings of peroneal tendinopathy in patients with lateral chronic ankle instability. *Clin Orthop Surg.* 2010;2(4):237-243.
18. Lee SJ, Jacobson JA, Kim SM, et al. Ultrasound and MRI of the peroneal tendons and associated pathology. *Skeletal Radiol.* 2013;42(9):1191-1200.

3

발목과 하지

The Ankle and Lower Leg

발목 손상은 다양한 스포츠 경기와 활동에서 나타나는 가장 흔한 손상 중 하나이며, 발목 염좌로 고통 받는 선수의 대부분은 동일한 발목에서 다시 손상을 당하는데, 그 결과 발목의 운동 장애, 만성 통증 또는 만성 발목 불안정성이 생길 수 있다. 이러한 발목 손상들은 주로 농구와 축구에서 가장 높은 발생 빈도를 보이는데 급 가속(sudden starts), 급 정지(sudden stops) 그리고 급 방향전환(cutting movements)과 같은 동작들이 요구되어 지기 때문이다. 하루 평균 대략 25,000명 정도가 발목 염좌를 당하는 것으로 보고되고 있다[1]. 발목 염좌는 응급실을 찾는 상해 중 높은 비율을 차지하고 있으며, 이로 인해 스포츠 참여 시간이 유의미하게 감소되고, 일상 생활에 대한 장기간의 불편함을 초래할 뿐만 아니라, 건강관리 비용의 지출에도 큰 영향을 미친다. McGuine과 Keene[2] 는 발목 염좌의 영향을 경제적인 측면에서 설명하였는데, 미국에서만 보면 초등학교에 재학중인 480만명의 운동선수들과 고등학교에 재학중인 170만명의 운동선수들은 축구와 농구 프로그램에 참여하여 지도를 받고 있으며, 평균적으로 이들 중의 15%(100만명) 정도가 매년 발목 염좌의 부상을 입고 있는 것으로 조사되었다. 치료에 동반되는 비용은 염좌의 숫자와 동일하게 지출되고 있다. 미국 소비자보호 권익위원회(US Consumer Products Safety Commission)는 고등학교 축구와 농구 선수들의(15~18세) 발목 염좌 치료비용으로 7천만불과 함께 1억 천만불의 간접 비용이 지출되고 있는 것으로 추산하고 있다[3]. 제시된 관련 비용으로 발목 염좌와 발목 및 하지 상태를 정확하게 진단하는 능력을 극대화하는 것이 중요하다.

발목관절은 일반적으로 3개의 관절로 이뤄져 있다. 발목다리관절(talocrural joint)은 먼쪽 정강뼈(tibia)와 종아리뼈(fibula)가 목말뼈(talus)를 둘러싼 형태의 경첩관절로 형성되어 있다. 이 관절은 발의 발바닥쪽 굽힘(plantar flexion)과 발등 굽힘(dorsiflexion)의 움직임을 만든다. 발목다리관절은 때때로 "진짜" 발목관절로 불리는데, 먼쪽 정강뼈와 종아리뼈는 아래 정강 종아리관절(inferior tibiofibular joint)과 맞닿아 있다. 이 관절은 먼쪽인대결합막(distal syndesmotic membrane)으로 함께 결합되어 있으며, 앞과 뒤 정강종아리인대(anterior and posterior tibiofibular ligaments)는 이 관절을 감싸는데 도움을 준다. 가장 흔한 발목 손상에 동반되는 움직임은 안쪽번짐(inversion)과 가쪽번짐(eversion)이다. 이러한 발목의 움직임들은 목말뼈 아랫 부분이나 목말밑관절(subtalar)에서 일어나며, 목말밑관절에서의 움직임은 목말뼈 와 발꿈치뼈(calcaneus) 사이에서 일어난다. 발목의 개별적인 가쪽인대들(앞목말종아리인대(anterior talofibular ligament, 발꿈치종아리인대(calcaneofibular ligament), 뒤목말종아리 인대(posterior talofibular ligament)는 강한 안쪽인대들(세모복합인대(deltoid ligament complex))에 비해 상대적으로 약한 경향을 보여준다. 이 인대의 정렬은 짧은 정강뼈에 기인하여, 상대적으로 쉽게 일어나는 안쪽번짐에 의해 발목 손상의 발생빈도 또한 높게 나타난다.

이 챕터에서는 발목과 하지에 대한 감별진단 지침을 제공한다. 발목과 하지에서는 하지 근육으로 만들어지는 움직임과 발목관절의 동적 평형성을 함께 평가해야 한다. 덧붙여서, 발목 관절에서 교차하는 총 네 부위의 힘줄들의 개별 위치는 평가 과정에서 보다 신중한 접근이 필요하다. 발목과 하지에 대한 진단 지침은 다음과 같이 네 군데로 나눠진다: 앞 · 뒤, 안쪽, 그리고 가쪽, 신중히 접근된 임상적 평가와 동시에 이에 맞는 진단 지침은, 활동적인 환자에게서 일반적인 발목과 하지 손상을 구별하는데 보다 명확하게 초점을 맞춰져 유저에게 제공될 것이다.

가상환자: 일반인 러너에서의 발목 통증

병력

Maya는 40세 러너로, 달리기 시에 오른쪽 발목에서 통증을 호소하며, 당신의 클리닉에 방문하였다. 그녀는 매회 5~6마일씩 주 3회씩 달린다고 하였고, 또한 특별한 손상기전은 없었다. 그녀는 가쪽발목에서 통증을 느끼고 있었다. 평소 부드러운 트레일이나 인도 위에서 달렸고, 일반적인 런닝화를 신었으며, 지금까지 이런 통증을 느껴본 적은 없다고 하였다. 통증은 달리고 난 뒤 예리한 통증이 나타나고, 통증은 점점 심해졌으며, 시난 날부터 지속되고 있었다. 그녀는 내원하여 MRI 검사를 통해 스포츠의학 전문의로부터 피로골절(stress fracture)에 대한 음성 판정을 받았다. 비록 그녀가 통증을 호소하는 부위는 아니지만 뒤정강근 건병증(posterior tibialis tendinopathy)의 병력은 있었다. 그녀는 최근에 가쪽하지와 발목에 걸쳐 불에 타는 듯한 통증을 느낀 적이 있다고 했다.

신체검사

신체검사 결과는 촉진 시 종아리근 힘줄(peroneal tendon)에 걸쳐 압통이 있으나, 뒤정강근 힘줄(posterior tibialis tendon)에서는 상대적으로 덜했다. 그녀는 가쪽번짐 저항에 통증이 있고, 능동적인 안쪽번짐과 발바닥쪽 굽힘 움직임 시에 통증이 동반되었으나 수동적인 움직임 시에는 통증이 나타나지 않았다. 그녀의 발목 근력은 D1과 D2 패턴의 움직임뿐만 아니라 모든 기본면에서 5/5(정상)를 나타냈다. 그녀는 능동적인 카프 레이즈(calf raise) 동작 시 통증이 없었고, 보행 검사에서는 걷기와 조깅시에 정상범위의 움직임을 보여주었다. 그녀의 발 정렬 상태는 목말밑관절 중립자세에서 뿐만 아니라 서 있을 때에도 중립 상태를 보여주었다. 그녀는 오른쪽 하지 직거상 테스트 시 발목에서 통증을 호소했고, 종아리 신경의 편향됨과 함께 환자의 달리기 시에 느끼는 느낌과 동일한 통증을 느꼈다. 비골 신경의 탭 테스트(tap test) 시에 발목 가쪽의 통증이 재연되었다.

당신의 임상적 평가로부터 얻어진 정보를 바탕으로 임상 결정을 내리기 위한 지침으로 당신 스스로에게 몇 가지 질문을 할 필요가 있다:

- 당신의 감별진단은 무엇인가?
- 당신이 본 것 중 감별 지침에 도움을 줄 수 있는 가장 중요하게 도출된 결론은 무엇인가?
- 가쪽발목에서 통증이 동반될 가능성이 높은 손상은 무엇인가?

임상 결정

해부학적 구조를 검토하고 발목에서 일반적으로 발생할 수 있는 손상들 및 상태의 고려사항을 통해서 접근해야 한다. 당신이 머릿속으로 생각하는 판단의 과정과 가능성들을 체계화하기 위한 가이드로서 감별진단 지침을 사용한다. 잘 정리되고 체계화된 이러한 정보를 종합하는 것은 임상적인 결정의 본질이라 할 수 있다.

해부도: 발목 (Anatomy Map: Ankle)

앞 (ANTERIOR)

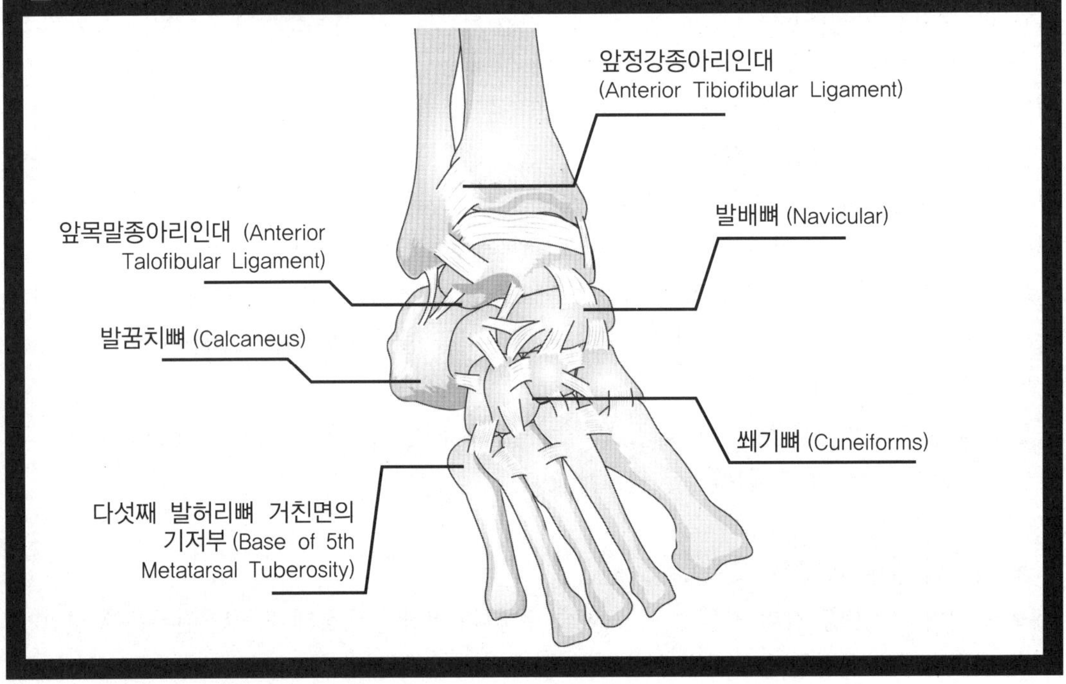

뒤 (POSTERIOR)

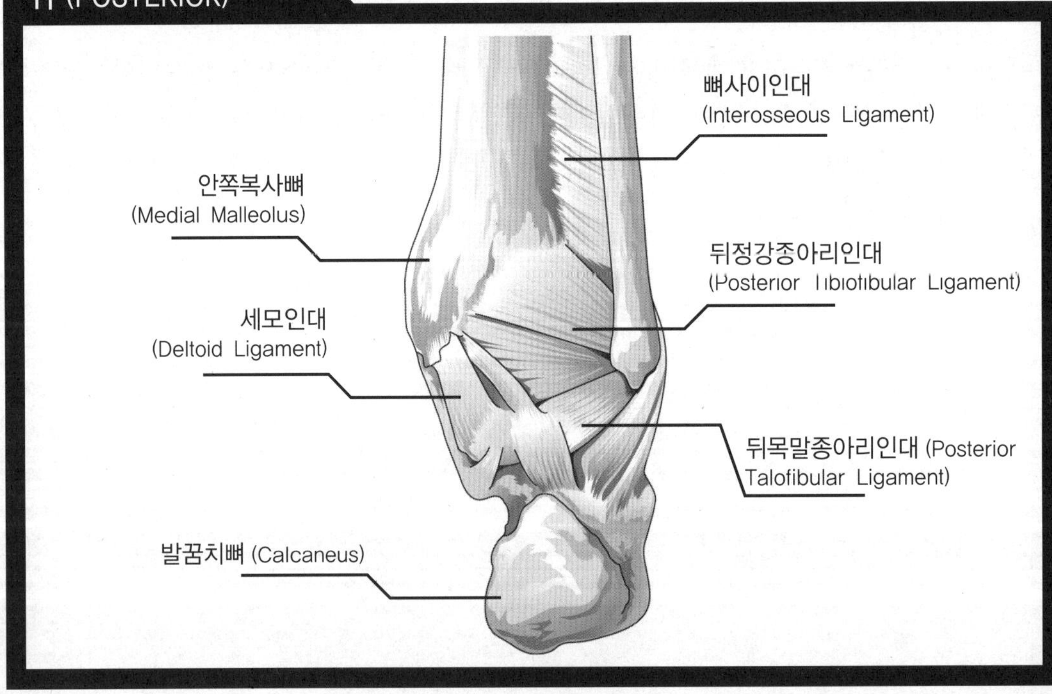

해부도: 발목 (Anatomy Map: Ankle)

안쪽 (MEDIAL)

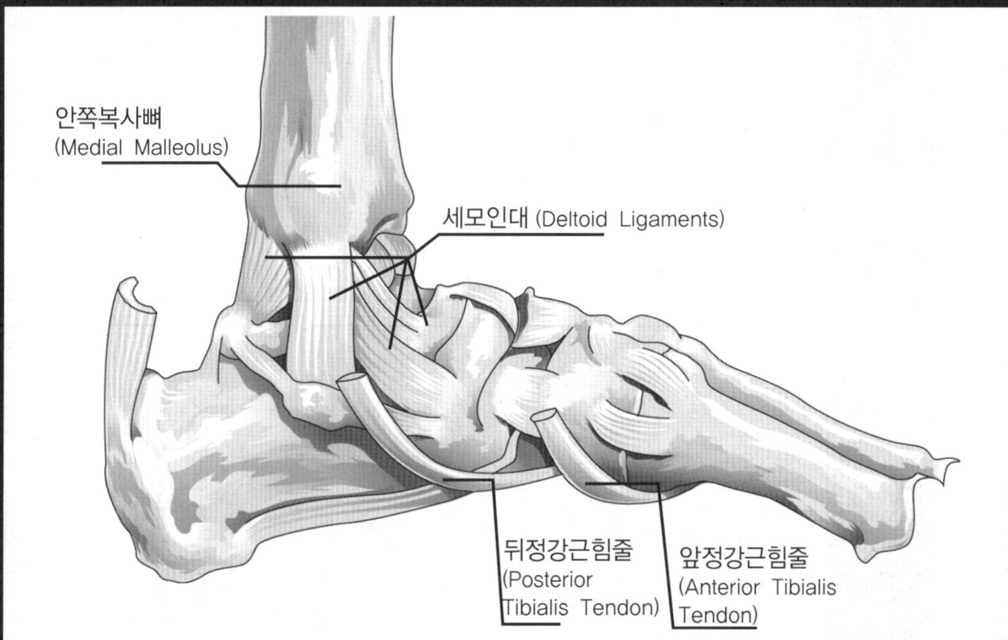

가쪽 (LATERAL)

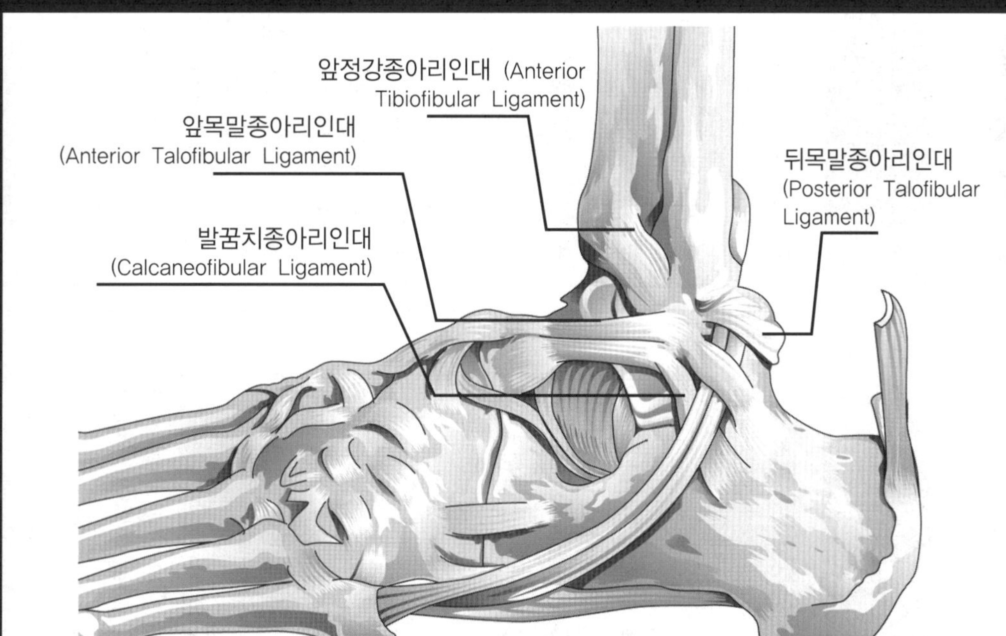

발목 통증 도식: 부위/연부조직 감별진단

앞

- 앞부딪힘(Anterior Impingement)(족근동증후군(Sinus Tarsi Syndrome))
- 앞목말종아리인대 염좌(Anterior Talofibular Ligament Sprain)
- 앞정강근 건병증*(Anterior Tibialis Tendinopathy)
- 앞정강종아리인대(인대결합) 염좌(Anterior Tibiofibular Ligament (Syndesmotic) Sprain)
- 발가락폄근 건병증(Extensor Digitorum Longus Tendinopathy)
- 폄근지지띠 손상(Extensor Retinaculum Injury)

*하지 해부그림 참조(66쪽)

뒤

- 아킬레스건병증(Achilles Tendinopathy)
- 아킬레스힘줄 터짐(Achilles Tendon Rupture*)
- 발꿈치/발뒤꿈치 주머니염(Calcaneal/Retrocalcaneal Bursitis)
- 뒷발목 부딪힘(Posterior Ankle Impingement)
- 뒤목말종아리인대 염좌(Posterior Talofibular Ligament Sprain)

*하지 해부그림 참조(67, 68쪽)

안쪽

- 세모인대 염좌(Deltoid Ligament Sprain)
- 발가락굽힘근 건병증(Flexor Digitorum Tendinopathy)
- 긴엄지발가락굽힘근 건병증(Flexor Hallucis Longus Tendinopathy)
- 발목굴증후군(정강신경압박)(Tarsal Tunnel Syndrome (Tibial Nerve Compression))
- 뒤정강근 건병증(Tibialis Posterior Tendinopathy)

가쪽

- 발꿈치종아리인대 염좌(Calcaneofibular Ligament Sprain)
- 종아리근 건병증(Peroneal Tendinopathy)
- 종아리힘줄 불완전탈구(Subluxing Peroneal Tendons)

발목 통증 (Ankle Pain)

뼈/관절면 손상 (Injuries to Bone/Joint Surfaces)

일반적인 골절과 분류

- 먼쪽 종아리뼈(Distal fibula)
- 먼쪽 정강뼈(Distal tibia)
- 안쪽/가쪽 복사뼈 웨버골절의 분류(Medial/lateral malleolus Weber fracture classification)
  - 타입 A: 안쪽 복사뼈 수직 압박골절(Vertical medial malleolus compression fracture), 인대결합의 먼쪽 종아리뼈 수평골절(Horizontal fibula fracture distal to syndesmosis), 인대결합 무손상(안정성) (Syndesmosis intact(stable))
  - 타입 B: 안쪽 복사뼈 찢김골절(Horizontal medial malleolus avulsion fracture), 인대결합 높이에서의 종아리뼈 경사골절(Oblique fibula fracture at the level of syndesmosis), 간혹 인대결합에 영향있음(안정성-불안정성) (Syndesmosis sometimes affected(stable-unstable))
  - 타입 C: 안쪽 복사뼈 수평 찢김골절(Horizontal medial malleolus avulsion fracture), 인대결합 위쪽 종아리뼈 경사골절(Oblique fibula fracture superior to syndesmosis), 인대결합의 끊어짐(불안정성) (Syndesmosis disrupted(unstable))
- 발세모뼈 골절(Os trigonum fracture)
- 열린 뼈끝(성장판)에 대한 솔터-해리스 골절 분류 (Salter-Harris fracture classification for open epiphyses(**SALTR**))
  - 타입 1: 성장판 단독(분리됨; **S**eparated)
  - 타입 2: 성장판과 뼈몸통끝(위/몸쪽 관절; **A**bove/proximal to joint)
  - 타입 3: 성장판과 뼈끝(아래/먼쪽 관절; **L**ower/distal to joint)
  - 타입 4: 성장판, 뼈몸통끝 그리고 뼈끝(관절을 따라; **T**hrough joint)
  - 타입 5: 성장판의 압박/으깸 손상(분쇄/다져짐; **R**uined/rammed)
- 목말뼈원개 골절(Talar dome fracture)
- 목말뼈뼈연골 결손(Talar osteochondral defect)

발목 손상의 임상적 평가

앞발목 통증 (Anterior Ankle Pain)

앞부딪힘 (Anterior Impingement) (족근동증후군(Sinus Tarsi Syndrome))

병력	손상기전	필수평가항목
● 환자들은 발등 굽힘 움직임 시 만성적 통증을 호소한다. ● 앞안쪽(anteromedial), 앞중간(anterocentral), 또는 앞가쪽 발목에 통증이 나타난다. ● 반복적인 발등 굽힘 움직임이 요구되는 스포츠 또는 피트니스 활동에 참여했다. ● 과거 급성 발목외상(acute ankle trauma)의 병력이 있는 경우도 있다.	● 만성으로 인한 발병(Chronic onset) ● 반복적인 발등 굽힘	● 움직임, 근력(MMT), 그리고 인대 안정성을(ligamentous stability) 평가한다. ● 보행 검사 ● 안쪽번짐 스트레스검사(inversion stress test), 앞쪽전위검사 (anterior drawer)를 수행한다. ● 해당 뼈와 인대 구조를 촉진한다. ● 발 정렬상태와 아치(족궁)의 높이를 평가한다.

중요소견	진단근거
● 앞관절면을 따라 압통점을 촉진한다. 앞안쪽과 앞중간의 통증은 주로 정강뼈 또는 목말뼈의 뼈겉돌기(osteophytes)에서 이차적으로 발생한다. 앞가쪽 통증은 주로 물렁조직에서 발생한다. ● 발등 굽힘 시 통증과 증상이 재현된다. ● 과사용과 활동 시 충격으로 발병되거나 급성외상으로 인해 이차적으로 발생될 수 있다.	● 다음의 6가지 예시 중 5가지에서의 양성반응은 앞가쪽부딪힘(anterolateral impingement)을 예측하기 위해 94%의 민감도와 75%의 특이도를 갖는다: 만성발목통증, 앞가쪽관절 압통, 반복되는 관절의 붓기, 강제적인 발목 발등 굽힘과 외쪽번짐 시 앞가쪽부 통증, 외발 스쿼트 동작 시 통증, 가쪽 발목 불안정성.[4]

앞발목 통증 (Anterior Ankle Pain)

앞목말종아리인대 염좌 (Anterior Talofibular Ligament Sprain)

병력	손상기전	필수평가항목
• 환자는 급성손상기전에 해당되는 설명을 하고; 종종 발을 헛디디거나 다른 사람 발을 밟는 동작이 있었다고 설명하는 경우도 있다. • 발바닥쪽 굽힘과 안쪽번짐의 손상기전 (Mechanism of injury; MOI)으로 묘사된다. • 체중부하 시 먼쪽 인대결합에서 통증이 나타난다.	• 급성 손상 • 강제적인 발바닥쪽 굽힘과 안쪽번짐 • 만성 불안정성은 반복적인 손상으로 인해 이차적으로 발생될 수 있다.	• 움직임과 근력 평가 • 체중부하와 동반된 통증을 평가하기 위한 보행검사 • 안쪽번짐 스트레스검사, 앞쪽전위검사를 수행한다. • 타진(bump)과 압박테스트를 통한 골절평가 • 평형성은 모든 만성 불안정성을 위해 평가해야 한다.

중요소견	진단근거
• 보행검사에서는 발등 굽힘을 회피하는 움직임이 드러날 수 있다. • 전위검사와 안쪽번짐 스트레스 검사 시 양성반응 • 근력약화는 급성손상과 동반될 수 있으므로 주의해야 한다(예: 종아리근의 약화). • 끊임없이 반복되는 불안정성은 신경학적 징후들과 나타날 수 있으므로 반드시 평가해야 한다.	• 발목 앞쪽전위검사 (민감도 100%, 특이도 66%)[5] • 임상전문가는 방사선 평가의 필요성을 판단하기 위해 버팔로 모디피케이션(Buffalo modifications)과 함께 오타와 앵클룰(Ottawa ankle rules)을 따라야 한다.

앞발목 통증 (Anterior Ankle Pain)

앞정강종아리인대 염좌(인대결합)

병력	손상기전	필수평가항목
● 환자는 급성손상기전으로 보고한다. ● 강제적인 발등 굽힘과 돌림의 손상기전으로 묘사된다. ● 체중 부하 시 먼쪽 인대결합에서 통증이 나타난다.	● 발목 장부관절(ankle mortise) 내 목말뼈의 돌림 ● 강제적인 발등 굽힘 또는 발바닥쪽 굽힘(흔하지 않음) ● 급방향전환(cutting)과 축회전(pivoting)이 많은 스포츠에서 흔히 발생된다.	● 움직임, 근력(MMT) 그리고 인대 안정성을 평가한다. ● 발등 굽힘/돌림테스트와 클라이거(Kleiger's test) 테스트 시 인대결합부를 검사한다. ● 골절여부에 대한 먼쪽 정강뼈와 종아리뼈를 평가(비틀기 테스트; squeeze test)한다. ● 안정성에 대한 먼쪽 종아리뼈의 변형을 검사한다.

중요소견	진단근거
● 보행검사에서는 발등 굽힘을 회피하는 움직임이 드러날 수 있다. ● 먼쪽 인대결합부 촉진 시 압통이 존재한다. ● 발등 굽힘 돌림 테스트에서의 양성반응 ● 진단결과들과 손상기전이 일치한다. ● 통증은 과도한 발등 굽힘과 발바닥쪽 굽힘으로 동반된다.	● 방사선 사진은 발목 장부관절과 먼쪽 인대결합부를 평가한다(방사선 촬영시 스트레스검사가 요구되는 경우도 있다) ● 비틀기 테스트 (민감도 30%, 특이도 93.5%) ● 가쪽돌림 테스트 (민감도 20%, 특이도 84.8%)[6]

앞발목 통증 (Anterior Ankle Pain)

발가락폄근 건병증 (Extensor Digitorum Longus Tendinopathy)

병력

- 환자는 발목의 앞쪽 부분에 걸쳐 통증을 호소한다.
- 잠재적인 불편함이 존재한다.
- 환자는 훈련량 또는 강도의 조절을 원하는 경우도 있다.
- 보행시 통증 또는 반복적인 충격이 가해지는 활동과 함께 통증이 나타난다.

손상기전

- 과사용손상은 반복된 편심성 부하와 함께 발생되는 것이 일반적이다.
- 반복적인 발등 굽힘 또는 착지 시 발생되는 큰 힘들을 감쇠시킬 때 (attenuation of landing forces)

필수평가항목

- 발목과 발가락 움직임의 제한 여부를 평가한다.
- MMT를 통한 근력을 체크한다(발목과 발가락)
- 신경혈관 검사와 관절 평가를 통해 다른 손상은 배제시킨다.

중요소견

- 발가락폄근의 약화 가능성
- 힘줄은 앞발목의 교차되는 지점에서 압통이 있다.
- 감지할 수 있는 염발음이 나타날 수도 있다.
- 발가락을 펼 때 통증이 있다(두번째에서 다섯번째 발가락).

진단근거

- MRI는 부종과 염증의 변화를 확인하는데 유용할 수 있다.
- 초음파는 힘줄의 두꺼워 짐(thickening)을 감지하고, 특정 ROM에서 힘줄의 미끄러짐(gliding) 능력을 평가할 수 있다.[7]

앞발목 통증 (Anterior Ankle Pain)

폄근지지띠 손상 (Extensor Retinaculum Injury)

병력	손상기전	필수평가항목
● 환자의 앞발목에서 잠재적인 불편함이 존재한다. ● 환자는 훈련량 또는 강도의 조절을 원하는 경우도 있다. ● 보행 시 통증 또는 반복적인 충격이 가해지는 활동과 함께 통증이 나타난다. ● 신발의 교체 또는 신발의 끈을 묶는 패턴(lacing patterns)의 변경이 있었다.	● 급성 또는 만성기전 ● 다른 급성 손상이 동반되어 손상이 나타날 수도 있다.	● 발목 움직임의 제한 여부를 평가한다. ● MMT를 통한 근력을 체크한다(발목) ● 신경혈관 검사와 관절 평가를 통해 다른 손상은 배제시킨다.

중요소견	진단근거
● 발바닥쪽 굽힘, 지지띠 조직(retinacular tissue)이 늘어남과 동시에 통증이 나타난다. ● 지지띠 자극(retinacular irritation)은 다른 근본적인 힘줄의 자극 또는 장기간의 부종에 따른 이차적인 급성손상과 관련될 가능성이 있다. ● 종종 진단에서 제외되기도 한다. ● 지지띠와 근본적인 힘줄은 신발끈 패턴의 견고함의 정도에 따라 이차적으로 작용하여 자극받을 수 있다.	● 사용 가능한 진단적 근거는 없다.

뒷발목 통증 (Posterior Ankle Pain)

발꿈치/뒷발꿈치 윤활낭염 (Calcaneal/Retrocalcaneal Bursitis)

병력	손상기전	필수평가항목
● 환자에게 잠재적인 불편함이 존재한다. ● 환자는 훈련량 또는 강도의 조절을 원하는 경우도 있다. ● 보행 시 발끝 밀기 단계(push off)에서 통증이 나타난다. (발바닥쪽 굽힘 작용시) ● 신발의 교체로 발꿈치쪽에서 마찰에 의한 쓸림과 함께 나타나는 경우도 있다.	● 과사용손상은 반복된 편심성 부하와 함께 발생되는 것이 일반적이다. ● 반복적인 발바닥쪽 굽힘에 대한 저항 또는 착지 시 발생되는 큰 힘들을 감쇠시킬 때 ● 환자는 최근 신발을 교체하였거나 본인에게 잘 맞는 않는 신발을 착용했을 수 있다.	● 발목의 AROM과 PROM을 평가한다. ● 장딴지근(gastrocnemius)과 가자미근(soleus)에 대한 근력(MMT)을 검사한다. ● 검사에서 아킬레스힘줄 부착부의 붓기가 보일 수 있다. ● 힘줄과 뼈사이의 촉진 또는 핀칭기법(pinching maneuver)의 활용

중요소견	진단근거
● 아킬레스 건병증과 구별되어야 하며, 또한 발꿈치뼈 가장 뒷측면의 피부밑 주머니(subcutaneous bursa)와 구별되어야 한다. ● 통증은 뒷발꿈치 윤활낭 부분을 꼬집는 핀칭기법의 사용과 함께 유발된다.	● MRI: 윤활낭은 앞뒤로 1 mm, 수평방향으로 11 mm, 또는 두미방향(craniocaudally)으로 7 mm보다 큰 경우는 비정상으로 판독한다.[8]

뒷발목 통증 (Posterior Ankle Pain)

뒷발목 부딪힘 (Posterior Ankle Impingement)

병력	손상기전	필수평가항목
● 환자는 뒷발목의 만성 또는 재발되는 통증을 호소한다. ● 통증은 강제적인 발바닥쪽 굽힘과 발끝밀기 동작(댄싱, 킥킹, 다운힐 런닝)으로 통증이 악화된다. ● 보행 시 발끝 밀기 단계에서 통증이 나타난다(발바닥쪽 굽힘 작용 시).	● 반복적이고 강제적인 발바닥쪽 굽힘 ● 급성 손상기전 또한 가능성이 있다.	● 움직임과 근력(MMT)을 평가한다. ● 보행 검사에서는 발바닥쪽 굽힘을 회피하는 움직임이 나타날 수 있다. ● 신경혈관 검사와 관절 평가를 통해 다른 손상은 배제시킨다(인대 안정성).

중요소견	진단근거
● 진단적 영상은 발세모뼈의 병리학적 소견이 발견될 수 있다(목말뼈의 후돌기) ● 임상적 병력과 신체검사를 기반으로 가장 빈번하게 진단된다. ● MRI는 긴발가락굽힘근 건병증(flexor hallicus longus tendinopathy), 뼈연골염(osteochondritis), 목말밑관절 질환, 그리고 관절의 병리학적 소견이 발견될 수 있다.	● 방사선 사진과 MRI 영상의 민감도와 특이도는 선행연구 문헌에서 보고되지 않았으나, 물렁조직 구조와 뼈의 검사에 대한 통상적 치료를 위해 고려된다.[9]

뒷발목 통증 (Posterior Ankle Pain)

뒤목말종아리인대 염좌 (Posterior Talofibular Ligament Sprain)

병력	손상기전	필수평가항목
● 환자는 탈구(dislocation) 또는 극도의 발등 굽힘의 가능성이 있는 급성 손상으로 보고된다. ● 급성으로 발생된 손상 ● 통증은 발등 굽힘과 함께 나타난다. ● 걷거나 돌아다니지 못하는 경우도 있다.	● 급성 손상기전 ● 발등 굽힘과 돌림 손상기전은 탈구의 가능성이 있다.	● 움직임과 근력(MMT), 그리고 인대 안정성을 평가한다. ● 체중부하에 대한 평가를 위해 보행검사를 실시한다. ● 안쪽번짐, 앞쪽전위검사, 그리고 발등 굽힘 가쪽돌림 검사 (dorsiflexion ER test)를 수행한다. ● 뼈와 물렁조직의 구조를 촉진한다. ● 압박, 비틀기, 그리고 타진(두드림) 검사

중요소견	진단근거
● 뒤목말종아리인대의 단독 손상은 거의 나타나지 않는다. 보통은 다른 인대손상(앞목말종아리인대와 발꿈치종아리인대)과 동반되어 찢어지거나 목말뼈의 탈구와 함께 나타난다. ● 뒤목말종아리인대의 섬유들은 극도의 발등 굽힘 시 수평방향으로 위치하게 되어 긴장상태가 된다.	● 임상전문가는 방사선 평가의 필요성을 판단하기 위해 버팔로 모디피케이션과 함께 오타와 앵클룰을 따라야 한다.[10]

안쪽발목 통증 (Medial Ankle Pain)

세모인대 염좌 (Deltoid Ligament Sprain)

병력

- 환자는 급성손상기전으로 보고한다.
- 강제적인 가쪽번짐; 가끔의 상대 선수의 발등을 밟거나 하지 가쪽이 말리는 듯한 느낌이 있었다고 설명하는 경우도 있다.
- 체중부하 시 통증이 있고, 불안정성이 나타날 수 있다.

손상기전

- 발의 엎침(pronation) –벌림(abduction)상태로 발을 내딛거나 강제적으로 돌림된 상태로 발을 내딛는 경우 발생된다.
- 급방향전환과 축회전이 많은 스포츠에서 흔히 발생된다.
- 인대결합 염좌와 비슷한 손상기전으로 작용된다.

필수평가항목

- 움직임, 근력, 그리고 인대 안정성을 평가한다.
- 발등 굽힘/돌림 테스트와 클라이거 테스트 시 세모인대와 인대결합부를 검사한다.
- 골절 여부에 대한 압박과 타진 검사를 실시한다.

중요소견

- 보행검사에서는 발등 굽힘을 회피하는 움직임이 나타날 수 있다.
- 세모인대의 완전 파열은 종종 골절과 동반되어 나타난다.
- 강력한 세모인대가 손상된 경우는 이에 상응하는 유의미한 힘이 작용되었다는 것을 의미한다. 손상은 종종 인대결합을 따라 이어지기도 한다.

진단근거

- 임상전문가는 방사선 평가의 필요성을 판단하기 위해 버팔로 모디피케이션과 함께 오타와 앵클룰을 따라야 한다.
- 가쪽돌림 테스트 (민감도 20%, 특이도 84.8%)[6]

안쪽발목 통증 (Medial Ankle Pain)

발가락굽힘근 건병증 (Flexor Digitorum Tendinopathy)

병력	손상기전	필수평가항목
● 환자는 발목 복사뼈의 안쪽 뒷부분에 걸쳐 통증을 호소한다. ● 잠재적인 불편함이 존재한다. ● 환자는 훈련량 또는 강도의 조절을 원하는 경우도 있다. ● 발가락 굽힘과 함께 불편함이 나타나는 경우도 있다(두번째에서 다섯번째 발가락)	● 과사용 손상은 반복된 편심성 부하와 함께 발생되는 것이 일반적이다. ● 가동성 부족에 기인한 발목 염좌나 과도하게 공격적인 재활에 의해 나타나는 경우도 있다. ● 일반적으로 만성 발목 불안정성으로 인해 이차적으로 발생된다	● 발목의 움직임을 평가한다. ● MMT를 통한 근력을 체크한다(발목) ● 발의 먼쪽 발바닥면 부위의 먼쪽 힘줄들을 촉진한다(두번째에서 다섯번째 발가락) ● 신경혈관 검사와 관절 평가를 통해 다른 손상은 배제시킨다.

중요소견	진단근거
● 발가락 굽힘(두번째에서 다섯번째 발가락)과 발목 발바닥쪽 굽힘에 저항하여 통증과 약화될 가능성이 있다. ● 힘줄은 발목 안쪽의 교차되는 지점에서 압통이 있다. ● 감지할 수 있는 염발음이 나타날 수도 있다. ● 평발(편평족; pes planus foot)과 후족부(rearfoot)의 엎침은 선행요인(predisposing factors)일 수도 있다. ● 발가락에만 초점을 맞춰 환자에게 지시하는 활동들은 긴발가락굽힘근 건병증을 야기할 수도 있다.	● MRI는 부종과 염증의 변화를 확인하는데 유용할 수 있다. ● 초음파는 힘줄의 두꺼워 짐을 감지하고, 특정 ROM에서 힘줄의 미끄러짐 능력을 평가할 수 있다.[7]

안쪽발목 통증 (Medial Ankle Pain)

긴엄지발가락굽힘근 건병증 (Flexor Hallucis Longus Tendinopathy)

병력

- 환자는 발목 복사뼈의 안쪽 뒷부분에 걸쳐 통증을 호소한다.
- 잠재적인 불편함이 존재한다.
- 환자는 훈련량 또는 강도의 조절을 원하는 경우도 있다.
- 엄지발가락 굽힘과 함께 불편함이 나타나는 경우도 있다.

손상기전

- 과사용손상은 반복된 편심성 부하와 함께 발생되는 것이 일반적이다.
- 가동성 부족에 기인한 발목 염좌나 과도하게 공격적인 재활에 의해 나타나는 경우도 있다.
- 일반적으로 만성 발목 불안정성으로 인해 이차적으로 발생된다.

필수평가항목

- 발목의 움직임을 평가한다.
- MMT를 통한 근력을 체크한다(발목).
- 엄지발가락의 먼쪽과 발바닥면 부위 먼쪽의 힘줄들을 촉진한다.
- 신경혈관 검사와 관절 평가를 통해 다른 손상은 배제시킨다.

중요소견

- 엄지발가락 굽힘과 발목 발바닥쪽 굽힘에 저항하여 통증과 약화될 가능성이 있다.
- 힘줄은 발목 안쪽의 교차되는 지점에서 압통이 있다.
- 감지할 수 있는 염발음이 나타날 수도 있다.
- 평발과 후족부의 엎침은 선행요인일 수도 있다.
- 발가락에만 초점을 맞춰 환자에게 지시하는 활동들은 긴엄지발가락굽힘근 건병증을 야기할 수도 있다.

진단근거

- MRI는 부종과 염증의 변화를 확인하는데 유용할 수 있다.
- 초음파는 힘줄의 두꺼워 짐을 감지하고, 특정 ROM에서 힘줄의 미끄러짐 능력을 평가할 수 있다.[7]

안쪽발목 통증 (Medial Ankle Pain)

발목굴증후군(정강신경압박) (Tarsal Tunnel Syndrome(Tibial Nerve Compression))

병력

- 환자는 통증과 발의 저림(무감각; numbness) 증상을 언급한다.
- 발의 발바닥 부분과 장딴지근 위쪽까지 걸쳐 통증이 발현되는 경우도 있다.
- 통증은 과도한 발등 굽힘으로 식별할 수 있다.

손상기전

- 만성적 발병
- 신발에 의한 압박의 원인으로 나타나는 경우도 있다.
- 발목굴의 지방종(lipoma), 신경절(ganglia), 종양(neoplasm)으로 인해 발생되는 경우도 있다.
- 부수적으로 긴발가락굽힘근은 발목굴에서 압박을 야기시킬 수 있다

필수평가항목

- 발목의 움직임, 근력, 그리고 인대 안정성을 평가한다.
- 하지 안쪽의 건병증의 검사는 감별진단을 위해서 필수적이다.
- 발목굴에 걸쳐 티넬 테스트(Tinel test)를 실시한다.
- 수동적 가쪽번짐-가쪽돌림테스트를 실시한다.
- 하체의 신경학적 평가

중요소견

- 후족부 외반의 존재는 선행요인이 될 수 있다.
- 정강신경의 긴장은 가쪽번짐과 발의 발등 굽힘으로 증가된다.
- 안쪽 복사뼈뒤의 티넬 징후(Tinel sign)는 종종 양성반응이 있다.
- 30초 동안의 정강신경 압박으로 증상이 재현되기도 한다.

진단근거

- EMG는 신경전도를 검사하는데 유용할 수 있다.
- MRI는 발목굴에서의 신경절 또는 외적인 종괴(덩이; extrinsic mass)(정확성 83%)를 식별하기 위해 권고할 수 있다.[11]

안쪽발목 통증 (Medial Ankle Pain)

뒤정강근 건병증 (Tibialis Posterior Tendinopathy)

병력

- 환자는 발목 복사뼈의 안쪽 뒷부분에 걸쳐 통증을 호소한다.
- 잠재적인 불편함이 존재한다.
- 환자는 훈련량 또는 강도의 조절을 원하는 경우도 있다.
- 발의 발배뼈 결절(navicular tubercle)에서 불편함을 호소하는 경우도 있다.

손상기전

- 과사용 손상은 반복된 편심성 부하와 함께 발생되는 것이 일반적이다.
- 가동성 부족에 기인한 발목 염좌나 과도하게 공격적인 재활에 의해 나타나는 경우도 있다.
- 일반적으로 만성 발목 불안정성으로 인해 이차적으로 발생된다.

필수평가항목

- 발목의 움직임을 평가한다.
- MMT를 통한 근력을 체크한다(발목).
- 복사뼈 뒤쪽에서 발배뼈 결절의 정지부까지의 먼쪽 힘줄들을 촉진한다.
- 신경혈관 검사와 관절 평가를 통해 다른 손상은 배제시킨다.

중요소견

- 안쪽번짐과 발바닥쪽 굽힘에 저항하여 약화와 통증이 나타날 가능성이 있다.
- 힘줄은 발목 안쪽의 교차되는 지점에서 압통이 있다.
- 감지할 수 있는 염발음이 나타날 수도 있다.
- 평발과 후족부의 엎침은 선행요인일 수도 있다.
- 스트레스 반응은 뒤정강근의 부착부에서 지속되는 통증으로 확인될 수 있다.

진단근거

- 치료에 대한 반응이 없고 지속되는 경우에 힘줄 온전함(tendon integrity)을 초음파 또는 MRI 검사로 확인한다. MRI는 오랜기간 가장 완벽한 방법으로 고려되어 왔으나, 초음파촬영술(ultrasonography)이 뒤정강근 건병증에 대하여 MR 영상과 함께 높은 상관관계를 보여주었다(민감도 80%, 특이도 90%).[12]

가쪽발목 통증 (Lateral Ankle Pain)

발꿈치종아리인대 염좌 (Calcaneofibular Ligament Sprain)

병력

- 환자는 급성손상기전으로 보고한다.
- 강제적인 안쪽번짐으로 묘사된다.
- 환자는 체중부하 시 통증을 호소한다.
- 불안정성이 나타나는 경우가 있다.

손상기전

- 급성 손상
- 목말밑관절의 안쪽번짐
- 만성 불안정성은 반복적인 손상으로 인해 이차적으로 발생될 수 있다.

필수평가항목

- 움직임과 근력 평가
- 체중부하와 동반된 통증을 평가하기 위한 보행 검사
- 안쪽번짐 스트레스 검사 시 인대의 온전함을 검사한다.
- 타진검사와 압박 테스트로 골절여부를 평가한다.

중요소견

- 발꿈치종아리인대 부위에 촉진 시 압통이 존재한다.
- 안쪽번짐 스트레스 검사 시 통증과 불안정성이 나타난다.
- 진단결과들과 손상기전이 일치한다.

진단근거

- 임상전문가는 방사선 평가의 필요성을 판단하기 위해 버팔로 모디피케이션과 함께 오타와 앵클룰을 따라야 한다.
- 안쪽번짐 스트레스 검사의 타당성과 신뢰성은 선행연구 문헌에서 보고되지 않았다. 느슨함(laxity)에 대한 양성반응 검사는 흔히 좌우로 최소 10° 이상의 차이가 있을 때 고려된다.[10]

가쪽발목 통증 (Lateral Ankle Pain)

종아리근 건병증 (Peroneal Tendinopathy)

병력	손상기전	필수평가항목
● 환자는 발목 가쪽에 걸쳐 통증을 호소한다. ● 잠재적인 불편함이 존재한다. ● 환자는 훈련량 또는 강도의 조절을 원하는 경우도 있다.	● 과사용손상은 반복된 편심성 부하와 함께 발생되는 것이 일반적이다. ● 일반적으로 가동성 부족에 기인한 발목 염좌나 과도한 근력운동에 의해 이차적으로 발생된다. ● 일반적으로 만성 발목 불안정성으로 인해 이차적으로 발생된다.	● 발목의 움직임을 평가한다. ● MMT를 통한 근력을 체크한다(발목) ● 신경혈관 검사와 관절 평가를 통해 다른 손상은 배제시킨다. ● 다섯번째 발허리뼈(metatarsal)의 기저부에 있는 짧은 종아리근(peroneal brevis)의 부착부를 검사할 시에는 특히 주의한다.

중요소견	진단근거
● 종아리근군의 약화 가능성; 가쪽번짐에 저항하여 통증 호소 ● 힘줄은 발목 가쪽의 교차되는 지점에서 압통이 있다. ● 감지할 수 있는 염발음이 나타날 수도 있다. ● 평형성 검사로 만성 불안정성이 드러날 수 있다.	● 치료에 대한 반응이 없고 지속되는 경우에 힘줄 온전함(tendon integrity)을 초음파 또는 MRI 검사로 확인한다. ● MRI(민감도 84%, 특이도 75%)[13] ● 초음파는 힘줄의 동적 검사(dynamic evaluation)의 방법으로서 추천된다.[14]

가쪽발목통증 (Lateral Ankle Pain)

종아리힘줄 불완전탈구 (Subluxing Peroneal Tendons)

병력	손상기전	필수평가항목
● 환자는 확실한 발목의 안쪽번짐으로 인한 급성 손상을 보고하는 경우도 있다. ● 반복된 발목 염좌의 만성적 소견이라고 할 수도 있다. ● 통증은 기능적인 발목의 움직임들로 확인한다.	● 급성 안쪽번짐의 손상기전 ● 가쪽 지지띠의 찢어짐 ● 발목 불안정성으로 인해 이차적으로 만성적인 발병	● 발목의 움직임을 평가한다. ● MMT를 통한 근력을 체크한다(발목). ● 가쪽번짐의 마지막 구간에서 종아리힘줄의 불완전탈구 여부를 관찰한다. ● 신경혈관 검사와 관절 평가를 통해 다른 손상은 배제시킨다.

중요소견	진단근거
● 비골구(fibular groove)에서 힘줄의 불완전탈구가 발생되기 전까지 신체검사는 정상일 수 있다. ● 불완전탈구 시 중등도에서 심한 정도의 통증이 나타난다. ● 오목발(요족; pes cavus foot)은 종아리힘줄에 대한 장력 증가를 야기하는 선행요인일 수도 있다.	● 치료에 대한 반응이 없고 지속되는 경우에 힘줄 온전함(tendon integrity)을 초음파촬영술(민감도 100%, 특이도 90%) 또는 MRI(민감도 23%, 특이도 100%)검사로 확인한다[15]

가상환자-발목: 재검토

우리의 40세 러너, Maya의 경우에서, 당신은 측면 발목구조를 통해 부차적으로 알 수 있는 여러가지 조건을 배제해야 한다. 그녀의 케이스에 대한 당신의 감별은 종아리근 건병증 대 종아리신경 긴장이었을 것이다.

가상환자: 마라토너에서의 하지통증

병력

Karen은 47세 러너로, 오른쪽 후측면 하지통증을 호소한다. 그녀는 11월 말경에 하프마라톤을 완주하였지만, 그녀의 기록은 실망스러웠다. 그래서 그녀는 지난 1월부터 트레드밀에서 달릴때 런닝 속도를 높이기로 마음먹었다. 그녀는 평소 실외에서 달리지만, 실외 노면이 빙판길인 경우가 대부분인 겨울에는 실내 트레드밀에서 달릴 예정이다. 겨울은 얼 것 같이 너무나 추웠기 때문에 그녀는 겨울의 대부분을 오로지 트레밀에서만 달렸다. 그녀는 0.5에서 1 mph (miles per hour)씩 속도를 높였고 한번에 3~4마일을 달렸다. 시작한 지 3주가 지난 즈음부터, 그녀는 아침에 진정되지 않는 통증으로 인해 이차적으로 절뚝거리는 증상이 나타났다. 하루종일 절뚝거림 증상으로 인해 우선 런닝을 중단하기로 결정했고, 대신 트레드밀에서 강도를 나눠 빠른 속도로 걸었고 통증은 없었다. 그녀는 매일 아침 기상해서 첫 발을 디딜 때 발목에서 뻣뻣한 느낌이 있다고 언급했다.

신체검사

신체검사 결과 오른쪽 아킬레스힘줄의 먼쪽 부위에 걸쳐 촉진 시 압통이 있었다. 환자는 카프레이즈를 하는 동안 능동적인 발바닥쪽 굽힘과 함께 통증이 있었고, 장시간 앉아 있는 자세에서 수동적인 발등 굽힘과 함께 뻣뻣함을 느꼈다. 또한, MMT 시, 엉덩관절의 가쪽돌림 근력과 코어 근력이 감소되어 있었다.

발목에서의 음성적 인대 테스트 시, 환자는 양측으로 가벼운 느슨함을 갖고 있는 것이 주목된다. 뒷발꿈치 윤활낭염의 비틀기 테스트는 음성이었다. 육안상 변형은 없고, 서 있는 상태에서 가벼운 발배뼈 하강, 가벼운 가쪽번짐, 그리고 내반슬(genu varum)이 있다.

임상 결정

당신의 임상적 평가로부터 얻어진 정보를 바탕으로 임상 결정을 내리기 위한 지침으로 당신 스스로에게 몇가지 질문을 할 필요가 있을 것이다:

- 당신의 감별진단은 무엇인가?
- 당신이 본 것 중 감별 지침에 도움을 줄 도출된 가장 중요한 결론은 무엇인가?
- 하지와 발목 통증을 동반하는 가능성이 높은 손상은 무엇인가?

해부학적 구조를 검토하고 하지에 일반적으로 발생할 수 있는 손상들과 상태를 고려지침을 참고하여 Karen의 사례를 감별해 보라. 당신이 머릿속으로 생각하는 판단의 과정과 가능성들을 체계화하기 위한 가이드로서 감별진단 지침을 사용하라. 잘 정리된 이런 정보의 종합적인 내용은 임상적인 결정의 본질이라 할 수 있다. 우리는 이 케이스를 본 챕터의 마지막에서 재검토 할 것이다.

해부도: 하지 (Anatomy Map: Lower Leg)

앞 (ANTERIOR)

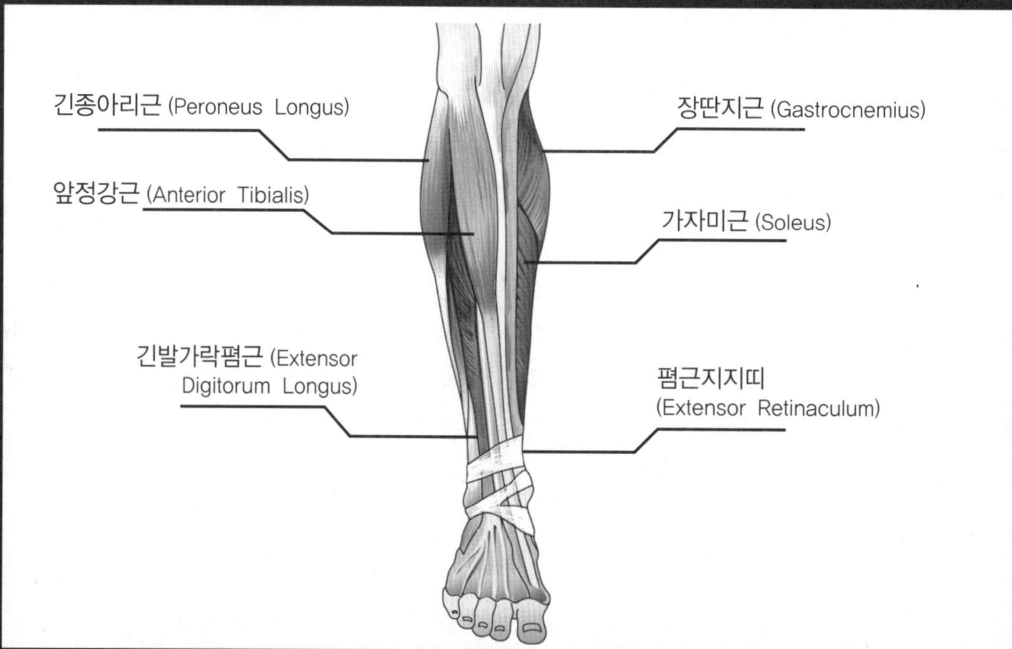

뒤 (POSTERIOR)

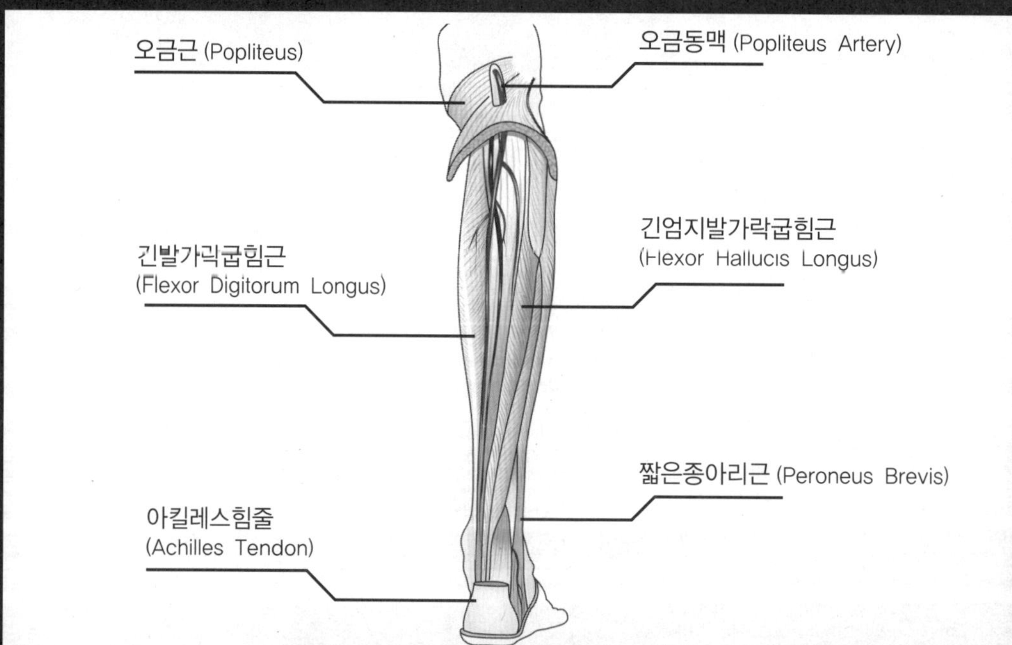

해부도: 하지 (Anatomy Map: Lower Leg)

안쪽 (MEDIAL)

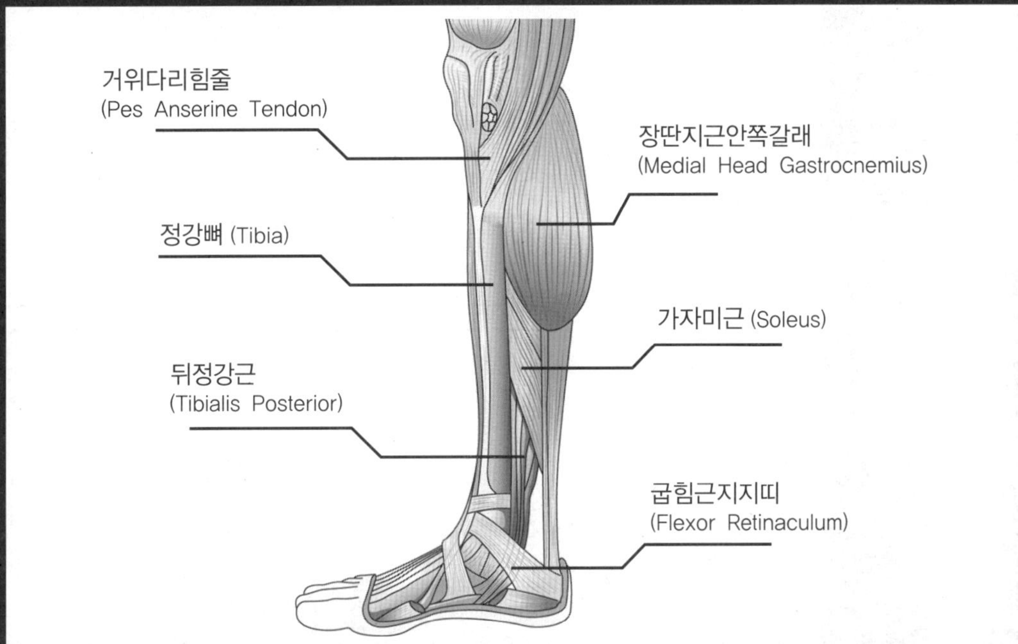

가쪽 (LATERAL)

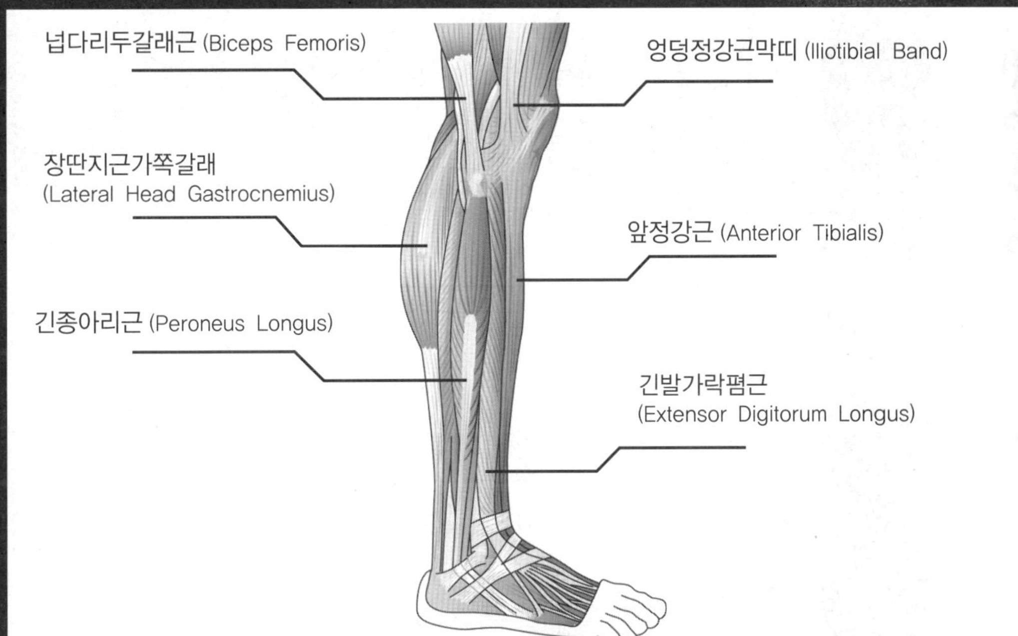

하지 도식: 부위/연부조직 감별진단

앞

- 앞구획증후군 (Anterior Compartment Syndrome)
- 앞정강근 좌상 (Tibialis Anterior Strain)
- 앞정강근 건병증 (Anterior Tibialis Tendinopathy)

뒤

- 아킬레스 건병증 (Achilles Tendinopathy)
- 아킬레스힘줄 터짐 (Achilles Tendon Rupture)
- 깊은뒤구획증후군 (Deep Posterior Com partment Syndrome)
- 깊은정맥혈전증 (Deep Vein Thrombosis (DVT))
- 장딴지근 좌상 (Gastroc nemius Strain)
- 장딴지근 건병증 (Gastrocnemius Tendinopathy)
- 오금근 좌상 (Popliteus Strain)
- 뒷표층구획증후군 (Posterior Superficial Compartment Syndrome)
- 가자미근 좌상 (Soleus Strain)
- 가자미근 건병증(Soleus Tendinopathy)

안쪽

- 발가락굽힘근 좌상 (Flexor Digitorum Strain)
- 엄지발가락굽힘근 건병증(Flexor Hallucis Tendinopathy*)
- 안쪽정강피로증후군 (Medial Tibial Stress Syndrome)
- 뒤정강근 좌상(Tibialis Posterior Strain)
- 뒤정강근 건병증 (Tibialis Posterior Tendinopathy*)

*발목 해부그림 참조(52, 54쪽)

가쪽

- 가쪽구획증후군 (Lateral Compartment Syndrome)
- 종아리근 신경병증 (Peroneal Neuropathy)
- 종아리근 좌상 (Peroneal Strain)
- 종아리근 건병증 (Peroneal Tendinopathy*)

*발목 해부그림 참조(56쪽)

하지 통증 (Lower Leg Pain)

뼈/관절면 손상 (Injuries to Bone/Joint Surfaces)

일반적인 골절

- 종아리뼈 피로 골절(Fibula stress fracture)
- 종아리뼈머리(Fibular head)
- 족근관절 골절(Pilon fracture)
- 몸쪽종아리뼈몸통(Maissoneuve 골절)(Proximal fibular shaft(Maissoneuve))
- 경비골 골절(Tib–fib fracture)
- 골절(Segund fracture)
- 정강뼈 골절(Tibial fractures)
    - 정강뼈평면(무릎 손상 참조)(Plateau(see knee injuries))
    - 정강뼈몸통(Shaft)
    - 정강뼈천정(발목 손상 참조)(Plafond(see ankle injuries))
- 정강뼈 피로 골절(Tibial stress fracture)

메모: 피로 골절은 기계적 부하요인과(또는) 신진대사의 문제들로 인하여 뼈의 건강이 결여된 결과로 발생될 수 있다. 환자의 병력, 활동 수준 그리고 뼈의 건강들은 신중하게 고려해야 한다. 정강뼈에서의 피로 골절은 흔하게 발생되며, 적절한 추적 관찰이 이뤄져야 한다.

하지 손상의 임상적 평가

앞하지 통증 (Anterior Lower Leg Pain)

앞구획증후군 (Anterior Compartment Syndrome)

병력	손상기전	필수평가항목
• 환자들은 하지의 뻣뻣함(tightness)과 쑤시는 듯한 극심한 통증을 호소한다. • 만성 또는 급성적인 발병 • 통증은 움직임을 멈췄을 때 진정되는 것으로 식별된다.	• 직접적인 외상으로 인하여 급성으로 발생된다. • 만성손상은 보통 활동 중 특정한 지점에서의 런닝과 점핑 동작들로 인하여 발생된다. • 급성 운동성구획증후군(acute exertional compartment syndrome)은 아주 작은 외상부터 중등도 정도의 외상까지 포함될 것이다	• 촉진 시 압통을 평가한다. • 하지의 먼쪽부분의 맥박을 검사한다. • 압력측정이 필요하다. • 근력을 검사한다.

중요소견	진단근거
• 병력은 신체검사와 연관성이 있을 것이다. • 앞쪽 부분이 가장 일반적이다. • 환자는 통증, 붓기 그리고 앞구획에서의 구조로 인한 신경혈관 징후가 있을 것이다.	• 급성 구획증후군의 구획 내 압력의 모니터링(민감도 94%, 특이도 98%)[16] • 만성 구획증후군에 대한 MRI검사(민감도 96%, 특이도 87%)[17]

앞하지 통증 (Anterior Lower Leg Pain)

앞정강근 좌상 (Tibialis Anterior Strain)

병력	손상기전	필수평가항목
● 환자들은 앞하지에서 통증을 호소한다. ● 급성적인 발병 ● 통증은 특정한 활동과 일상생활에서의 활동들로 식별된다.	● 강제적인 편심성 수축으로 발생된다.	● 발등 굽힘 시 안쪽번짐에 대한 MMT를 평가한다. ● 근육과 힘줄을 검사한다.

중요소견	진단근거
● 환자는 안쪽번짐과 발등 굽힘 시 통증이 있을 것이다. ● 환자는 앞하지에 통증이 있을 것이다.	● 사용 가능한 진단적 근거는 없다

앞하지 통증 (Anterior Lower Leg Pain)

앞정강근 건병증 (Anterior Tibialis Tendinopathy)

병력

- 환자는 발목의 앞부분에 걸쳐 통증을 호소한다.
- 잠재적인 불편함이 존재한다.
- 환자는 훈련량 또는 강도의 조절을 원하는 경우도 있다.
- 보행 시 통증 또는 반복적인 충격이 가해지는 활동과 함께 통증이 나타난다.

손상기전

- 과사용손상은 반복된 편심성 부하와 함께 발생되는 것이 일반적이다.
- 반복적인 발등 굽힘 또는 착지 시 발생되는 큰 힘들을 감쇠시킬 때

필수평가항목

- 발목 움직임의 제한 여부를 평가한다.
- MMT를 통한 근력을 체크한다(발목)
- 신경혈관 검사와 관절 평가를 통해 다른 손상은 배제시킨다.

중요소견

- 앞정강힘줄의 약화 가능성
- 힘줄은 앞발목에서 교차되는 지점에서 압통이 있다; 발의 발배뼈에 부착되는 지점에서 압통이 있을 수도 있다.
- 감지할 수 있는 염발음이 나타날 수도 있다.
- 발목 발등 굽힘 시 힘줄에서 통증이 있다; 앞정강이 통증과 결부되었을 수도 있다.

진단근거

- MRI는 부종과 염증의 변화를 확인하는데 유용할 수 있다.
- 초음파는 힘줄의 두꺼워 짐을 감지하고, 특정 ROM에서 힘줄의 미끄러짐 능력을 평가할 수 있다.[7]

뒷하지 통증 (Posterior Lower Leg Pain)

아킬레스 건병증 (Achilles Tendinopathy)

병력	손상기전	필수평가항목
• 환자는 잠재적인 불편함을 호소한다. • 환자는 훈련량 또는 강도의 조절을 원하는 경우도 있다. • 보행 시 통증과 발끝 밀기 단계에서 통증이 타난다 (발바닥쪽 굽힘 작용시). • 삐걱 거리는 느낌 (squeaky sensation)이 있는 경우도 있다고 설명한다.	• 과사용 손상은 반복된 편심성 부하와 함께 발생되는 것이 일반적이다. • 반복적인 발바닥쪽 굽힘에 대한 저항 또는 착지 시 발생되는 큰 힘들을 감쇠시킬 때 • 짧은 시간에 급성으로 발병되는 경우(힘줄염) 또는 조직 변화에 따른 이차적인 만성적 발병	• 발목의 움직임(능동과 수동)을 평가한다. • 장딴지근과 가자미근에 대한 근력을 검사한다 (MMT). • 검사를 통해 육안으로 식별 가능한 결절 (nodule) 또는 먼쪽 힘줄에서 염증을 찾아낼 수도 있다. • 통증과 염발음을 확인하기 위해 촉진한다.

중요소견	진단근거
• 감지할 수 있는 염발음 또는 먼쪽 힘줄에 존재하는 결절 • 힘줄의 늘림에 기인하는 발등 굽힘으로 통증이 나타난다. • 증상이 지속적으로 발생되는 전력이 있다.	• 만성 건증(tendinosis)은 힘줄 조직의 찢김이 동반되어 나타날 수 있다. • 치료에 반응없이 지속적으로 나타나는 경우, 힘줄의 온전함에 대한 초음파 검사(민감도 80%, 특이도 49%) • 건병증에 대한 아킬레스힘줄의 MRI 영상(민감도 95%, 특이도 50%)[18]

뒷하지 통증 (Posterior Lower Leg Pain)

아킬레스힘줄 터짐 (Achilles Tendon Rupture)

병력	손상기전	필수평가항목
• 환자는 급성으로 발생된 장면을 설명한다. • "누군가가 장딴지를 걷어차는" 느낌이 들었다고 설명할 수도 있다. • 일반적으로 "우두둑(pop)" 하는 소리 또는 염발음이 있었다고 설명한다. • 아킬레스건 병증의 병력이 있다.	• 강제적인 발바닥쪽 굽힘 • 빠른 속도의 편심성 부하	• 장딴지근과 아킬레스 힘줄의 윤곽을 검사한다. • 통증, 붓기 그리고 감지할 수 있는 것을 찾아내기 위해 촉진한다. • 발목의 움직임(능동과 수동)을 평가한다. • MMT를 통한 근력을 체크한다(발목) • 톰슨 테스트(Thompson test)를 수행한다. • 신경혈관 검사는 먼쪽 부분의 맥박을 평가하기에 가장 완벽한 방법이다.

중요소견	진단근거
• 주말에만 운동을 몰아서 하는 중년의 '살찐 주말병정(weekend warrior)' 참여자들과 남성 운동참여자들에서 조금더 일반적이다. • 발바닥쪽 굽힘의 약화는 다른 근육계 조직에 기인하여 더욱 부각될 가능성이 있다. • 능동적, 수동적 움직임들로 통증이 나타난다; 수동적인 발등 굽힘으로 손상부위에 스트레스가 가해질 수 있으므로 주의한다. • 촉진으로 감지할 수 있는 것이 나타날 수도 있지만 이차적인 붓기로 인해 촉진이 어려울 수도 있다.	• 대부분의 아킬레스힘줄 터짐은 눈에 띄게 확실하다; 그러나, 힘줄의 온전함에 대한 MRI 또는 초음파 검사는 찢어진 정도를 평가하는 사용되어질 수도 있다. • 톰슨 테스트(민감도 96%, 특이도 93%)[19]

뒷하지 통증 (Posterior Lower Leg Pain)

깊은뒤구획증후군 (Posterior Deep Compartment Syndrome)

병력	손상기전	필수평가항목
● 환자들은 하지의 긴장과 쑤시는 듯한 극심한 통증을 호소한다. ● 만성 또는 급성적인 발병 ● 통증은 움직임을 멈췄을 때 진정되는 것으로 식별된다.	● 직접적인 외상으로 인하여 급성으로 발생된다. ● 만성손상은 보통 활동 중 특정한 지점에서의 런닝과 점핑 동작들로 인하여 발생된다. ● 급성 운동성구획증후군은 외상에 기인하지 않는다; 이것은 아주 작은 외상부터 중등도 정도의 외상까지 포함할 수 있다.	● 촉진 시 압통을 평가한다. ● 하지의 먼쪽부분의 맥박을 검사한다. ● 압력측정이 필요하다. ● 근력을 검사한다.

중요소견	진단근거
● 통증은 뒤쪽 부분에 있을 것이다. ● 병력은 신체검사와 연관성이 있을 것이다. ● 환자는 통증, 붓기 그리고 뒤구획에서의 구조로 인한 신경혈관 징후가 있을 것이다.	● 급성 구획증후군의 구획 내 압력의 모니터링(민감도 94%, 특이도 98%)[16] ● 만성 구획증후군에 대한 MRI 검사(민감도 96%, 특이도 87%)[17]

뒷하지 통증 (Posterior Lower Leg Pain)

깊은정맥 혈전증 (Deep Vein Thrombosis; DVT)

병력

- 환자는 뒷하지에서 가벼운 정도부터 심한 정도의 통증, 붓기, 피부색 변화가 보고된다.
- 급성적인 발병
- 통증은 움직임으로 식별된다.

손상기전

- 운동선수들에게 있어서, DVT는 장기적인 휴식 또는 고정이 동반되는 수술 후에 나타나는 것이 일반적이다.
- DVT의 병력, 장시간의 좌식생활 또는 침대 휴식, 비만, 흡연, 심부전(heart failure), 임신, 암, 또는 HRT (Hormone Replacement Therapy; 호르몬대치 치료)를 받고 있거나 피임약을 복용중인 경우

필수평가항목

- 호만 징후(Homan' s sign)
- 뒷하지와 가능하면 발목에서의 홍반(erythema)과 붓기를 점검한다.
- 발열여부를 촉진한다.
- 초음파 검사, 정맥조영(venography), 혈액 검사, 그리고 MRI 또는 CT 둘 중의 하나를 확정 진단을 위해 사용되어 진다.

중요소견

- 환자는 뒷다리 또는 무릎 뒤쪽에서 통증이 있을 것이다.
- 병력은 신체검사와 연관성이 있을 것이다.
- 환자가 호흡곤란(숨가쁨)을 호소할 경우 폐색전증(pulmonary embolism)을 고려해야 한다.
- 수술 후 다른 부위에서 발생될 수 있다.
- 병력 청취 시, 최근 여행여부와 장기간의 좌식생활(장시간의 운전 또는 탑승 또는 비행)에 대해서도 조사해야 한다.

진단근거

- D-dimer 혈액검사(민감도 85~96%, 특이도 71~99%)
- 압박 초음파검사(민감도 94%, 특이도 98%)
- CT(민감도 96%, 특이도 95%)
- MRI(민감도 92%, 특이도 94.8%)[20]

뒷하지 통증 (Posterior Lower Leg Pain)

장딴지근 좌상 (Gastrocnemius Strain)

병력

- 환자들은 뒷하지에서 통증을 호소한다.
- 급성적인 발병
- 통증은 특정한 활동과 일상생활에서의 활동들로 식별된다.

손상기전

- 강제적인 편심성 수축으로 발생된다.
- 갑작스런 정지와 출발
- 좌상은 장딴지근의 안쪽머리 또는 근힘줄 접합부에서 발생되는 것이 더 일반적이다.

필수평가항목

- 발의 발바닥쪽 굽힘과 무릎 굽힘에 대한 MMT를 평가한다.
- 근육과 힘줄을 검사한다.

중요소견

- 환자는 무릎 굽힘, 발의 발바닥쪽 굽힘 중 둘 중 하나의 움직임 또는 복합적인 움직임으로 통증이 발생될 수도 있다.
- 환자는 뒷하지에 통증이 있을 것이고, 붓기가 존재할 수도 있다.
- 병력은 신체검사와 연관성이 있을 것이다.

진단근거

- 진단적 초음파는 장딴지에서의 좌상들을 검출하기 위해 MRI보다 낮은 민감도로 고려될 것이고 사용자 종속적이다.[21]

뒷하지 통증 (Posterior Lower Leg Pain)

장딴지근 건병증 (Gastrocnemius Tendinopathy)

병력	손상기전	필수평가항목
● 환자들은 무릎 뒷부분의 긴장과 통증을 호소한다. ● 만성 또는 급성적인 발병	● 보통 과사용손상이다. ● 과도하게 언덕을 달리거나 런닝 거리를 지나치게 증가시킬 때	● 뒷하지의 붓기에 대해 검사한다. ● 장딴지근의 손상부위에서 촉진 가능한 압통이 존재한다. ● 장딴지근의 근력을 평가한다.

중요소견	진단근거
● 장딴지근의 MMT 시 통증이 있을 것이다. ● 병력은 신체검사와 연관성이 있을 것이다.	● 장딴지 근육의 건병증에 대한 진단 근거는 아킬레스힘줄 복합체(Achilles tendon complex)에 촛점을 맞춘다. ● 치료에 반응없이 지속적으로 나타나는 경우, 힘줄의 온전함에 대한 초음파 검사(민감도 80%, 특이도 49%) ● 건병증에 대한 아킬레스힘줄의 MRI 영상(민감도 95%, 특이도 50%)[18]

뒷하지 통증 (Posterior Lower Leg Pain)

오금근 좌상 (Popliteus Strain)

병력

- 환자들은 뒤가쪽 몸쪽부분 다리에서 통증을 호소한다.
- 급성적인 발병
- 통증은 달리기를 시도함으로써 식별된다.

손상기전

- 뒤쪽 다리에 대한 앞안쪽 힘은 정강뼈의 가쪽돌림을 일으킨다.

필수평가항목

- 오금근에 대한 MMT를 평가한다.
- Garrick's test에서 양성반응이다: 통증은 정강뼈의 가쪽돌림에 저항할 때 나타난다.
- 근육과 힘줄에 대한 부종을 검사한다.

중요소견

- 환자는 수동적인 무릎 굽힘과 안쪽돌림으로 통증이 발생될 것이다.
- 환자는 뒤가쪽 다리 또는 무릎 뒤쪽에 통증이 있을 것이다.
- 병력은 신체검사와 연관성이 있을 것이다.
- 이러한 손상들은 일반적이지 않다.

진단근거

- MRI는 물렁조직 손상 평가에 사용될 수 있다.[22]

하지 통증 (Lower Leg Pain)

뒷표층구획증후군 (Posterior Superficial Compartment Syndrome)

병력	손상기전	필수평가항목
● 환자들은 하지의 긴장과 쑤시는 듯한 극심한 통증을 호소한다. ● 만성 또는 급성적인 발병 ● 통증은 움직임을 멈췄을 때 진정되는 것으로 식별된다.	● 직접적인 외상으로 인하여 급성으로 발생된다. ● 만성손상은 보통 활동 중 특정한 지점에서의 런닝과 점핑 동작들로 인하여 발생된다. ● 급성 운동성구획증후군은 외상에 기인하지 않는다; 이것은 아주 작은 외상부터 중등도 정도의 외상까지 포함할 수 있다	● 촉진 시 압통을 평가한다. ● 하지의 먼쪽부분의 맥박을 검사한다. ● 압력측정이 필요하다. ● 근력을 검사한다.

중요소견	진단근거
● 통증은 뒤쪽 부분에 있을 것이다. ● 환자는 통증과 붓기가 있을 것이다. ● 병력은 신체검사와 연관성이 있을 것이다.	● 급성 구획증후군의 구획 내 압력의 모니터링(민감도 94%, 특이도 98%)[16] ● 만성 구획증후군에 대한 MRI 검사(민감도 96%, 특이도 87%)[17]

하지 통증 (Lower Leg Pain)

가자미근 좌상 (Soleus Strain)

병력	손상기전	필수평가항목
• 환자들은 뒷하지에서 통증을 호소한다. • 급성적인 발병 • 통증은 특정한 활동과 일상생활에서의 활동들로 식별된다.	• 강제적인 편심성 수축으로 발생된다	• 무릎 굽힘과 함께 발의 발바닥쪽 굽힘에 대한 MMT를 평가한다. • 근육과 힘줄을 검사한다.

중요소견	진단근거
• 환자는 무릎 굽힘과 함께 발의 발바닥쪽 굽힘 시 통증이 발생될 것이다 • 환자는 뒷하지에 통증이 있을 것이다. • 병력은 신체검사와 연관성이 있을 것이다.	• 진단적 초음파는 장딴지에서의 좌상들을 검출하기 위해 MRI보다 낮은 민감도로 고려될 것이고 사용자 종속적이다.[21]

뒷하지 통증 (Posterior Lower Leg Pain)

가자미근 건병증 (Soleus Tendinopathy)

병력	손상기전	필수평가항목
● 환자들은 무릎 관절 아래의 뒷부분에서 긴장과 통증을 호소한다. ● 만성 또는 급성적인 발병	● 보통 과사용손상이다. ● 과도하게 언덕을 달리거나 런닝 거리를 지나치게 증가시킬 때	● 뒷하지의 붓기에 대해 검사한다. ● 가자미근의 손상 부위에서 촉진 가능한 압통이 존재한다. ● 가자미근의 근력을 평가한다.

중요소견	진단근거
● 가자미근의 MMT시 통증이 있을 것이다. ● 병력은 신체검사와 연관성이 있을 것이다.	● 장딴지 근육의 건병증에 대한 진단 근거는 아킬레스힘줄 복합체에 초점을 맞춘다. ● 치료에 반응없이 지속적으로 나타나는 경우, 힘줄의 온전함에 대한 초음파 검사(민감도 80%, 특이도 49%) ● 건병증에 대한 아킬레스힘줄의 MRI 영상(민감도 95%, 특이도 50%)[18]

안쪽하지 통증 (Medial Lower Leg Pain)

발가락굽힘근 좌상 (Flexor Digitorum Strain)

병력	손상기전	필수평가항목
● 환자들은 안쪽하지에서 통증을 호소한다. ● 급성적인 발병 ● 통증은 특정한 활동과 일상생활에서의 활동들로 식별된다.	● 강제적인 편심성 수축으로 발생된다.	● 발바닥쪽 굽힘과 안쪽번짐 그리고 발가락굽힘에 대한 MMT를 평가한다. ● 근육과 힘줄을 검사한다.

중요소견	진단근거
● 환자는 발바닥쪽 굽힘, 발가락 굽힘, 그리고 발의 안쪽번짐 시 통증이 발생될 것이다. ● 환자는 안쪽하지에 통증이 있을 것이다. ● 병력은 신체검사와 연관성이 있을 것이다.	● 사용 가능한 진단적 근거는 없다.

안쪽하지 통증 (Medial Lower Leg Pain)

안쪽정강뼈 피로증후군 (Medial Tibial Stress Syndrome)

병력	손상기전	필수평가항목
● 환자들은 정강이 통증을 호소한다. ● 만성적인 발병 ● 통증은 운동과 간혹 일상생활의 움직임으로도 식별된다. ● 환자는 운동 전·후로 통증을 호소하는 경우도 있다.	● 반복적인 미세손상 발생된다. ● 다른 기여인자들로 근육의 약화, 잘못된 신발착용, 잘못된 트레이닝, 그리고 발의 생체역학적 문제들이 포함된다.	● 하지의 타진 검사와 압박 테스트를 실시한다. ● 안쪽정강뼈 몸통을 따라 압통을 평가한다. ● 붓기를 점검한다. ● 앞·뒤 하지근육의 근력을 검사한다.

중요소견	진단근거
● 환자는 어떠한 복합적인 활동의 전·중·후에서도 통증이 있을 수 있다. ● 타진 검사와 압박 테스트 시 음성으로 판정될 것이다 ● 환자는 안쪽정강뼈 몸통을 따라 촉진 가능한 압통이 존재할 것이다.	● MRI(민감도 79~88%, 특이도 33~100%) ● 확인된 위험인자: 엎침, 여성, 엉덩관절의 증가된 안쪽돌림과 가쪽돌림 가동범위, 높은 BMI, MTSS에 대한 병력여부, 그리고 얇은 장딴지 둘레[22]

안쪽하지 통증 (Medial Lower Leg Pain)

뒤정강근 좌상 (Tibialis Posterior Strain)

병력

- 환자들은 안쪽하지에서 통증을 호소한다.
- 급성적인 발병
- 통증은 특정한 활동과 일상생활에서의 활동들로 식별된다.

손상기전

- 강제적인 편심성 수축으로 발생된다.

필수평가항목

- 발바닥쪽 굽힘과 안쪽번짐에 대한 MMT를 평가한다.
- 근육과 힘줄을 검사한다.

중요소견

- 환자는 발바닥쪽 굽힘과 발의 안쪽번짐 시 통증이 발생될 것이다.
- 환자는 안쪽하지에 통증이 있을 것이다.
- 병력은 신체검사와 연관성이 있을 것이다.

진단근거

- 사용 가능한 진단적 근거는 없다.

가쪽하지 통증 (Lateral Lower Leg Pain)

가쪽구획증후군 (Lateral Compartment Syndrome)

병력	손상기전	필수평가항목
• 환자들은 하지의 긴장과 쑤시는 듯한 극심한 통증을 호소한다. • 만성 또는 급성적인 발병 • 통증은 움직임을 멈췄을 때 진정되는 것으로 식별된다.	• 직접적인 외상으로 인하여 급성으로 발생된다. • 만성손상은 보통 활동 중 특정한 지점에서의 런닝과 점핑 동작들로 인하여 발생된다. • 급성운동성구획증후군은 외상에 기인하지 않는다; 이것은 아주 작은 외상부터 중등도 정도의 외상까지 포함할 수 있다	• 촉진 시 압통을 평가한다. • 하지의 먼쪽부분의 맥박을 검사한다. • 압력측정이 필요하다. • 근력을 검사한다.

중요소견	진단근거
• 병력은 신체검사와 연관성이 있을 것이다. • 통증은 전형적으로 뒤가쪽 부분에서 나타난다. • 환자는 통증, 붓기, 그리고 가쪽구획의 구조에 기인한 신경학적 징후가 있을 것이다.	• 급성 구획증후군의 구획 내 압력의 모니터링(민감도 94%, 특이도 98%)[16] • 만성 구획증후군에 대한 MRI검사 (민감도 96%, 특이도 87%)[17]

가쪽하지 통증 (Lateral Lower Leg Pain)

종아리근 신경병증 (Peroneal Neuropathy)

병력

- 환자는 발목을 들어올리고, 발가락을 뻗을 때 또는 발을 내밀 때 불안정성을 호소한다.

손상기전

- 근골격계 손상과 관련된 외상이나 고립된 신경당김(isolated nerve traction), 압박 또는 찢김(열상; laceration)과 관련된 외상
- 대사증후군이나 덩이병터(종괴병변; mass lesion)의 결과로 발생되는 경우도 있다.
- 급성적인 발병
- 직접적인 타격으로 인하여 자주 발생된다.

필수평가항목

- AROM과 PROM을 평가한다.
- 보행검사를 한다.
- 가쪽번짐 시 발바닥쪽 굽힘과 가쪽번짐 시 발등 굽힘 움직임이 포함된 종아리근육군 그리고 폄근군 또한 근력을 검사한다.

중요소견

- 환자는 보행분석을 실시하는 동안 발끌림현상(drop foot)을 보여줄 것이다.
- 환자는 발목의 발등 굽힘, 발가락 뻗기 또는 발목의 가쪽번짐 움직임이 불가능할 것이다.

진단근거

- MRI(정학도 범위 68~79%) 그리고 전기진단적 테스트(electrodiagnostic testing)는 검사를 실시함에 있어 보조적인 방법으로 도움이 되는 경우도 있다.[24]

가쪽하지 통증 (Lateral Lower Leg Pain)

종아리근 좌상 (Peroneal Strain)

병력

- 환자들은 가쪽하지에서 통증을 호소한다.
- 급성적인 발병
- 통증은 특정한 활동과 일상생활에서의 활동들로 식별된다.

손상기전

- 강제적인 편심성 수축으로 발생된다.
- 가쪽방향으로의 빠른 움직임

필수평가항목

- 발바닥쪽 굽힘과 발의 가쪽번짐, 그리고 발등 굽힘과 가쪽번짐에 대한 MMT를 평가한다.
- 근육과 힘줄을 검사한다.

중요소견

- 환자는 발바닥쪽 굽힘 또는 발의 가쪽번짐과 동시에 발등 굽힘 움직임 시에 통증이 발생될 것이다
- 환자는 하지에 통증이 있을 것이고, 붓기가 존재할 수도 있다.
- 병력은 신체검사와 연관성이 있을 것이다.

진단근거

- 사용 가능한 진단적 근거는 없다

가상환자-하지: 재검토

당신은 뒷하지의 구조를 통해 알 수 있는 부차적인 여러가지 조건들을 배재할 수 있어야 한다. 또한, 당신의 감별은 아킬레스힘줄 건병증이거나 장딴지근 좌상이어야만 한다.

학습활동: 사례연습

부록으로 제공된 빈 템플릿을 사용하여 아래에 제시된 사례연습에 대한 감별진단 도식과 임상적 결과들의 개요를 작성해 보라. 환자모델에 대한 진단을 하면서 성급한 "진단의 결론"을 내리고 싶은 유혹이 있을 수도 있다. 그러나 감별진단에 대한 시각적 학습 방법은 제공된 정보에 대한 모든 가능성을 고려할 수 있도록 설계되었다. 행운을 빈다.

환자모델: 새로운 러너에서의 정강이 통증

병력

Andrea는 20세 러너로, 안쪽 정강이통증을 호소한다. 그녀는 새 학기가 시작되는 시기(2달 전)부터 통증이 시작되었다. 그녀는 체중을 감량을 위해 방학에 들어가면서부터 조금 더 강력한 런닝프로그램을 시작하였다 그녀의 진술에 따르면, 항상 그녀는 짐에서 규칙적으로 운동을 실시하였고, 최근에는 런닝만을 실시하였다. 또한, Andrea는 한번에 3마일씩 주 3회의 빈도로 달렸다. 하지만, 지난주부터 통증으로 인해 런닝을 중단해야만 했다. 쉬고 나면 나아지는 느낌이 있지만, 런닝을 재개하면 항상 통증을 다시 느꼈다. 그녀는 딱 한달 밖에 신지 않은 기능적으로 우수한 런닝화를 착용하였다. 통증은 어느 특정부위의 압통이 아니라 넓은 부위에서의 불편함을 호소하였고, 일상생활에서의 활동(걷기)시에 통증이 있으며, 일상적인 생리주기와 특별히 문제될 것이 없는 영양상태를 보이고 있다.

신체검사

신체검사 결과, Andrea는 무릎과 발목 검사에서 정상이었다. 그녀는 안쪽 정강뼈 윗부분부터 안쪽복사뼈까지의 부위에 걸쳐 압통이 있었다. MMT결과는 발목의 모든 면에 대해서 정상(5/5)이었고, 안쪽번짐과 가쪽번짐에 저항시 통증(3/10)을 호소했다. 뼈의 특정부위에서의 압통은 없었다. 관찰에 대한 결과는 정상범위에 해당하는 발의 족궁과 정렬상태를 보였다. 그녀의 코어근력(core strength)는 좋지 않았는데, 20초 동안의 브릿지 자세를 유지하지 못했기 때문이다. 엉덩관절의 MMT결과는 4/5정도의 신전근력과 다른 움직임에서는 5/5의 근력을 보여주었다. PROM결과, PROM 발등 굽힘 시 뒷하지가 타이트한 상태를 보여주었다. 목말뼈의 앞 · 뒤 전위(a/p translation)로 인하여 관절 움직임의 감소가 보인다고 언급하였다. 그녀의 신경혈관 검사는 정상이었다.

참고문헌

1. American Academy of Orthopaedic Surgeons. *The foot and ankle.* Available at http:// orthoinfo.aaos.org/topic.cfm?topic=A00150. Retrieved on September 7, 2013.
2. McGuine TA, Keene JS. The effect of a balance training program on risk of ankle injury in high school athletes. *Am J Sports Med.* 2006;34:1103-1111.
3. US Consumers Product Safety Commission, Directorate of Economic Analysis. (2003).
4. Liu SH, Nuccion SL, Finerman G. Diagnosis of anterolateral ankle impingement. Comparison between magnetic resonance imaging and clinical examination. *Am J Sports Med.* 1997;25(3): 389-393.
5. Vaseenon T, Gao Y, Phisitkul P. Comparison of two manual tests for ankle laxity due to rupture of the lateral ankle ligaments. *Iowa Orthop J.* 2012;32:9-16.
6. de César PC, Avila EM, de Abreu MR. Comparison of magnetic resonance imaging to physical examination for syndesmotic injury after lateral ankle sprain. *Foot Ankle Int.* 2011;32(12):1110-1114.
7. Peduto AJ, Read JW. Imaging of ankle tendinopathy and tears. *Top Magn Reson Imaging.* 2010;21(1):25-36.
8. Bottger BA, Schweitzer ME, El-Noueam KI, Desai M. MR imaging of the normal and abnormal retrocalcaneal bursae. *AJR Am J Roentgenol.* 1998;170(5): 1239-1241.
9. Giannini S, Buda R, Mosca M, Parma A, Di Caprio F. Posterior ankle impingement. *Foot Ankle Int.* 2013;34(3):459-465.
10. Lynch SA. Assessment of the injured ankle in the athlete. *J Athl Train.* 2002;37(4):406-412.
11. Ahmad M, Tsang K, Mackenney PJ, Adedapo AO. Tarsal tunnel syndrome: A literature review. *Foot Ankle Surg.* 2012;18(3):149-152.
12. Premkumar A, Perry MB, Dwyer AJ, et al. Sonography and MR imaging of posterior tibial tendinopathy. *AJR Am J Roentgenol.* 2002;178(1):223-232.
13. Park HJ, Cha SD, Kim HS, et al. Reliability of MRI findings of peroneal tendinopathy in patients with lateral chronic ankle instability. *Clin Orthop Surg.* 2010;2(4):237-243.
14. Lee SJ, Jacobson JA, Kim SM, et al. Ultrasound and MRI of the peroneal tendons and associated pathology. *Skeletal Radiol.* 2013;42(9):1191-1200.
15. Roth JA, Taylor WC, Whalen J. Peroneal tendon subluxation: The other lateral ankle injury. *Br J Sports Med.* 2010;44(14):1047-1053.
16. McQueen MM, Duckworth AD, Aitken SA, Court-Brown CM. The estimated sensitivity and specificity of compartment pressure monitoring for acute compartment syndrome. *J Bone Joint Surg Am.* 2013;17;95(8):673-677.

17. Ringler MD, Litwiller DV, Felmlee JP, et al. MRI accurately detects chronic exertional compartment syndrome: A validation study. *Skeletal Radiol.* 2013;42(3):385-392.
18. Khan KM, Forster BB, Robinson J, et al. Are ultrasound and magnetic resonance imaging of value in assessment of Achilles tendon disorders? A two year prospective study. *Br J Sports Med.* 2003;37(2):149-154.
19. Asplund CA, Best TM. Achilles tendon disorders. *BMJ.* 2013;12:346.

4

무릎과 무릎관절

The Knee and Patellofemoral Joint

무릎 손상은 건강에 나쁜 영향을 미치며, 오랜 시간이 지나면 골관절염이 올 위험이 증가되며, 무릎 손상을 입게 되어 발생되는 경제적 비용의 증가로 인해, 긴급한 공중위생 분야라고 부른다. 무릎과 무릎관절 손상은 스포츠와 신체 활동에서 흔한 손상이다. 미국 고등학교 운동선수를 대상으로 한 연구에서, Ingram 등은 발목 손상(20.9%)에 이어, 두 번째로 스포츠 손상을 많이 입는 부위가 무릎손상(15.2%)이라고 보고하였다. 무릎은 특정한 연구(44.6%)에서 수술을 요하는 가장 흔한 관절이다. 스포츠와 관련된 수술의 60%가 무릎 수술이다. 스포츠와 신체 활동에 참가하는 여성은 남성에 비해 3~6배 더 많은 무릎 손상을 입는다. 최근의 연구에서, 무릎 손상을 입은 부정적인 환자들은 수술을 요하는 환자들이다. 달릴 때 발생되는 무릎과 무릎 손상은 가장 흔한 손상 부위이며, 무릎 손상의 20%는 엉덩정강근막증후군(iliotibial band syndrome)과 무릎넙다리뼈증후군(patellofemoral syndrome)이다. 1년간 추적 연구에 의하면, 무릎 앞쪽의 통증은 여성 환자들에게서 많이 발생하는데, 그 원인은 잘못된 신체활동 때문이다.

무릎손상에 대한 선수트레이너의 진단 능력은, 무릎을 적절하게 평가하고 치료하며 진료를 의뢰하는 필수 능력이다. 무릎 관절의 진단 도식(diagnostic maps)은 정강넙다리뼈관절(tibiofemoral joint)과 무릎넙다리뼈관절(patellofemoral joint)과 관련이 있다.
부위 접근법(regional approach)은 임상의사들에게 명확하고 논리적인 근거를 제공한다.

가상환자: 사이클 선수의 무릎 통증

병력

Joe는 54살의 사이클 매니아인데, 뒷무릎 바깥쪽에 통증이 있어서 클리닉을 찾아왔다. 그는 평소에 근육이 뻣뻣(tight)하다고 한다. 수술은 원하지 않았으며, 사이클 시즌이 시작되기 이전에 운동을 통해 회복되기를 원했다.

신체검사

신체검사에서, 왼쪽 뒷 무릎의 안쪽 관절선에 통증을 발견했다. 또한 왼 무릎의 반힘줄근(semitendinosus)에서도 통증이 있었다. 안쪽 뒤넙다리근(hamstrings)의 도수 근육검사(manual muscle testing)에서도 통증이 나타났다. 무릎을 심하게 굽혔다가 펴는 동작에서도 통증이 있었다. 큰볼기근(gluteus maximus)과 중간볼기근(gluteus medius)의 근력 비율은 양쪽 모두 5대 5였다. 왼쪽 엉덩 가쪽회전근의 근력은 오른쪽에 비해 4대 5였다. 힘줄 테스트(ligamentous testing)는 음성(negative)으로 나타났고, Ober와 Thomas 테스트는 양성(positive)으로 나타났다. 선 자세에서의 정렬은 경한(mild) 발배뼈 드롭(navicular drop), 발꿈치뼈 외번(calcaneal eversion), 내반슬(genu varum)으로 나타났다.

임상 결정

임상 시험을 통해 얻은 정보를 활용하여, 임상 결정을 내리기위해 아래와 같은 질문을 하라:

- 당신의 감별진단(differential diagnosis)은 무엇입니까?
- 감별을 위해 발견한 핵심은 무엇입니까?
- 무릎의 뒤쪽과 안쪽에 발생하는 통증과 관련된 손상은 무엇입니까?

무릎에 흔한 손상과 컨디션을 고려하고, 해부도를 복습하면서 시작하라. 사고 과정을 안내 하고, 무릎손상의 가능성을 조직화하는 감별진단을 활용하라. 이러한 정보의 조직화된 통합은 임상 결정의 핵심이다. 연습을 통해, 여러분 자신의 감별진단 도식을 그리는 것이 가능할 것이다.

해부도: 무릎 (Anatomy Map: Knee)

앞 (ANTERIOR)

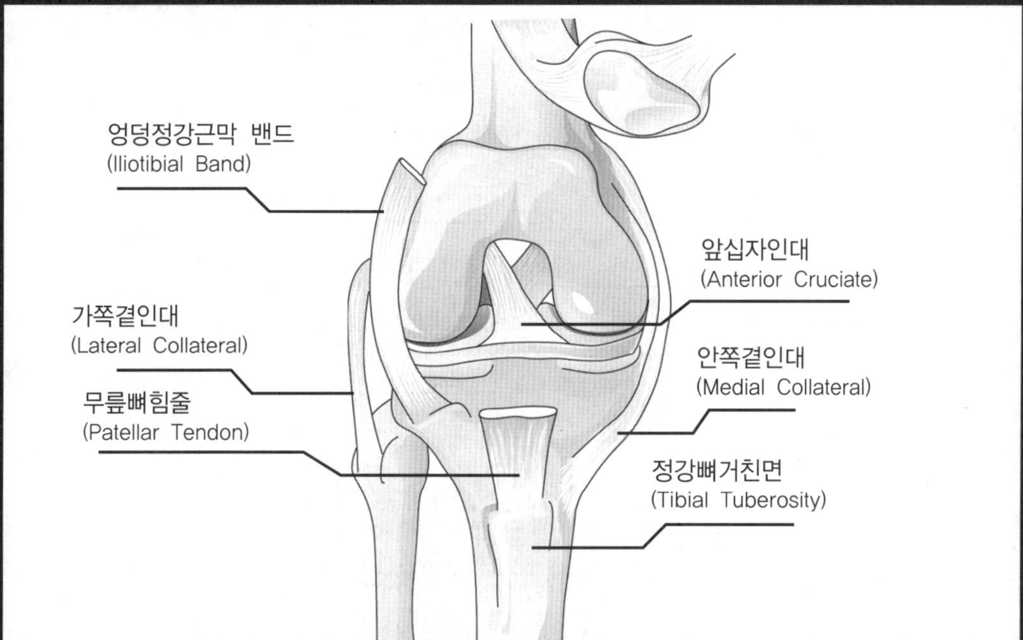

뒤 (POSTERIOR)

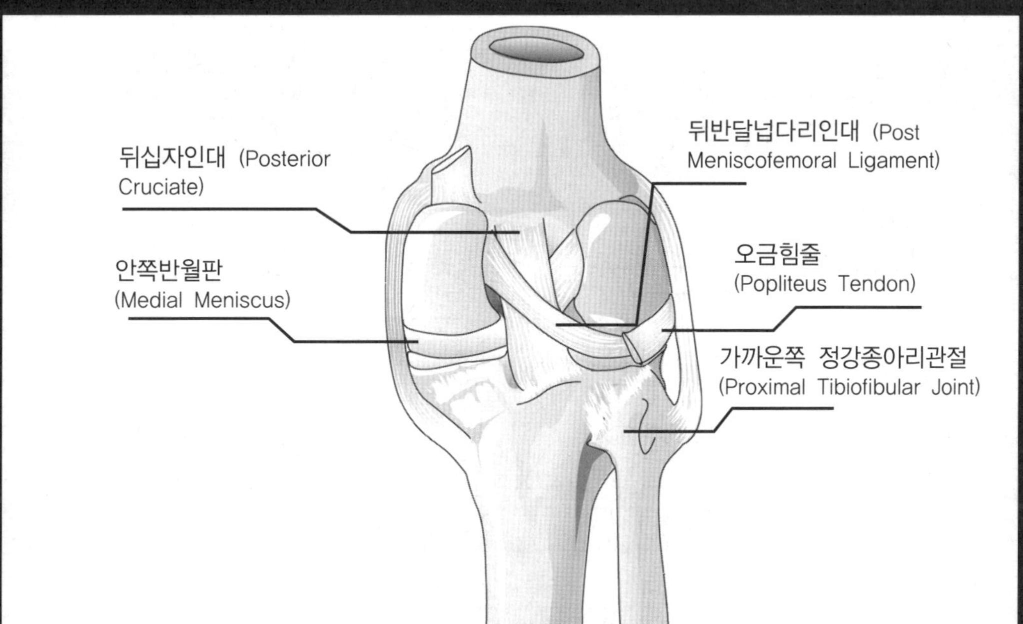

해부도: 무릎 (Anatomy Map: Knee)

안쪽 (MEDIAL)

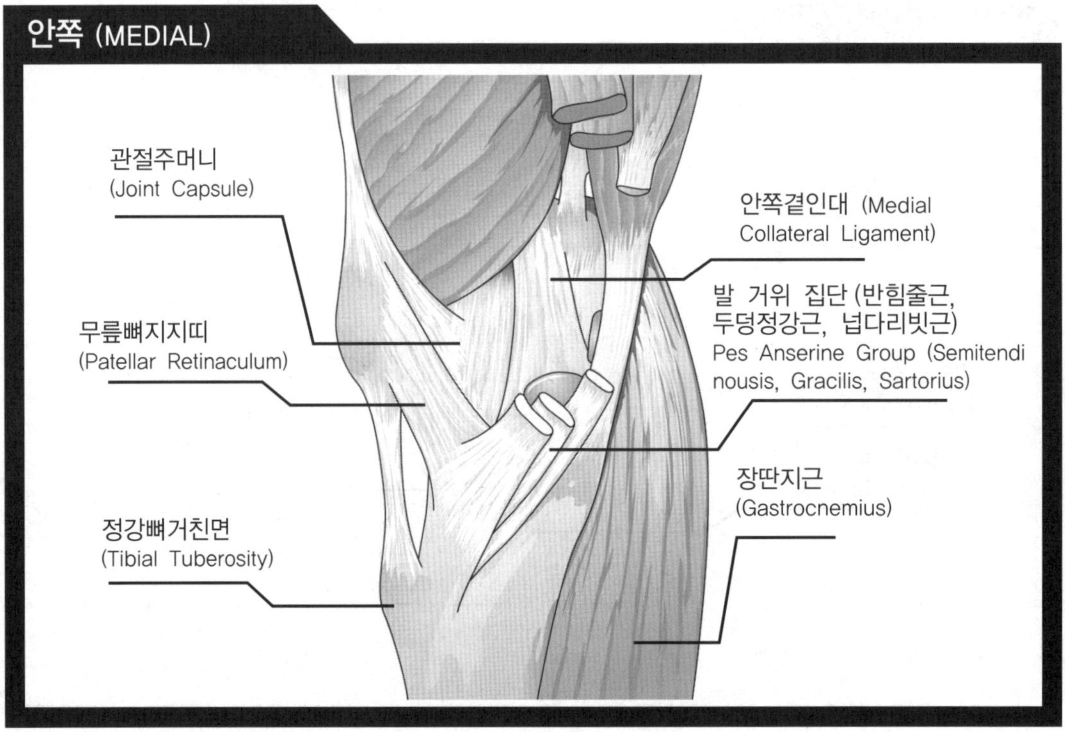

가쪽 (LATERAL)

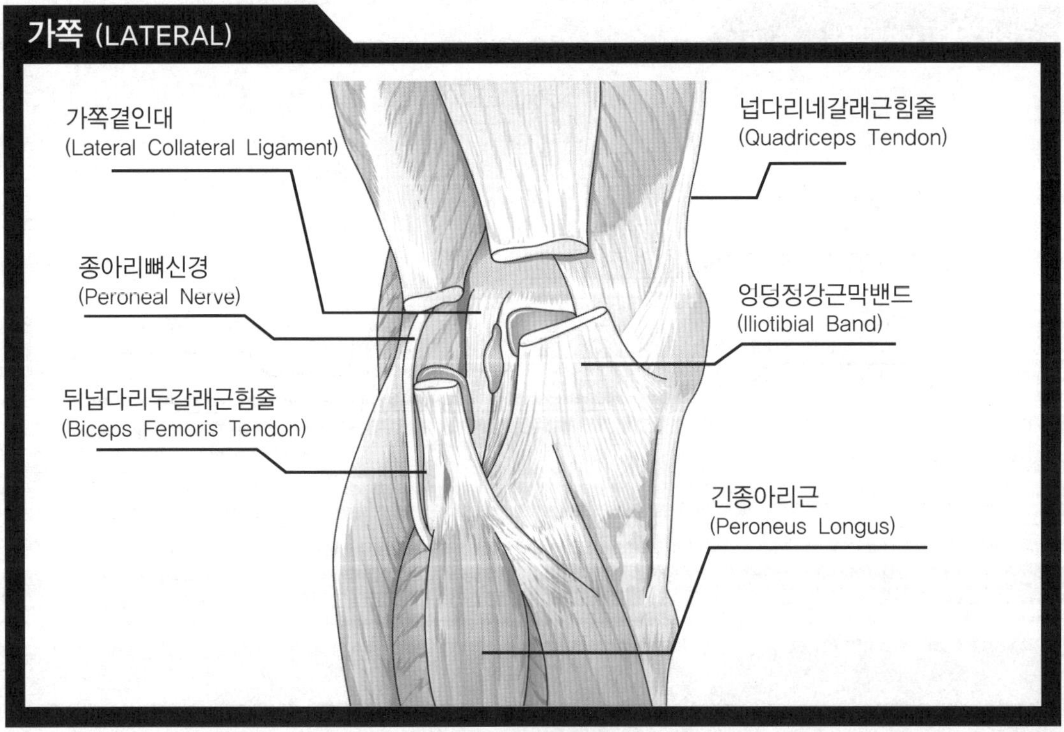

무릎 통증 도식: 부위/연부조직 감별진단

앞

- 앞십자인대 과긴장 (Anterior Cruciate Ligament (ACL) Sprain)
- 지방체 충돌증후군(Fat Pad Impingement)
- 오스굿 쉬래터병/정강뼈 뼈곁돌기염(Osgood Schlatter's/Tibial Apophysitis)
- 무릎뼈/넙다리네갈래근 힘줄 파열(Patellar/Quadriceps Tendon Rupture)
- 무릎뼈/넙다리네갈래근 힘줄염(Patellar/Quadriceps Tendonapothy)
- 무릎뼈넙다리뼈증후군 (Patellofemoral Syndrome(PFSS))
- 발 거위 윤활주머니염증 (Pes Anserine Bursitis)
- 무릎뼈앞 윤활주머니염증 (Prepatellar Bursitis)
- 신딩-라르센-요한슨 뼈곁돌기염(Sinding-Larsen-Johannson Apophysitis)

뒤

- 장딴지근 과긴장 (Gastrocnemius Strain)
- 가까운쪽 뒤넙다리근 과긴장(Proximal Hamstring Strain)
- 뒤십자인대 과긴장 (Posterior Cruciate Ligament(PCL) Sprain)
- 오금 낭종(Popliteal Cyst)
- 뒤뿔반월판 파열(Posterior Horn Meniscal Tear)
- 가자미근 과긴장 (Soleus Strain)

*넙다리 도식 참조(145 페이지)

안쪽

- 안쪽 곁인대 과긴장 (Medial Collateral Ligament(MCL) Sprain)
- 안쪽 반월판 파열 (Medial Meniscus Tear)
- 안쪽 무릎뼈 지지띠 자극(Medial Patellar Retinaculum Irritation)
- 주름(Plica)
- 반막근/반힘줄근 힘줄염 (Semimembranosus/Semitendinosus Tendinopathy)
- 반막근 과긴장 (Semimembranosus Strain)
- 반힘줄근 과긴장 (Semitendinosus Strain)

가쪽

- 뒤넙다리두갈래근 힘줄염 (Biceps Femoris Tendinopathy)
- 뒤넙다리두갈래근 과긴장(Biceps Femoris Strain)
- 엉덩정강근막 충돌증후군(Iliotibial Band(ITB) Friction Syndrome)
- 가쪽 반월판 파열 (Lateral Meniscus Tear)
- 가쪽곁인대 과긴장 (Lateral Collateral Ligament(LCL) Sprain)
- 가까운쪽 정강종아리뼈 (인대결합) 과긴장(Proximal Tibiofibular (Syndesmosis) Sprain)

무릎 통증 (Knee Pain)

뼈/관절 면 손상 (Injuries to Bone/Joint Surfaces)

일반적인 골절

- 정강뼈고평부(Tibial plateau)
- 정강뼈융기 박리(무릎뼈 힘줄)(Tibial tuberosity avulsion (patellar tendon))
- 가쪽정강뼈돌기 박리(박리)(Lateral tibial condyle avulsion (Segond))
- 넙다리뼈돌기(Femoral condyles)
- 스티다 골절(넙다리뼈로부터 MC의 박리)
  (Stieda fracture (avulsion of MC from femur))
- 펠레그리니-스티다 병터 (안쪽 넙다리뼈 돌기에 있는 안쪽곁인대 안쪽 또는 근처의 골화)
- 넙다리뼈의 먼쪽 몸통(Distal shaft of femur)
- 뼈연골 병터(Osteochondral lesion)
- 박리뼈 연골염(Osteochondritis dissecans)
    - 관절 분류(Arthroscopic Classification (Guhl))
    - 유형Ⅰ = 파괴되지 않은 연골 연화
    - 유형Ⅱ = 파괴된 안정한 연골
    - 유형Ⅲ = 부분적으로 남아있어서 정의할 수 있는 조각(피부판 병터)
    - 유형Ⅳ = 제공부위에 있는 유리체와 뼈연골 결함
- 무릎뼈(두개로 부리뒤 무릎뼈는 흔하고 일반적인 변종)
- 종아리뼈머리(Fibular head)
- 가까운쪽 종아리뼈(Proximal fibula (Maisonneuve))

무릎 손상의 임상 평가

무릎앞쪽 통증 (Anterior Knee Pain)

앞십자인대 과긴장 (Anterior Cruciate Ligament Sprain)

병력	손상기전	필수평가항목
● 환자는 접촉 또는 비접촉 손상 메케니즘 보고 ● 환자는 불안정성의 느낌 보고 ● 불안정성의 느낌은 2개와 3개일 것; 통증 가능성 ● 환자는 "우두둑" 소리 보고 ● 유출(조금 또는 많이) 병력은 흔함	● 착지 및 방향전환 동작 시 외반 부하 ● 과다 폄(hyperextension) ● 회전하면서 감속되면서 착지 ● 접촉 또는 비접촉 시 손상 발생	● 라흐만 테스트 ● 앞 당김법 ● 유출 스윕 테스트

중요소견	진단근거
● "우두둑" 소리 ● 유출 ● 불안정성 감지 ● 몇 개의 인대 손상(예, 안쪽곁인대) 발생; 무릎 평가 필수 ● 1에서 3등급 완전 파열 ● 증상은 과긴장 정도에 따라 다양	● 라흐만 테스트(민감도 85%, 특이도 94%) ● 앞 당김 테스트(급성) (민감도 49%, 특이도 52%) ● 앞 당김 테스트(만성) (민감도 92%, 특이도 91%) ● 피봇 이동 테스트(민감도 98%, 특이도 24%)

무릎앞쪽 통증 (Anterior Knee Pain)

지방체 충돌증후군 (Fat Pad Impingement)

병력

- 환자는 서 있거나 과다 폄일 때 통증
- 앞쪽과 아래쪽 무릎의 직접적 타격
- 수술 후(앞십자인대 또는 관절경)
- 점프, 달리기, 수영의 악화

손상기전

- 과다 폄 손상
- 직접적 타격
- 수술 후

필수평가항목

- 무릎의 운동범위 (과다 폄)
- 무릎뼈의 아래 부분의 과도한 압력 및 넙다리네갈래근 수축
- 동작 분석(스쿼트)
- 넙다리네갈래근 도수근력 테스트
- 직접 촉진

중요소견

- 힘줄을 가로지른 무릎뼈 아래쪽 극단과 내측 및(또는) 외측 경계 아래
- 때때로 지방체 주위 무릎의 앞쪽/아래쪽이 부어오름(swelling)

진단근거

- 자기공명영상(MRI)은 지방체 병리학의 정확한 테스트

무릎앞쪽 통증 (Anterior Knee Pain)

오스굿 쉬래터병/ 정강뼈 뼈곁돌기염 (Osgood Schlatter's/Tibial Apophysitis)

병력	손상기전	필수평가항목
● 무릎 통증 ● 서서히 퍼지면서 시작 (insidious onset) ● 한쪽 또는 양쪽 출현 ● 환자는 최근에 급격하게 성장(growth spurt) 보고 ● 트레이닝 양(volume) 또는 강도 증가 ● 무릎 꿇는 활동 시 통증	● 성장기 청소년 때 반복적인 달리기와 점프 활동	● 수동적 넙다리네갈래근 스트레칭(무릎 굽힘) ● 넙다리네갈래근 도수근력 테스트 ● 정강뼈 결절(tubercle) 촉진

중요소견	진단근거
● 촉진 시 결절에서 뼈의 성장 증가 ● 촉진 시 통증 ● 종종 뼈 성장 관찰 ● 도수근력 테스트 시 약화 또는 통증 ● 만약, 뼈 조각(bony ossicle)이 정강뼈로부터 분리되면, 방사선 사진 촬영 필요	● 진단 증거 없음

무릎앞쪽 통증 (Anterior Knee Pain)

무릎뼈/넙다리네갈래근 힘줄 파열 (Patellar/Quadriceps Tendon Rupture)

병력

- 만성 힘줄염 병력
- 통증
- "우두둑" 소리 보고/힘줄의 찢김음(ripping)
- 부어오름
- 결함 관찰 가능
- 스테로이드 남용

손상기전

- 신장성 부하(Eccentric Loading)
- 감속

필수평가항목

- 무릎 폄 도수근력 테스트
- 힘줄 구조의 직접 촉진
- 변형 관찰

중요소견

- 손상 시 "우두둑" 소리 들림
- 근육 조직의 함몰로부터 삐죽 나온 형태 관칠
- 힘줄에서 결함 촉진
- 약점과 통증에서 나타난 무릎 폄 도수근력 테스트
- 임상의는 추가로 조직 손상을 예방하기 위해 공격적인 신체검사 금지
- 임상 검사는 의심이가는 힘줄 파열 확신

진단근거

- 자기공명영상(MRI)은 가장 정확한 진단 테스트
- 방사선은 무릎뼈의 이동에 의한 파열을 감지 가능
- 초음파는 신뢰 못함

무릎앞쪽 통증 (Anterior Knee Pain)

무릎뼈/넙다리네갈래근 힘줄염 (Patellar/Quadriceps Tendinopathy)

병력

- 앞무릎 통증
- 무릎뼈의 아래쪽 극단, 정강뼈 결절, 무릎뼈 위쪽 극단에서 통증
- 신체활동 중의 통증은 휴식 시 통증보다 더 심함
- 살짝 부어오름

손상기전

- 반복적인 점프와 차기 활동에 참여하는 선수
- 펴는 근육 메케니즘의 과부하
- 최근에 급속히 증가한 트레이닝 양 및(또는) 강도

필수평가항목

- 직접 촉진
- 도수근력 테스트
- 수동적(passive) 무릎 힘/넙다리네갈래근 스트레칭
- 토마스 테스트

중요소견

- 통증이 핵심
- 넙다리네갈래근에서 조직 가동성(tissue mobility)의 손실
- 특별한 경우에서 넙다리네갈래근의 도수근력 테스트 시 염발음(crepitus)
- 일상생활 중의 통증에서 계단을 오를 때 악화
- 무릎이 꺾이는(giving way) 느낌 보고; 특히 넙다리네갈래근의 약화를 가진 환자들에서.

진단근거

- 자기공명영상은 가장 정확한 진단 테스트
- 방사선은 무릎뼈의 이탈로 인한 파열 관찰
- 초음파는 신뢰 못함[11]

무릎앞쪽 통증 (Anterior Knee Pain)

무릎넙다리뼈 스트레스증후군 (Patellofemoral Stress Syndrome)

병력

- 무릎뼈의 일반적 통증과 오랫 동안 스쿼트 동작과 앉을 때 무릎뼈 뒤쪽의 통증
- 달릴 때 통증

손상기전

- 최근에 급속히 증가한 트레이닝 양 및(또는) 강도
- 최근에 급성장 후에 발생
- 넙다리네갈래근과 다른 근육들이 뻣뻣하고 약할 때와 수술 후 발생

필수평가항목

- 무릎뼈 가동성 테스트
- 무릎 주위 근육들의 도수근력 테스트
- 엉덩 굴곡근들의 양의 토마스 값(positive Thomas)
- 엉덩정강근막의 Ober's 테스트
- 뒤넙다리근 유연성 테스트
- 보행 분석

중요소견

- 성장하는 청소년에게 흔함; 성인기까지 지속
- 거의 부어오르지 않음
- 무릎뼈의 과도한 움직임(hypermobile)
- 뻣뻣한 가쪽 무릎뼈 구조는 흔히 관찰됨(양의 Ober's 테스트 값)
- 연조직(soft tissue) 가동성의 손실
- 무릎넙다리뼈 조직은 다요인(multifactorial)이며, 합리적인 평가가 필요

진단근거

- 스쿼트 시 통증(민감도 95%, 특이도 50%)
- 안쪽넓은근(vastus medialis) 협응 테스트(민감도 16%, 특이도 93%)
- Clarke's 테스트(민감도 48%, 특이도 75%)
- 무릎뼈 기울임(tilt)(민감도 43%, 특이도 92%)
- 안쪽 무릎뼈 누름 통증(tenderness)(민감도 16%, 특이도 93%)

무릎앞쪽 통증 (Anterior Knee Pain)

발 거위 윤활주머니염증 (Pes Anserine Bursitits)

병력	손상기전	필수평가항목
● 무릎 앞/안쪽 통증 ● 계단을 오르고 내릴 때 통증 ● 윤활주머니가 부어오름 ● 앉았다 일어서면 통증	● 반복적인 활동 ● 최근에 급속히 증가한 트레이닝 양 및(또는) 강도	● 두덩정강근(gracilis), 반힘줄근(semitendinosus), 넙다리빗근(sartorius) 도수근력 테스트 ● 발 집단 근육에서 조직 가동성의 손실 ● 발 집단 힘줄의 직접 촉진 ● 윤활주머니의 부어오름을 눈으로 관찰

중요소견	진단근거
● 직접 촉진 시 누름통증 ● 장거리 달리기에서 흔함 ● 여성(젊은 여성보다 성인 여성)들에서 흔함 ● 골관절염, 류마티스관절염, 비만, 당뇨 환자들에서 흔함 ● 합리적인 평가는 발목 운동과 하지 생체역학을 검사	● 진단 증거 없음

무릎앞쪽 통증 (Anterior Knee Pain)

무릎뼈 앞쪽 윤활주머니염증 (Prepatellar Bursitis)

병력	손상기전	필수평가항목
• 낙상 또는 충돌 시 급성 손상 보고 • 반복적인 무릎 꿇기 자세에서 만성 손상이 옴 • 통증	• 무릎뼈 앞쪽 지역의 직접적 가격 • 반복적인 무릎 꿇기 자세	• 부구감제시성 무릎뼈 (ballotable patella) • 윤활주머니가 부어오르는지 검사 • 촉진 • 운동범위 평가 • 도수근력 테스트

중요소견	진단근거
• 즉각적인 세포밖 부어오름으로 인한 붉은반점(erythema) • 촉진 시 누름통증 • 운동 손실/운동 시 통증 • 부어오름으로 인한 근활동 억제 • 감염된 부위 근처에서 윤활주머니 관찰 • 재발 흔함; 패드를 대면 재발 손상을 예방	• 진단 증거 없음

무릎앞쪽 통증 (Anterior Knee Pain)

신딩-라르센-요한슨 (뼈곁돌기염) (Sinding-Larsen-Johansson (Apophysitis))

병력	손상기전	필수평가항목
• 무릎뼈 먼쪽 극단과 무릎뼈 힘줄에서 통증과 부어오름 • 서서히 퍼지면서 시작 • 최근 급성장 • 트레이닝 양 및 강도 증가 • 계단 오를 때 통증 • 넙다리네갈래근 스트레칭 시 통증	• 과다 사용 및 반복적인 스트레스 • 최근 급성장 • 잘못된 트레이닝 • 최근에 급격한 트레이닝 양 및(또는) 강도 증가	• 무릎뼈 아래쪽 극단의 직접적 촉진 • 운동범위 (수동적 무릎 굽힘과 넙다리네갈래근의 스트레칭) • 도수근력 테스트

중요소견	진단근거
• 무릎뼈 아래쪽 극단의 촉진 시 통증 • 수동적 무릎 굽힘 스트레칭 시 통증 • 도수근력 테스트 또는 넙다리네갈래근의 활성 시 통증 • 뼈 조각이 무릎뼈 극단에서 떨어지면 방사선 진단	• 진단 증거 없음

무릎뒤쪽 통증 (Posterior Knee Pain)

장딴지근 과긴장 (Gastrocnemius Strain)

병력

- 장딴지에서 통증
- 누를 때 통증
- 무릎뒤쪽 통증
- 뻣뻣하고(tightness) 경직된(stiffness) 느낌
- 부어오름

손상기전

- 발목 굽힘과 무릎 폄

필수평가항목

- 장딴지근 머리 안쪽과 가쪽의 촉진
- 곧게 편 다리의 장딴지근 도수근력 테스트

중요소견

- 장딴지근 과긴장은 가자미근 과긴장보다 더 흔함
- 장딴지근과 가자미근을 구분하기 위해서 무릎이 펴 있는지 굽혀있는지 평가하는 게 중요
- 증상은 과긴장의 정도에 따라 다양

진단근거

- 근육 손상 정도를 평가하는데 자기공명영상은 유용
- 새로운 증거: 선수들이 경기에 복귀하는 시간을 예측하는데 자기공명영상 활용
- 진단평가 시 초음파는 자기공명영상보다 덜 정확

무릎뒤쪽 통증 (Posterior Knee Pain)

뒤십자인대 과긴장 (Posterior Cruciate Ligament Sprain)

병력	손상기전	필수평가항목
● 환자들은 3° 과긴장(감지할 수 없는 불안정성)의 느낌을 보고 ● 환자들은 뒤십자인대 손상 메케니즘을 설명 ● 유출 ● “우두둑” 소리 들림	● 무릎이 굽혀진 채로 낙상 ● 무릎이 굽혀진 채로 충돌 ● 발이 펴진 채로 무릎이 과도하게 굽혀짐 ● 드물게 과도하게 펴짐	● 뒤정강뼈 처짐 테스트(Godfrey's 테스트) ● 뒤 당김 (posterior drawer) ● 리버스 피봇 시프트(reverse pivot shift) ● 정강뼈에서 기형(deformity)이 관찰

중요소견	진단근거
● 임상 평가는 환자의 병력과 일치 ● 환자는 “우두둑” 소리를 듣지만, 불안정성을 못 느껴 종종 경기에 복귀를 원함 ● 손상 후 2시간에서 6시간 사이에 경미한 유출 ● 재미있는 사실: 뒤십자인대는 무릎에서 가장 강한 인대 ● 3등급은 완전 파열 ● 증상은 과긴장 정도에 따라 다양	● 뒤쪽 정강뼈 처짐 테스트(민감도 79%, 특이도 100%) ● 뒤 당김 테스트(민감도 51-90%, 특이도 99%) ● 넙다리네갈래근 활성 테스트(민감도 54-98%, 특이도 97-100%) 임상 평가는 환자의 병력과 일치

무릎뒤쪽 통증 (Posterior Knee Pain)

오금물혹 (Popliteal Cyst)

병력

- 무릎뒤쪽에 통증이 있거나 없을 수도 있음
- 무릎뒤쪽이 꽉차있음(fullness)
- 무릎 움직임이 제한

손상기전

- 특별함이 없는 메케니즘 (non-specific mechanism)
- 물혹은 이차적으로 부어오름
- 부어오름은 이차적으로 골관절염과 연관

필수평가항목

- 오금 부위(무릎뒤쪽)에 부드러운 느낌의 물질이 만져짐

중요소견

- 오금물혹은 베이커의 물혹(Baker's cyst)라고도 불림
- 증상은 반월판 파열과 비슷

진단근거

- 자기공명영상은 물혹의 형태와 잠재하는 다른 요인을 정확히 구별하는데 유용
- 베이커의 물혹은 38%의 발생률

무릎뒤쪽 통증 (Posterior Knee Pain)

뒤뿔반월판 파열 (Posterior Horn Meniscal Tear)

병력	손상기전	필수평가항목
● 무릎 뒤 안쪽 또는 뒤 가쪽 부위 통증 ● 염발음, 전염성이 있거나 무릎꺾임 형태의 증상 ● 유출 ● 무릎을 깊이 굽힐 때 통증	● 회전하면서 착지 ● 무릎을 깊이 굽히면서 회전 ● 만성 반월판 퇴행은 급성 또는 서서히 퍼지는 증상과 연관	● 반월판 McMuray's 테스트 또는 Thessaly 테스트 ● 무릎을 깊이 굽히는 평가 ● 관절선을 따라 통증을 촉진 ● 유출 테스트

중요소견	진단근거
● 이러한 형태의 반월판 파열은 나이든 사람들의 전형	● 관절선 압통(민감도 64%, 특이도 61%) ● McMuray's 테스트(민감도 51%, 특이도 78%) ● Thessaly 테스트(민감도 91%, 특이도 94%)[17]

무릎뒤쪽 통증 (Posterior Knee Pain)

가자미근 과긴장 (Soleus Strain)

병력

- 장딴지근 바깥쪽 통증
- 장딴지근 뻣뻣
- 시간이 갈수록 심해지는 통증
- 걷거나 달릴 때 증상이 나타남

손상기전

- 발목이 굽혀진 채로 무릎이 굽혀질 때

필수평가항목

- 안쪽 및 가쪽 장딴지근의 촉진
- 무릎이 굽혀진 채로 가자미근의 도수근력 테스트

중요소견

- 가자미근 과긴장은 장딴지근 과긴장보다는 덜 흔함
- 임상의들은 장딴지의 바깥쪽 면을 촉진하고, 무릎을 굽힌 채로 도수근력 테스트를 실시
- 흔하지는 않지만 부어오름 관찰
- 삔 정도에 따라 증상은 다양

진단근거

- 자기공명영상은 근육 손상 정도를 평가하는데 유용
- 새로운 증거: 자기공명영상은 선수들이 경기에 복귀하는데 요구되는 시간을 예측하는데 도움이 됨
- 진단평가 시 초음파는 자기공명영상보다 덜 정확

무릎안쪽 통증 (Medial Knee Pain)

안쪽곁인대 과긴장 (Medial Collateral Sprain)

병력	손상기전	필수평가항목
● 급성 정신적 외상 ● 안쪽곁인대를 따라 무릎안쪽 통증 ● 발이 고정된 상태로 무릎의 바깥쪽 면이 직접적으로 가격되었을 때 손상 보고	● 무릎에 외반력(valgus force) ● 발이 고정된 상태에서 직접 가격 ● 정강뼈의 가쪽 회전(드뭄)	● 외반력이 가해졌을 때 직선면 인대 테스트(straight plane ligament test) ● 안쪽곁인대는 부분적 굽힘(25−30°) 상태에서 단독 손상 ● 완전히 펴진 상태에서의 이완은 관절주머니 또는 십자인대 손상과 연관 ● 직접적 촉진

중요소견	진단근거
● 보행 시 통증 ● 새로운 외반력을 발생시키는 사이드 움직임은 통증 유발 ● 직접적 촉진 시 통증 ● 움직임의 손실(말기 폄과 굽힘) 시 이차 통증 ● 다른 무릎 구조는 제외(안쪽 반월판과 십자인대)	● 증거를 지지하는 결론이 없는 무릎의 외반 테스트 ● 임상적으로, 외반 테스트는 이러한 의학적 상태를 구별하는데 도움을 줌

무릎안쪽 통증 (Medial Knee Pain)

안쪽반월판 파열 (Medial Meniscus Tear)

병력	손상기전	필수평가항목
• 급성 손상 또는 서서히 시작 • 안쪽 관절선 통증 • 유출 • 무릎 관절에 불안정성, 클리킹 소리, 또는 캐칭/잠김 느낌	• 점진적 손상 시작부터 축적되는 정신적 외상 • 굽힘과 폄과 동시에 정강뼈 회전; 내반 또는 외반 부하 • 무릎의 과다 굽힘 및 과다 폄은 반월판의 앞뒤 뿔을 충돌	• 관절선의 촉진 • 반월판의 McMuray's 테스트와 Thessaly 테스트 • 운동범위 평가

중요소견	진단근거
• 역학적 증상은 신체검사 결과와 일치 • 유출 • 반월판 단독 파열은 일반적이지만, 다른 인대 및 관절주머니 손상은 안쪽 반월판(안쪽곁인대/관절 주머니에 부착)은 제외	• McMuray's 테스트(민감도 51%, 특이도 78%) • 관절선 압통(민감도 64%, 특이도 61%) • Thessaly 테스트(민감도 91%, 특이도 94%) • Thessaly 테스트는 다른 무릎 병리학이 없으면 가장 민감도과 특이도을 가짐[17]

무릎안쪽 통증 (Medial Knee Pain)

안쪽무릎뼈 지지띠 자극 (Medial Patellar Retinaculum Irritation)

병력	손상기전	필수평가항목
• 점진적 시작 • 활동 강도와 활동량의 갑작스런 변화 • 무릎앞쪽과 안쪽 통증 • 무릎을 굽히고 펼 때 통증 • 오래 앉아 있을 때 통증 • 계단 사용 시 통증	• 점진적 시작 • 과다 사용 • 반복적 활동 • 최근 트레이닝 양 및(또는) 강도의 갑작스런 증가	• 큐 각도(Q angle) 평가 • 넙다리네갈래근 및 엉덩(외전, 가쪽회전, 폄)의 도수근력 테스트 • 무릎뼈 운동성 평가 • 직접적 촉진

중요소견	진단근거
• 무릎뼈 부분이탈(subluxing)과 연관 • 무릎뼈가 바깥쪽으로 당겨질 때 안쪽 조직이 긴장 • 엉덩과 코어 근력(core strength)의 평가는 필수 • 엉덩 외전, 가쪽회전, 펼 때 약화 • 넙다리네갈래근 약화	• 고해상 자기공명영상은 지지띠(retinaculum)의 여러 층(latyers)을 평가하는데 사용 • 지지띠의 섬유증(fibrosis), 두꺼움(thickening), 골화(ossification)는 자기공명영상으로 구별

무릎안쪽 통증 (Medial Knee Pain)

주름 (plica)

병력

- 환자는 활동 시 약한 통증부터 심한 통증까지 보고
- 급성 또는 만성적으로 시작
- 계단을 오르거나 내릴 때 통증 구별

손상기전

- 활동 시 무릎의 반복적인 굽힘은 무릎뼈와 안쪽 넙다리뼈 돌기 사이의 주름의 충돌(impingement)
- 무릎안쪽에 직접적 정신적 외상

필수평가항목

- 무릎뼈 안쪽 주름 테스트
- 안쪽 주름의 촉진과 유출
- 관절경 검사(arthroscopy)는 표준 테스트

중요소견

- 촉진 시 주름 위 통증
- 촉진 시 염발음
- 무릎 관절 유출
- 무릎안쪽 주름증후군은 무릎에서 가장 흔함

진단근거

- 무릎뼈 안쪽 주름 테스트(민감도 90%, 특이도 89%)
- 초음파(민감도 90%, 특이도 83%)
- 자기공명영상(민감도 77%, 특이도 58%)[19]

무릎안쪽 통증 (Medial Knee Pain)

반막근/반힘줄근 힘줄염 (Semimembranosus/Semitendinosus Tendinopathy)

병력	손상기전	필수평가항목
● 점진적 시작 ● 트레이닝 양 및(또는) 강도의 변화 ● 무릎의 안쪽과 뒤-안쪽 구석의 통증 ● 염발음	● 신장성 부하와 반복적인 감속 활동 ● 반복적인 굽힘 활동 ● 급격하게 활동 증가	● 반막근 또는 반힘줄근 힘줄을 따라 촉진 ● 도수근력 테스트 ● 운동범위

중요소견	진단근거
● 먼쪽 힘줄을 따라 염발음 ● 발 거위의 연결된 힘줄에서 반힘줄근 통증 ● 수동적으로 무릎을 펼 때 통증 유발	● 힘줄염의 진단평가에서 초음파와 자기공명영상의 효능

무릎안쪽 통증 (Medial Knee Pain)

반막근 과긴장 (Semimembranosus Strain)

병력

- 전력달리기, 점프 및 착지 활동
- 근육 또는 근육/힘줄 연결부의 통증
- "우두둑" 소리 느낌으로 급성 시작

손상기전

- 움직임의 급격한 가속 또는 감속
- 근 조직의 신장성 부하

필수평가항목

- 움직임의 무릎 굽힘에서 도수근력 테스트
- 움직임의 운동범위
- 움직임의 반막근과 근육/힘줄 연결부를 따라 촉진

중요소견

- 보행 시 통증
- 무릎의 뒤-안쪽 면에서 통증
- 근 조직에서 촉진 시 결함
- 능동적으로 무릎을 굽히고 펼 때, 엉덩이를 펼 때 통증
- 수동적으로 엉덩이를 굽히고 무릎을 펼 때 통증

진단근거

- 자기공명영상은 심각한 손상에 사용(민감도 33-100%, 특이도 92-100%)
- 근육 과긴장 평가를 위한 초음파 진단(민감도 79-100%, 특이도 92%)
- 노화, 이전 뒤넙다리근의 손상, 피로, 유연성 감소, 근육 불균형은 반막근 과긴장의 손상 요인[21]

무릎안쪽 통증 (Medial Knee Pain)

반힘줄근 과긴장 (Semitendinosus Strain)

병력

- 전력달리기, 점프 및 착지 활동
- 근육 또는 근육/힘줄 연결부의 통증
- "우두둑" 소리 느낌으로 급성 시작

손상기전

- 움직임의 급격한 가속 또는 감속
- 근 조직의 신장성 부하

필수평가항목

- 무릎 굽힘에서 도수근력 테스트
- 반힘줄근과 근육/힘줄 연결부를 따라 촉진
- 운동범위

중요소견

- 보행 시 통증
- 무릎의 뒤-안쪽 면에서 통증
- 근 조직에서 촉진 시 결함
- 능동적으로 무릎을 굽히고 펼 때, 엉덩이를 펼 때 통증
- 수동적으로 엉덩이를 굽히고 무릎을 펼 때 통증

진단근거

- 자기공명영상은 심각한 손상에 사용(민감도 33–100% , 특이도 92–100%)
- 근육 과긴장 평가를 위한 초음파 진단(민감도 79–100%, 특이도 92%)
- 노화, 이전 뒤넙다리근의 손상, 피로, 유연성 감소, 근육 불균형은 반막근 과긴장의 손상 요인[21]

무릎바깥쪽 통증 (Lateral Knee Pain)

뒤넙다리두갈래근 힘줄염 (Biceps Femoris Tendinopathy)

병력

- 점진적 시작
- 트레이닝 양 및(또는) 강도 변화
- 무릎의 가쪽 및 뒤-가쪽면 통증
- 염발음

손상기전

- 신장성 부하로 반복적인 감속 활동
- 반복적인 굽힘 활동
- 급격한 활동 증가

필수평가항목

- 근육 부착점에서 뒤넙다리두갈래근 힘줄을 따라 촉진
- 도수근력 테스트
- 무릎과 엉덩 운동범위

중요소견

- 먼쪽 힘줄을 따라 염발음
- 수동적으로 무릎을 펼 때 통증 유발
- 도수근력 테스트 시 약함은 이차 통증

진단근거

- 힘줄염 진단 평가에서 초음파와 자기공명영상의 효능은 일치하지 않는 결과

무릎바깥쪽 통증 (Lateral Knee Pain)

뒤넙다리두갈래근 과긴장 (Biceps Femoris Strain)

병력

- 전력달리기, 점프 및 착지 활동
- 근육 또는 근육/힘줄 연결부의 통증
- "우두둑" 소리 느낌으로 급성 시작

손상기전

- 움직임의 급격한 가속 또는 감속
- 근 조직의 신장성 부하

필수평가항목

- 무릎 굽힘에서 도수근력 테스트
- 뒤넙다리두갈래근과 근육/힘줄 연결부를 따라 촉진

중요소견

- 보행 시 통증
- 무릎의 뒤-바깥쪽 면에서 통증
- 근 조직에서 촉진 시 결함
- 무릎을 굽히고 펼 때, 엉덩이를 펼 때 통증 및/또는 약화
- 수동적으로 엉덩이를 굽히고 무릎을 펼 때 통증

진단근거

- 자기공명영상은 심각한 손상에 사용(민감도 33–100%, 특이도 92–100%)
- 근육 과긴장 평가를 위한 초음파 진단(민감도 79–100%, 특이도 92%)[20]
- 노화, 이전 뒤넙다리근의 손상, 피로, 유연성 감소, 근육 불균형은 반막근 과긴장의 손상 요인[21]

무릎바깥쪽 통증 (Lateral Knee Pain)

엉덩정강근막증후군 (Iliotibial Band Syndrome)

병력

- 점진적 시작
- 관절선을 가로지르는 엉덩정강근막의 먼쪽 부위의 넙다리뼈 가쪽 돌기에 통증
- 달리는 운동 급격하게 증가
- 같은 방향 또는 도로의 같은 면 달리기

손상기전

- 반복된 굽힘 및 폄 활동
- 과다 사용

필수평가항목

- 엉덩정강근막 Ober's 테스트
- Noble's 압박 테스트
- 먼쪽 엉덩정강근막의 촉진
- 운동범위
- 보행분석

중요소견

- 엉덩정강근막의 가동성 손실, 과도한 회내, 엉덩 약화, 코어 약화, 내반슬 무릎 자세가 원인
- Ober's 테스트와 Noble's 압박 테스트의 양성 평가
- 촉진 시 압통

진단근거

- Ober's 테스트: 제한된 증거. 테스트 내 신뢰도: 0.90
- Noble's 압박 테스트: 선행연구 없음. 엉덩정강근막에서 통증을 구별하는데 도움

무릎바깥쪽 통증 (Lateral Knee Pain)

가쪽반월판 파열 (Lateral Meniscus Tear)

병력	손상기전	필수평가항목
• 급성 손상 또는 점진적 시작 • 가쪽 관절선 통증 • 유출 • 무릎 관절에 불안정성, 클리킹 소리, 또는 캐칭/잠김 느낌	• 점진적 손상 시작부터 축적되는 정신적 외상 • 굽힘과 폄이 조합된 정강뼈 회전; 내반/외반 부하 • 무릎의 과다 굽힘 및 과다 폄은 반월판의 앞뒤 뿔을 충돌	• 관절선의 촉진 • 반월판의 McMuray's와 Thessaly 테스트 • 운동범위 평가

중요소견	진단근거
• 역학적 증상은 신체검사 결과와 일치 • 유출 • 반월판 단독 파열은 일반적이지만, 다른 인대 손상은 제외	• 관절선 압통(민감도 64%, 특이도 61%) • McMuray's 테스트(민감도 51%, 특이도 78%) • Thessaly 테스트(민감도 91%, 특이도 94%)[17]

무릎바깥쪽 통증 (Lateral Knee Pain)

가쪽곁인대 과긴장 (Lateral Collateral Sprain)

병력	손상기전	필수평가항목
● 급성 정신적 외상 ● 넙다리뼈 돌기에서 종아리뼈 머리까지 가쪽곁인대를 따라 무릎 바깥쪽 통증 ● 무릎 내반력(예, 발이 고정된 상태에서 직접 가격, 더미 위에 착지)	● 무릎에 내반력 ● 정강뼈의 과도한 안쪽 회전	● 내반력이 가해졌을 때 직선 면 인대 테스트 ● 가쪽곁인대는 부분적 굽힘(25–30°) 상태에서 단독 손상 ● 완전히 펴진 상태에서의 이완은 관절주머니 또는 십자인대 손상과 연관 ● 직접적 촉진

중요소견	진단근거
● 다른 무릎 구조는 제외(반월판과 곁인대) ● 이완에서 일반적인 변화를 평가하기 위해 양쪽을 비교하는 것은 필수 ● 청소년 환자들은 뼈끝 손상과 연관해서 주의해서 평가	● 증거를 지지하는 결론이 없는 무릎의 외반 테스트 ● 내반 테스트는 이러한 의학적 상태를 구별하는데 도움을 줌

무릎바깥쪽 통증 (Lateral Knee Pain)

가까운쪽 정강종아리뼈(인대결합) 과긴장

병력

- 종아리뼈 머리와 종아리뼈 가까운쪽 통증
- 무릎 굽힘과 연관된 직접적 타격 또는 발목의 내전과 폄 손상
- 급성 또는 서서히 시작
- 만성 손상은 양쪽부위 불편 및 일반화된 이완(laxity)

손상기전

- 무릎 굽힘과 연관된 발목 손상(내전 및 폄)
- 착지 및 비틀림 활동은 부분이탈의 위험 증가

필수평가항목

- 가까운쪽 종아리뼈에서 촉진
- 가까운쪽 정강이-종아리 관절(앞/뒤)의 안정성 평가
- 시각적 검사
- 보행 분석

중요소견

- 안정성 테스트 및 직접적 촉진 시 통증
- 이 관절은 선천적으로 안정. 이 관절의 손상은 때때로 못봄
- 발목 운동은 가까운쪽 종아리뼈에서 통증을 악화시킴
- 가쪽 무릎/종아리 통증을 가진 종아리뼈 골절은 제외

진단근거

- 진단 증거 없음

가상환자: 재검토

해부도, 감별진단 도식, 가능성에 대한 신중한 고려를 활용하여, 여러분들은 몇 가지 상태를 제외하고 이차적으로 어떤 구조가 무릎뒤쪽에 놓여있는지 알게 되었다. 여러분들은 가쪽 반월판 파열인지 뒤넙다리근 과긴장인지 구별할 수 있게 되었다.

학습활동: 사례연습

부록에서 제공된 빈 형판(blank temlates)를 활용하여 아래에 제공된 사례의 감별 진단 도식과 임상 결과물의 개요를 작성하라. 가상환자를 작성할 때, "정답"으로 점프해서 진단으로 가라. 그러나, 감별 진단에 접근하는 시각적 학습은 제공된 정보의 모든 가능성을 고려하는데 도움을 주도록 디자인되어 있다. 행운을 빈다.

가상환자: 대학생의 무릎 통증

병력

Alfred는 침대에서 지면에 떨어진 후 병원을 찾은 19살의 대학생이다. 그는 경미한 몽유병을 앓고 있었다. Alfred는 그날 무슨 일이 일어났는지 기억이 나지 않는다. 그날 저녁에 사교모임에 갔었지만 술은 마시지 않았고 어떠한 손상도 입지 않았다. 무릎 바깥쪽 관절선이 걱정이 되는 부위이며, 그 부위에 '심한 통증'이 있다고 하였다. 특별한 자세를 취하면 무릎의 불안정성을 느끼며, 무릎이 꺾이는 느낌이 있다고 하였다. 예전에는 무릎 손상을 입지 않았다.

신체검사

신체검사를 통해 유출이 있다는 걸 발견했다. 무릎의 바깥쪽 돌기 위를 촉진하였더니 압통을 느꼈다. 근육 보호대는 Lachman's 테스트 또는 앞 당김 테스트에 의해 앞십자인대를 검사하는데 도움을 주었다. 뒤 당김 검사는 음(negative)으로 나타났다. 내반 및 외반 스트레스 테스트는 음으로 나타났다. 근육 톤(muscle tone)과 근 활성은 좋게 나타났다. 무릎을 굽힐 때 통증(4/10)이 나타났다. 무릎뼈와 조직 주변에 긁힌(abrasions) 흔적이 있었다.

참고문헌

1. Louw QA, Manilall J, Grimmer KA. Epidemiology of knee injuries among adolescents: A systematic review. *Br J Sports Med.* 2008;42(1):2-10.
2. Button K, van Deursen R, Price P. Measurement of functional recovery in individuals with acute anterior cruciate ligament rupture. *Br J Sports Med.* 2005;39(11):866-71; discussion 866-71.
3. Ingram JG, Fields SK, Yard EE, Comstock RD. Epidemiology of knee injuries among boys and girls in US high school athletics. *Am J Sports Med.* 2008;36(6):1116-1122.
4. Arendt EA, Agel J, Dick R. Anterior cruciate ligament injury patterns among collegiate men and women. *J Athl Train.* 1999;34(2):86-92.
5. Dick R, Putukian M, Agel J, Evans TA, Marshall SW. Descriptive epidemiology of collegiate women's soccer injuries: National collegiate athletic association injury surveillance system, 1988-1989 through 2002-2003. *J Athl Train.* 2007;42(2):278-285.
6. Fields KB. Running injuries: Changing trends and demographics. *Curr Sports Med Rep.* 2011;10(5):299-303.
7. McKean KA, Manson NA, Stanish WD. Musculoskeletal injury in the masters runners. *Clin J Sports Med.* 2006; 16(12):149-154.
8. Boling M, Padua D, Marshall S, Guskiewicz K, Pyne S, Beutler A. Gender differences in the incidence and prevalence of patellofemoral pain syndrome. *Scand J Med Sci Sports.* 2010;20(5):725-730.
9. Winterstein AP, McGuine TM, Carr KE, Hetzel S. Changes in self-reported physical activity following knee injury in active females. *Athletic Training & Sports Health Care.* 2013;5(3):106-114.
10. Benjaminse A, Gokeler A, van der Schans CP. Clinical diagnosis of an anterior cruciate ligament rupture: A meta-analysis. *J Orthop Sports Phys Ther.* 2006;36(5):267-288.
11. Dragoo JL, Johnson C, McConnell J. Evaluation and treatment of disorders of the infrapatellar fat pad. *Sports Med.* 2012;42(1):51-67.
12. Swamy GN, Nanjayan SK, Yallappa S, Bishnoi A, Pickering SA. Is ultrasound diagnosis reliable in acute extensor tendon injuries of the knee? *Acta Orthop Belg.* 2012;78(6):764-770.
13. Nunes GS, Stapait EL, Kirsten MH, de Noronha M, Santos GM. Clinical test for diagnosis of patellofemoral pain syndrome: Systematic review with meta-analysis. *Phys Ther Sport.* 2013;14(1):54-59.
14. Hayashi D, Hamilton B, Guermazi A, de Villiers R, Crema MD, Roemer FW. Traumatic injuries of thigh and calf muscles in athletes: Role and clinical relevance of MR imaging and ultrasound. *Insights Imaging.* 2012;3(6):591-601.
15. Malanga GA, Andrus S, Nadler SF, McLean J. Physical examination of the knee: A review of the original test description and scientific validity of common orthopedic tests. *Arch Phys Med Rehabil.* 2003;84(4):592-603.
16. Perdikakis E, Skiadas V. MRI characteristics of cysts and "cyst-like" lesions in and around the knee: What the radiologist needs to know. *Insights Imaging.* 2013;4(3):257-272.

17. Ockert B, Haasters F, Polzer H, et al. Value of the clinical examination in suspected meniscal injuries. A meta-analysis. *Unfallchirurg.* 2010;113(4):293-299.
18. Thawait SK, Soldatos T, Thawait GK, Cosgarea AJ, Carrino JA, Chhabra A. High resolution magnetic resonance imaging of the patellar retinaculum: Normal anatomy, common injury patterns, and pathologies. *Skeletal Radiol.* 2012;41(2):137-148.

5

엉덩관절

The Hip

엉덩관절(hip), 넙다리뼈(femur), 골반(pelvis)의 임상적인 평가는 임상의에게 평가 과제를 제시한다. 이러한 큰 근육군을 포함하는 부위는 스포츠나 신체활동에서 빈번하게 손상을 당하고(예, 넙다리뒤근육(hamstrings), 엉덩굽힘근(hip flexors), 넙다리네갈래근(quadri ceps)), 또한 이 부위는 하지의 만성적인 근 손상이 유발되는 곳이기도 하다(예, 볼기근군(gluteal muscle group)의 약화). 평가의 혼동을 만드는 엉덩관절 부위는 일반적으로 골반과 척추의 방사된 통증이 유발되는 부위이다. 게다가, 임상의들은 엉덩이 부상은 탈구나 골절 같은 심각한 관절 손상이 발생할 수 있는 부위임을 알고 있어야 한다. 만성적인 엉덩관절 통증은 연부조직(예, 발음성 엉덩이(snapping hip), 몸쪽엉덩정강증후군(proximal iliotibal [IT] band syndrome)으로부터 혹은 관절 그 자체(넙다리절구충돌증후군(femoral acetabular impingement [FAI]), 절구테두리 찢어짐(labral tears))로부터 유발될 수 있다. FAI와 절구 테두리의 병리는 수십 년간 증명되는 동안 임상적 평가와 영상기술의 발전은 만성적인 관절 손상을 증명하는데 도움을 주었고, 임상적인 상황은 좋아졌다. 엉덩이 부상에 대한 잠재적인 진단을 할 때 특정 환자 집단에 대한 공통적 손상을 이해하는 것이 중요하다. 골반의 뼈돌기손상(Apophyseal injuries)은 스포츠 참가자들에게 가장 흔한 손상이며, 사춘기 소년들에게 빈번하게 발생한다. 이러한 손상은 뼈돌기(apophysis) 자극에서부터(예, 뼈곁돌기염(apophysitis)) 이차성장센터의 찢김 골절(avulsion fractures)까지 다양하다. 뼈의 찢김은 근육의 이는 곳(origin)과 닿는 곳(insertion) 지점에서 발생한다. 급성 찢김골절의 가장 호발하는 부위는 궁둥뼈결절(ischial tuberosity)이며, 뒤이어 AIIS(anterior inferior iliac spine), ASIS(anterior superior iliac spine)에서도 호발한다. 작은 돌기(lesser trochanter)의 찢김 또한 상당히 일반적인데, 반면에 엉덩뼈능선(iliac crest)과 두덩결합(pubic symphysis)의 찢김은 보다 적은 빈도로 일어난다. 이러한 손상과 연부조직 주변의 손상을 구분하는 것은 평가의 필수적인 부분이다.

엉덩이와 골반의 부상율은 다양하다. Powell 과 Barber-Ross 는 학교대항 스포츠에서 남학생과 여학생 그룹의 손상율은 5.4%에서 28.0% 범위로 나타났다고 보고하였다. 특정 스포츠를 고려할 때 엉덩이와 넙다리의 부상은 더욱 두드러진다. 남성의 대학 축구선수의 손상에 관한 11년간의 연구에서 Agel은 모든 손상의 18%가 엉덩이/골반, 넙다리에 있다고 보고했다(넙다리 근건 긴장(muscle tendon strains to the thigh) 8.2%, 넙다리 타박상(contusions to the thigh) 6.4%, 엉덩이와 골반의 근건 손상(muscle tendon injuries to the hip and pelvis) 3.9%).

활동적인 환자를 잘 관리하는 임상의는 넙다리, 엉덩이 그리고 골반의 손상과 상태의 범위를 잘 평가할 수 있어야 한다. 엉덩이의 해부학은 신체의 부분적인 접근에 도움을 주며, 임상의와 학생들의 잠재적인 손상과 진단을 구부하기 위해서 시각적인 접근을 허용한다.

가상환자: 체조선수의 엉덩이 통증

병력

Kate는 왼쪽 엉덩이의 앞쪽 통증과 염발음을 호소하는 13세 여자 체조선수이자 축구선수이다. 평평하지 않은 막대에서 그녀의 일상적인 운동을 할 때 특히 더 심하다.

신체검사

그녀의 신체 평가에서는 엉덩이 촉진에서 압통이 발생되지 않았다. 그녀의 도수근력 검사(MMT)는 볼기근, 넙다리뒤근, 엉덩가쪽돌림근의 약화가 4/5로 나타났다. 그녀는 최근 급격한 성장을 하고 있다. 수동적 움직임에서는 통증이 없다; 반면에 능동적인 굽힘에서 폄으로 움직이는 동작은 통증과 관절음이 발생한다. 다음의 검사들은 음성으로 판정되었다: FABER, FADIR, 그리고 엉덩이 닦음검사(hip scouring test). 환자는 엉덩이 깊은 굽힘(deep hip flexion)에서 가쪽돌림을 수동적으로 적용했을 때 통증과 염발음이 나타났다.

임상 결정

임상 검사의 정보로부터 임상적 의사 결정을 안내하는 다음 질문을 자신에게 물어보는 것을 사용:

- 당신의 감별진단은 무엇 입니까?
- 차별화를 돕기 위한 어떤 주요한 결과가 있습니까?
- 앞엉덩이 통증과 관련된 가능한 손상은 무엇입니까?

해부도와 엉덩이에 발생할 수 있는 손상 및 상태에 대한 부분을 철저히 검토한다. 당신의 사고 과정을 안내하고 가능성을 조직하기 위해 감별진단 도식을 사용한다. 이 정보의 조직화된 종합은 임상 결정을 결정하는 핵심이다.

해부도: 엉덩관절 (Anatomy Map: Hip)

앞 (ANTERIOR)

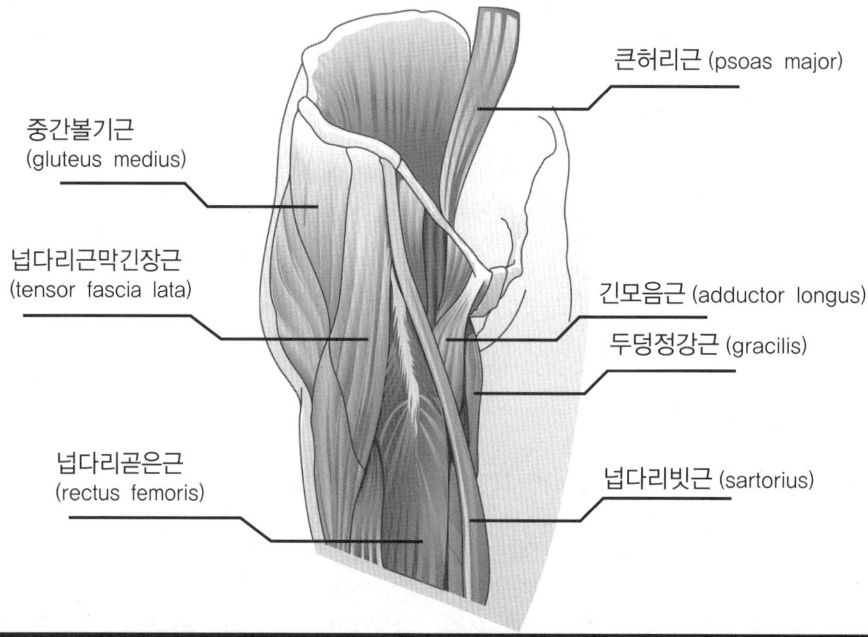

뒤 (POSTERIOR)

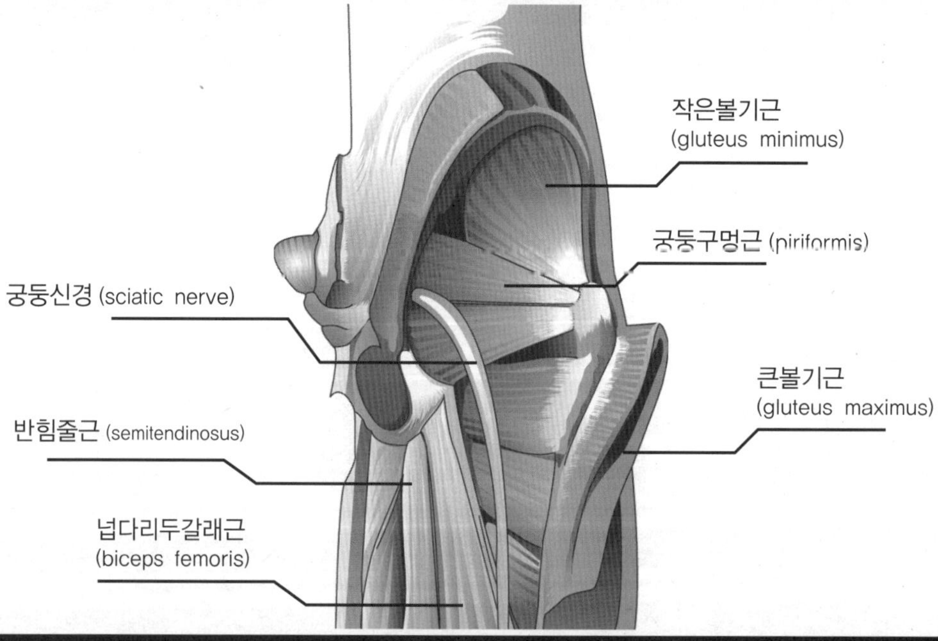

해부도: 엉덩관절 (Anatomy Map: Hip)

심부 (DEEP)

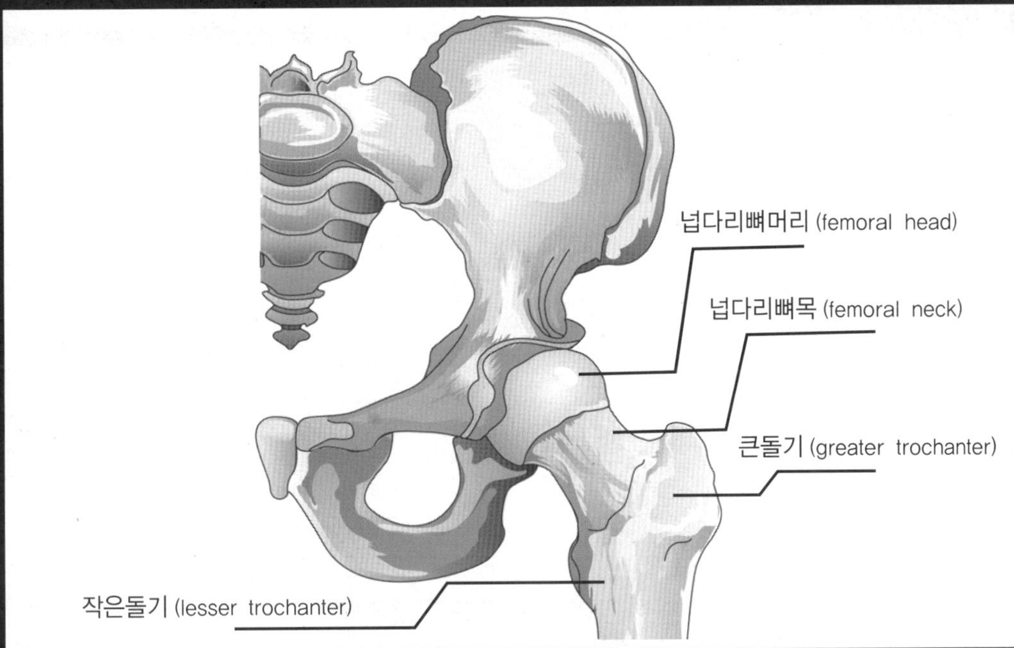

가쪽 (LATERAL)

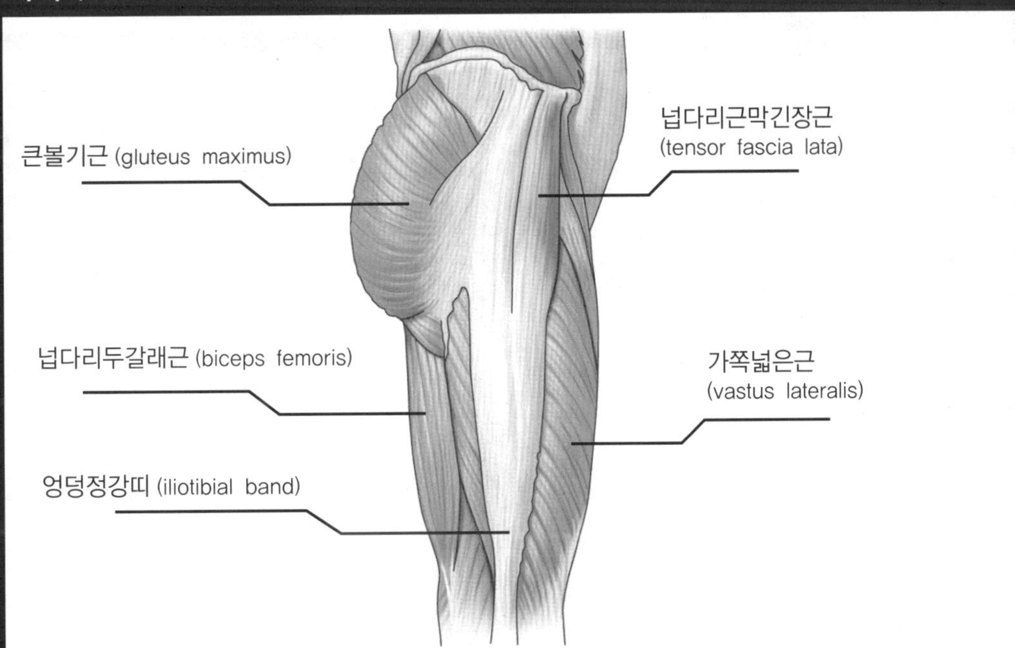

해부도: 골반 (Anatomy Map: Pelvis)

앞 (ANTERIOR)

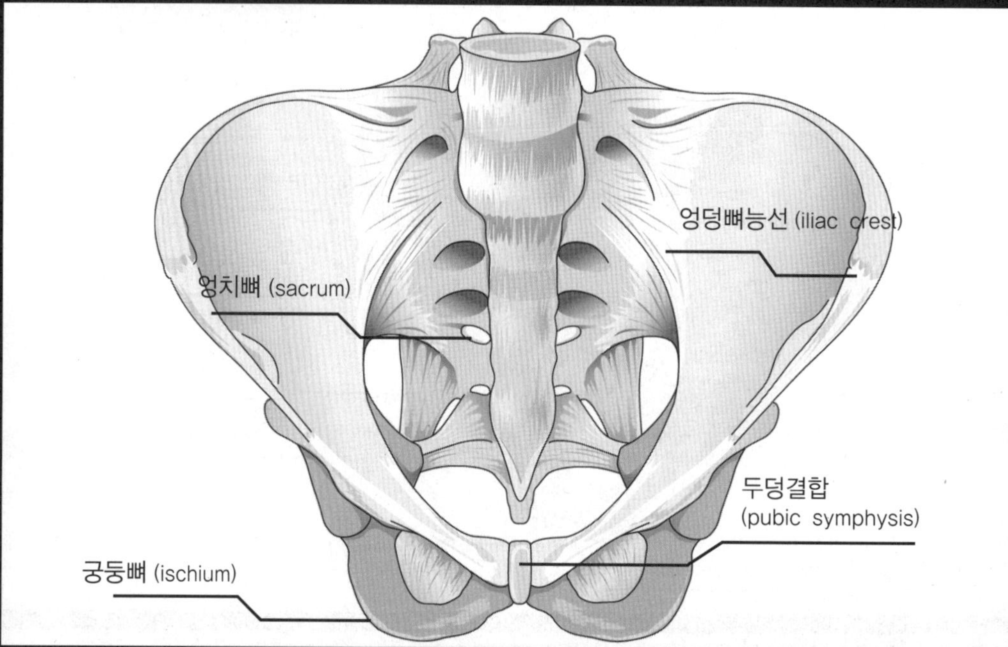

뒤 (POSTERIOR)

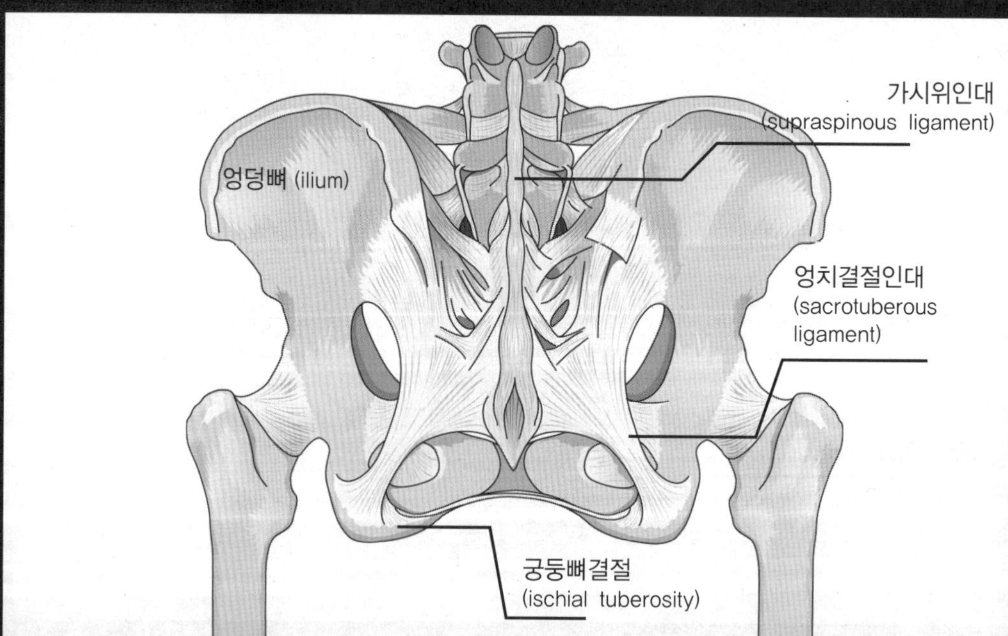

해부도: 골반 (Anatomy Map: Pelvis)

가쪽 (LATERAL)

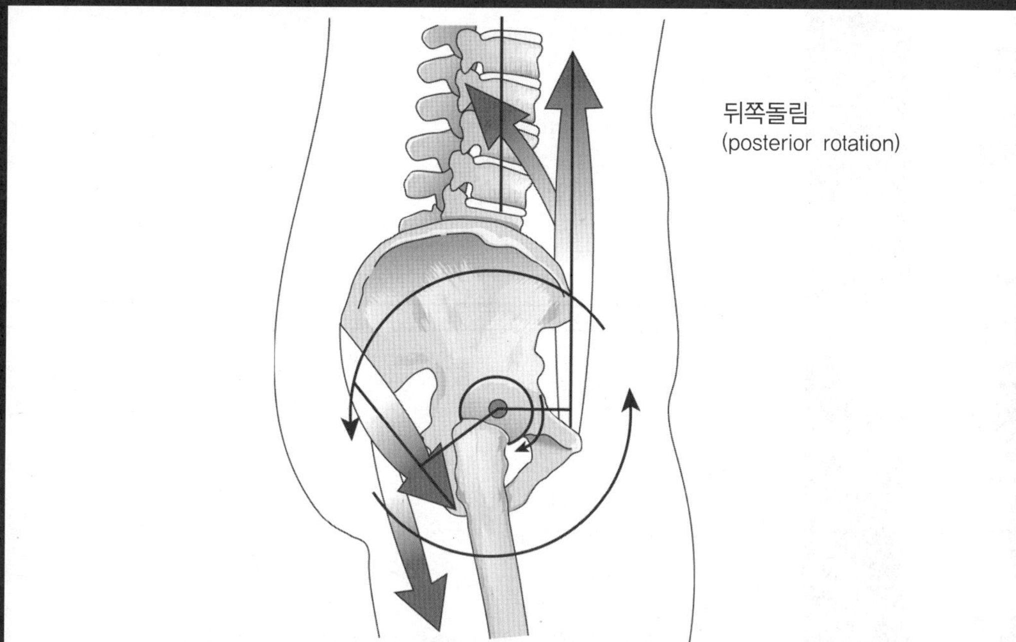

가쪽 (LATERAL)

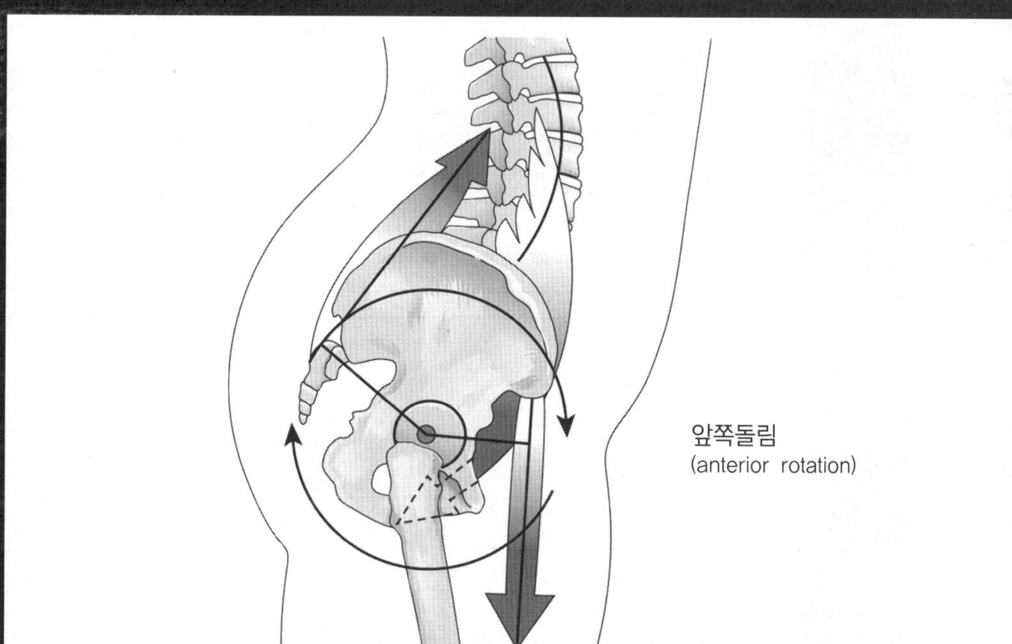

엉덩이/넙다리/골반 통증 도식: 부위/연부조직 감별진단

앞

- 앞쪽엉덩이 탈구
- 뼈돌기염
- 엉덩이굽힘근 염좌
- 앞쪽엉덩이 충돌
- 넙다리네갈래근 타박상
- 넙다리네갈래근 염좌
- 넙다리빗근 염좌
- 넙다리뼈머리끝 분리증
- 염발음 엉덩증후군

뒤

- 궁둥뼈주머니염
- 궁둥구멍근증후군
- 뒤쪽엉덩이 탈구
- 몸쪽넙다리뒤근 찢김
- 몸쪽넙다리뒤근 염좌
- 궁둥신경통/신경 압박
- 엉치엉덩기능 장애

안쪽

- 모음근염좌
- 관절순 찢어짐
- 두덩뼈염

* 두덩뼈염과 선수두덩통 대해서 152쪽을 참고하라

가쪽

- 큰돌기주머니염
- 엉덩뼈돌기염

엉덩이/넙다리/골반 통증 (Hip/Thigh and Pelvis pain)

뼈/관절면 손상 (Injuries to Bone/Joint Surfaces)

일반적인 골절

- 골반(Pelvis)
  - 절구(acetabular)
  - AIIS 찢김(넙다리곧은근)
  - ASIS 찢김(넙다리빗근)
  - 궁둥뼈결절 찢김(넙다리뒤근)
  - 두덩뼈가지 찢김(모음근)
  - 두덩뼈가지 스트레스 골절
  - 엉치뼈 스트레스 골절

- 넙다리뼈(Femur)
  - 넙다리뼈머리/목(관절주머니내)
  - 넙다리뼈목 스트레스 골절(압박/신장)
  - 넙다리뼈몸통 스트레스 골절
  - 넙다리뼈몸통 중간-몸쪽(관절주머니밖)

* 찢김 골절은 뼈 미숙환자에게 흔하다. 임상의들은 이러한 환자들의 찢김 손상의 가능성을 항상 고려해야 한다.

메모: 스트레스 골절은 기계적인 부하 또는 대사적인 문제로 뼈 건강의 기능적 저하의 결과로 유발된다. 주어진 환자의 병력, 활동수준, 뼈 건강 정도를 세심하게 고려해야 한다. 넙다리뼈 목의 스트레스 반응은 적절한 재검사로 확인하여야 한다.

엉덩이 손상의 임상적 평가

앞엉덩이 통증 (Anterior Hip Pain)

앞엉덩이 탈구 (Anterior Hip Dislocation)

병력	손상기전	필수평가항목
● 운동경기에서 뒤쪽으로부터 충격을 받거나 엉덩이가 폄, 벌림, 가쪽돌림 된 채로 넘어짐. ● 엉덩이 자세의 변형이나 다리길이 차이가 나타남 ● 체중지지나 비체중지지에서의 통증	● 엉덩이의 폄, 벌림, 가쪽돌림 자세에서의 외상 힘	● 제한된 임상평가 ● 촉진 ● 논리적인 병력 ● 진단을 위한 영상은 필수적이다.

중요소견	진단근거
● 임상 평가소견은 환자의 병력과 일관됨 ● 방사선 사진의 근거 ● 앞쪽-아래쪽 또는 앞쪽-위쪽 탈구 가능성 ● 종종 넙다리뼈 머리의 골절과 관련됨 (최대 75%) ● 이러한 엉덩이 탈구는 모든 외상의 10%~15%를 차지하는 드문 손상이다.	● 진단영상은 넙다리뼈 머리를 전체적으로 평가할 수 있는 CT가 필요할 수 있다. ● MRI는 연부조직의 손상 정도를 평가하기 위해서 자주 사용된다.

앞엉덩이 통증 (Anterior Hip Pain)

뼈곁돌기염 (Apophysitis)

병력	손상기전	필수평가항목
● 환자의 뼈돌기에 통증이 발생(ASIS, AIIS, 작은돌기) ● 환자의 뼈돌기에 부기(swelling)가 발생 ● 뼈대가 미성숙한 활동적인 환자	● 반복적인 점프나 달리기 활동 ● 강력한 발차기	● 촉진 시 결함 가능성이 있는 부위 촉진 ● 손상된 근육군에 대한 AROM 및 저항성가동범위(RROM)(통증이나 약화가능성) ● 진단적 영상촬영이 필요할 수 있다.

중요소견	진단근거
● 임상 평가소견은 환자의 병력과 일관됨 ● 청소년의 강력한 움직임 및 발차기는 뼈돌기의 찢김골절을 발생시킬 수 있다. ○ ASIS: 넙다리빗근 ○ AIIS: 넙다리곧은근 ○ 작은돌기: 엉덩허리근 ● 주의깊은 도수근력 검사(MMT)가 필요하다.	● 방사선 사진과 MRI는 찢김 손상가능성을 평가하기 위해 사용될 수 있다.[6]

앞엉덩이/넙다리 통증 (Anterior Hip/Thigh Pain)

엉덩이굽힘근 염좌 (Hip Flexor Strain)

병력

- 전속력달리기(sprinting), 점프 그리고 착지 활동들
- 환자의 앞엉덩이 통증이 발생
- 진통 보행
- 염발음 감각을 동반한 급성 발병

손상기전

- 전속력달리기에서 가속 (acceleration)
- 전속력달리기에서 감속 (deceleration) (신장성 부하)
- 엉덩이 부위의 높은 속도와 힘을 발생하는 움직임
- 엉덩이와 무릎의 굽힘에서 갑자기 멈춤 또는 폄 상태에서 과도한 스트레칭

필수평가항목

- 촉진 시 결함 가능성이 있는 부위 촉진
- 손상된 근육군에 대한 AROM 및 저항성가동범위(RROM) (통증이나 약화가능성)
- 진단적 영상 촬영이 필요할 수 있다.

중요소견

- 임상 평가소견은 환자의 병력과 일관됨
- 능동적 검사에서 앞엉덩이 통증 재발생
- 직접적인 촉진으로 인한 통증
- AROM으로 인한 통증 재 발생
- PROM에서는 통증이 없을 수 있다.

진단근거

- 심각할 경우 건의 발병정도와 손상의 수준을 평가하기 위해서 MRI가 보장될 수 있다.
- 진단적 초음파는 MRI보다 민감성이 떨어지고 검사자에 따라 다르다.
- 도수근력 검사의 신뢰도: 감사자 간(82%~97%), 검사자 내(96%~98%)

앞엉덩이 통증 (Anterior Hip Pain)

앞엉덩이 충돌 (Anterior Hip Impingement)

병력	손상기전	필수평가항목
● 앞엉덩이 통증 ● 환자의 반복적인 엉덩이 굽힘과 돌림 활동 보고됨	● 반복적인 돌림을 동반한 엉덩이 굽힘 ● 캠(cam)(넙다리뼈) 또는 핀서(pincer)(볼기뼈절구)의 뼈 변형 ● 엉덩이 부위의 높은 속도와 힘을 발생하는 움직임	● FADIR(굽힘, 모음, 안쪽돌림) 검사 ● 엉덩이 닦음 검사(hip scouring test)

중요소견	진단근거
● 넙다리 절구 충돌으로도 불린다. ● 임상 평가소견은 환자의 병력과 일관됨 ● FADIR검사에서 앞엉덩이 통증 ● 엉덩이 닦음 검사에서 앞엉덩이 통증 ● 만약 캠(cam)또는 핀서(pincer) 형태의 뼈 변형이 있다면, 엉덩이 돌림을 동반한 굽힘에서 능동적, 수동적 움직임 모두 통증	● 캠(cam)또는 핀서(pincer) 형태의 뼈 변형을 평가하기 위한 방사선 사진 ● 추정 유병율은 인구의 10%~15% ● 캠(cam)은 남성에게 더 많고, 핀서(pincer)는 여성에게 더 많다.

앞엉덩이/넙다리 통증 (Anterior Hip/Thigh Pain)

넙다리네갈래근 타박상 (Quadriceps Contusion)

병력

- 환자는 직접적인 타박 이후 기능의 소실과 통증이 나타남
- 환자는 근육 활동 시 통증과 기능 소실을 기술함
- 진통 보행

손상기전

- 앞쪽 넙다리에 직접적인 타박

필수평가항목

- 넙다리네갈래근 촉진
- AROM 및 PROM
- 넙다리의 도수근력 검사 (무릎 굽힘)

중요소견

- 임상 평가소견은 환자의 병력과 일관됨
- 직접 촉진과 병력과의 상관관계
- 얼룩 출혈(ecchymosis)과 부종 가능성

진단근거

- 만약 골화근염(myositis ossificans)이 의심된다면 영상 촬영은 보장될 수 있다.

앞엉덩이/넙다리 통증 (Anterior Hip/Thigh Pain)

넙다리네갈래근 염좌 (Quadriceps Strain)

병력	손상기전	필수평가항목
• 전속력달리기(sprinting), 점프 그리고 착지 활동들 • 환자의 앞엉덩이/ 넙다리 통증이 발생 • 무릎 굽힘 소실과 근육의 단축이 나타날 수 있다. • 진통 보행 • 염발음 감각을 동반한 급성 발병 • 장애 가능성	• 전속력달리기에서 가속 (acceleration) • 전속력달리기에서 감속(deceleration) (신장성 부하) • 엉덩이 부위의 높은 속도와 힘을 발생하는 움직임 • 엉덩이와 무릎의 굽힘에서 갑자기 멈춤 또는 폄 상태에서 과도한 스트레칭	• 넙다리의 도수근력 검사 (무릎 굽힘) • AROM 및 PROM • 넙다리네갈래근 촉진

중요소견	진단근거
• 임상 평가소견은 환자의 병력과 일관됨 • 앞쪽 넙다리 통증이 능동적인 검사 시에 재발할 수 있다. • 직접적인 촉진으로 인한 통증 • 손상의 정도를 결정하기 위한 대퇴사두근 수축과 결함을 촉진	• 심각할 경우 건의 발병정도와 손상의 수준을 평가하기 위해서 MRI가 보장될 수 있다. • 진단적 초음파는 MRI보다 민감성이 떨어지고 검사자에 따라 다르다. • 도수근력 검사의 신뢰도: 감사자 간 (82%~97%), 검사자 내(96%~98%)

앞엉덩이/넙다리 통증 (Anterior Hip/Thigh Pain)

넙다리빗근 염좌 (Sartorius Strain)

병력	손상기전	필수평가항목
● 전속력달리기(sprinting), 점프 그리고 착지 활동들 ● 환자의 앞엉덩이/넙다리 통증이 발생 ● 진통 보행 가능성이 있다. ● 무릎과 엉덩이의 굽힘 소실이 나타날 수 있다. ● 부종 가능성	● 가속(acceleration) 및 감속(deceleration) (신장성 부하) 활동 ● 엉덩이와 넙다리 부위의 높은 속도와 힘을 발생하는 움직임 ● 엉덩이와 무릎의 가쪽돌림을 동반한 굽힘에서 갑자기 멈춤 또는 폄 상태에서 과도한 스트레칭	● 넙다리빗근의 도수근력 검사: 가쪽돌림을 동반한 무릎굽힘 ● 엉덩이의 AROM 및 PROM

중요소견	진단근거
● 임상 평가소견은 환자의 병력과 일관됨 ● 통증은 엉덩이 가쪽돌림을 동반한 굽힘의 능동적인 검사 시에 재발생 할 수 있다.	● 심각할 경우 건의 발병정도와 손상의 수준을 평가하기 위해서 MRI가 보장될 수 있다 ● 진단적 초음파는 MRI보다 민감성이 떨어지고 검사자에 따라 다르다. ● 도수근력 검사의 신뢰도: 감사자 간 (82%~97%), 검사자 내(96%~98%)[8]

앞엉덩이/넙다리 통증 (Anterior Hip/Thigh Pain)

넙다리뼈머리끝 분리증 (Slipped Capital Femoral Epiphysis)

병력	손상기전	필수평가항목
● 환자는 외상의 결과로 인하여 또는 몇 주에서 몇 개월간 지속적인 스트레스의 결과로 샅굴부위(groin)의 통증이 발생 ● 능동적 및 수동적 움직임의 통증 ● 벌림, 굽힘, 안쪽돌림 제한 ● 진통 보행	● 외상 또는 지속적인 스트레스	● 완전하고 철저한 엉덩이의 평가는 필수적이다. ● 엉덩이의 도수근력 검사 ● 엉덩이의 AROM 및 PROM ● 엉덩이 축 방향으로 압박/ 닦음 검사 (scouring)

중요소견	진단근거
● 임상 평가소견은 환자의 병력과 일관됨 ● 병력사항을 면밀히 듣고 모든 평가를 위해서 영상을 촬영하는 것이 필수적이다; 만약 병력에 SCFE(Slipped Capital Femoral Epiphysis)가 의심된다면 방사선 사진은 필수적이다. ● SCFE는 키가 크고 마른 또는 비만인 10~17세 사이 남자 청소년에게 대부분 찾을 수 있다.	● 방사선 사진 영상은 SCFE 진단에 필수적이다.[11]

앞엉덩이/넙다리 통증 (Anterior Hip/Thigh Pain)

염발음성 엉덩관절증후군 (Snapping Hip Syndrome)

병력

- 환자는 활동 중에 염발음을 듣거나 앞엉덩이 부위의 염발음을 들을 수 있다.
- 염발음은 통증을 동반하거나 동반하지 않을 수 있다.

손상기전

- 과사용 손상은 반복적인 굽힘이나 때때로 가쪽돌림에서 나타난다.

필수평가항목

- 고관절 통증 및 병리를 배제하기 위한 철저한 평가
- 엉덩이의 AROM 및 PROM
- 엉덩관절의 도수근력 검사
- 의사는 증상을 재현하기 위해서 엉덩이 가쪽돌림과 함께 굽힘을 실시할 수 있다.

중요소견

- 임상 평가소견은 환자의 병력과 일관됨
- 염발음성 엉덩관절은 큰돌기주머니염(greater trochanteric bursitis), 관절 속 유리체(intra-articular loose body), 절구테두리 찢어짐(labral tear)와 혼동될 수 있기 때문에 철저한 평가가 보장되어야 한다.
- 염발음은 엉덩이의 굽힘 그리고/또는 가쪽돌림에서 들린다.

진단근거

- 다른 병리를 제외하거나 임상적 평가로서 진단
- 진단에 대한 근거가 희박

뒤엉덩이 통증 (Posterior Hip Pain)

궁둥주머니염 (Ischial Bursitis)

병력	손상기전	필수평가항목
● 환자는 궁둥이(buttock) 부위에 통증이 나타나며, 특히 딱딱한 표면에 앉을 때 더 그렇다. ● 넙다리뒤근육 수축 시 통증 ● 큰 힘을 생산하거나 줄일 때 통증	● 반복되거나 지속적인 활동(예, 달리기, 차기, 점프) ● 딱딱한 표면에 넘어진 외상으로 인해 발생가능	● 궁둥주머니의 압통을 촉진하기 위한 TTP ● 영상촬영이 필요할 수 있다. ● 도수근력 검사

중요소견	진단근거
● 임상 평가소견은 환자의 병력과 일관됨 ● 앉아 있을 때 통증 ● 넙다리뒤근 건(hamstring tendon)의 주머니 마찰로부터 통증	● 심각한 경우 진단적 영상은 보장될 수 있다. ● 초음파, CT 스캔 또는 MRI ● 뼈 손상을 제외하기 위한 방사선 사진[12]

뒤엉덩이 통증 (Posterior Hip Pain)

궁둥구멍근증후군 (Piriformis Syndrome)

병력

- 환자는 궁둥이(buttock) 부위에 방사 통증이 나타나거나 나타나지 않을 수 있다.
- 궁둥이 부위 또는 넙다리 뒤쪽으로 무감각이나 저림이 발생할 수 있음
- 외상 병력 가능성
- 반복적인 활동에 참여하거나 지속적으로 앉아 있음

손상기전

- 장시간 앉아 있음
- 반복적인 활동들 (예, 달리기, 런지)

필수평가항목

- 궁둥구멍근 도수근력 검사
- 궁둥구멍근의 TTP
- 연부조직 부동성(immobility)를 위한 궁둥구멍근 검사
- 진단적 검사를 위해서 MRI를 촬영할 수 있다

중요소견

- 임상 평가소견은 환자의 병력과 일관됨
- 이것은 제외진단(diagnosis of exclusion)이 될 수 있다.
- 무감각이나 저림이 있다면 디스크 병리를 포함하는 감별진단임을 증명한다.

진단근거

- 궁둥신경(sciatic nerve)통증은 일생에 12.2%에서 27%로 발병한다; 얼마나 많은 경우에서 궁둥구멍근증후군 때문인지 분명하지 않다.
- 자체적인 궁둥구멍근의 검사는 문헌에서 다양한 결과를 보여주었다.[13]

뒤엉덩이 통증 (Posterior Hip Pain)

뒤엉덩이 탈구 (Posterior Hip Dislocation)

병력

- 환자는 엉덩이에 변형된 감각과 통증이 나타난다.
- 무감각이나 저림 가능성

손상기전

- 과격한 전속력달리기 (sprinting), 점프 그리고 착지 활동들
- 갑작스런 가속 또는 감속 움직임
- 근섬유에 신장성 (eccentric)부하
- 엉덩관절은 굽힘, 모음 그리고 안쪽돌림자세에서 쉽게 탈구될 수 있다.

필수평가항목

- 촉진과 영상 촬영은 정확한 진단을 위해서 최선이다.
- 엉덩이의 능동적 또는 수동적 움직임은 수행하지 않는다.

중요소견

- 만약 엉덩이의 탈구가 의심된다면, 환자는 영상 촬영과 관절 정복(reduction)을 위해서 의료시설로 이송해야 한다.
- 손상쪽 하지는 더 짧고 안쪽돌림이 나타난다.
- 이러한 손상은 청소년들과 엉덩관절 치환술 (hip joint replacement surgery)이후에 쉽게 발생한다.

진단근거

- 엉덩관절치환술 이후 환자의 약 9%는 뒤엉덩이 탈구를 경험한다.[14]

뒤엉덩이 통증 (Posterior Hip Pain)

몸쪽 넙다리뒤근 찢김 골절 (Proximal Hamstirng Avulsion)

병력

- 환자는 MOI(mechanism of injury)와 관련해서 궁둥이부위(buttock region)에 '우두둑' 하는 소리를 들음.
- 폭발적인 활동(예, 점프, 착지, 전속력달리기)

손상기전

- 폭발적인 전속력달리기, 점프, 착지활동
- 갑작스런 가속 또는 감속 움직임
- 근섬유에 신장성(eccentric) 부하

필수평가항목

- 궁둥뼈결절(ischial tuberosity)에 대한 TTP
- 촉진된 변형
- 도수근력 검사

중요소견

- 임상 평가소견은 환자의 병력과 일관됨
- 환자는 염발음을 들었을 수도 있다.
- 넙다리 뒤근의 실제 찢김골절은 드물다.
- 궁둥뼈 끝돌기(ischial apophysis)는 십대 후반이나 20대 초반에 닫힌다.

진단근거

- 심각한 경우 손상의 정도를 결정하기 위해서 MRI가 필요할 수 있다.[15]

뒤엉덩이 통증 (Posterior Hip Pain)

몸쪽 넙다리뒤근 염좌 (Proximal Hamstirng Strain)

병력	손상기전	필수평가항목
• 환자의 손상은 급성으로 시작된다. • 환자는 궁둥이 부위에 통증을 호소한다. • 염좌 정도에 따른 얼룩출혈(ecchymosis)	• 폭발적인 전속력달리기, 점프, 착지활동 • 갑작스런 가속 또는 감속 움직임 • 근섬유에 신장성(eccentric)부하	• 궁둥뼈결절(ischial tuberosity)과 붓기(swelling)에 대한 TTP • 넙다리뒤근 각각에 대한 도수근력 검사 • 엉덩이 폄과 무릎 굽힘을 구별하기 위한 90° 각도 및 15° 각도 검사

중요소견	진단근거
• 등급 1에서 3, 3은 완전 파열(full rupture) • 염좌 수준에 따라 증상은 다양함 • 임상 평가소견은 환자의 병력과 일관됨 • 심각한 염좌는 전형적으로 찢김 골절과 같이 "우두둑"하는 소리를 유발하지 않는다. • 급격한 통증 • 기능 소실	• 심각한 손상에서 MRI를 촬영할 수 있다(민감도 33%에서 100%, 특이도 92%에서 100%) • 근염좌 평가를 위한 진단적 초음파(민감도 79%에서 100%, 특이도 92%) • 취약 요인: 높은 연령, 과거 넙다리뒤근 손상, 피로, 감소된 유연성, 근육불균형[17]

뒤엉덩이 통증 (Posterior Hip Pain)

궁둥뼈신경통/신경 압박 (Sciatica/Nerve compression)

병력	손상기전	필수평가항목
● 다리 아래로 방사된 통증 ● 반복적인 활동 ● 환자는 허리에 불편함이 있을 수 있다. ● 갑작스럽거나 점진적인 변형 ● 신경뿌리에서 날카로운 통증 ● 무감각이나 저림이 발생할 수 있음	● 반복적인 활동 ● 오랜기간 동안 한쪽 방향으로 활동한 스포츠 참가자	● 하지직거상 검사(straight leg raise) 30°에서 60° ● 활시위 검사(bowstring 검사)

중요소견	진단근거
● 임상 평가소견은 환자의 병력과 일관됨 ● 궁둥뼈신경통은 증상이며, 증상 자체는 아니다. 따라서 이러한 상태는 '신경압박'이라고 설명한다. ● 무감각 및 저림의 발생은 디스크병리와 감별진단이 필요하다.	● SLR 타당성과 신뢰성은 나이, 통증의 근원, 환자의 자세 같은 혼란스러운 원인 때문에 문헌에서 높은 다양성을 가진다. ● 활시위 검사의 타당성과 신뢰성은 문헌에 보고되지 않았다.

뒤엉덩이 통증 (Posterior Hip Pain)

엉치엉덩관절 기능부전 (Sacroiliac Joint Dysfunction)

병력	손상기전	필수평가항목
● 환자는 요통, 뒤쪽엉덩이 통증 또는 궁둥부위 통증이 보고될 수 있음 ● 엉치엉덩관절에 압통이 발생할 수 있음 ● 다른쪽 다리로 체중이동 할 때 또는 한쪽다리로 설 때 엉치엉덩관절 통증이 증가된다.	● 한쪽으로만 반복적인 활동 ● 과도한 돌림이 있는 스포츠(예, 골프, 댄스, 펀팅(punting), 점핑, 허들넘기, 체조)	● 엉치엉덩관절 압박, 늘림(distraction) 그리고 골반경사(tilt) ● Gillet의 앞쪽 굽힘 검사 ● 앉은 자세에서 엉치 굽힘 그리고 폄 검사 ● FABER 검사 ● SLR 검사(70° 에서 90°) ● ASIS 그리고 PSIS 대칭

중요소견	진단근거
● 임상 평가소견은 환자의 병력과 일관됨 ● 엉치엉덩관절 부전으로 진단되기 위해서는 다양한 검사에서 양성으로 진단되어야 한다.	● 압박 검사(민감도 63%, 특이도 69%) ● 늘림 검사(민감도60%, 특이도 81%) ● FABER 검사(민감도 63%. 특이도 76%) ● 질레트 검사(Gillet's) (민감도 43%, 특이도 68%)[20]

안쪽엉덩이 통증 (Medial Hip Pain)

모음근 염좌 (Adductor Strain)

병력

- 환자의 통증은 급성으로 시작된다.
- 붓기가 있을 가능성
- 엉덩이 벌림의 소실
- 엉덩이 굽힘의 통증
- 연부조직 가동성의 소실
- 진통 보행

손상기전

- 엉덩이 벌림의 과도한 스트레칭
- 점프와 비틀기(twisting)
- 엉덩이의 가쪽돌림 과사용

필수평가항목

- 모음근 도수근력 평가
- 굽힘근 도수근력 평가

중요소견

- 등급 1에서 3, 3은 완전 파열(full rupture)
- 염좌수준에 따라 증상은 다양함
- 임상 평가소견은 환자의 병력과 일관됨
- 통증위치
- 도수근력 검사는 병력 및 촉진소견과 일관됨
- 샅굴부위는 연관통이 나타나는 부위이다; 다른 통증의 원인들을 구분해야 한다(예, 엉덩이의 골관절염과 요통).

진단근거

- 심각한 경우 건 손상의 정도를 결정하기 위해서 MRI를 촬영할 수도 있다.
- 진단적 초음파는 MRI보다 민감성이 떨어지고 검사자에 따라 다르다.
- 도수근력 검사의 신뢰도: 감사자 간(82%~97%), 검사자 내(96%~98%)

안쪽엉덩이 통증 (Medial Hip Pain)

절구테두리 찢어짐 (Labral Tear)

병력

- 엉덩이 앞쪽의 통증도 나타날 수 있음
- 기계적인 증상 (예, 걸림(catching))
- 엉덩관절의 잠김
- 환자는 앉았다 일어날 때 엉덩이에서 넙다리로 방사통이 있다고 설명한다.
- 샅굴부위 또는 아랫배의 통증 가능성

손상기전

- 직접적인 외상
- 가쪽돌림으로 비틀기 손상
- 반복적인 움직임(예, 돌림, 과다폄, 벌림)

필수평가항목

- 엉덩이 닦음 검사 (scouring)
- AROM 과 PROM
- MRI 또는 CT 스캔

중요소견

- 임상 평가소견은 환자의 병력과 일관됨
- 통증위치
- 엉덩이 닦음에서 통증
- 샅굴부위와 엉덩이는 연관통이 나타나는 부위이다; 다른 통증의 원인들을 구분해야 한다.(예, 엉덩이의 골관절염과 요통)

진단근거

- 엉덩이 닦음(민감도 75%에서 89%, 특이도 15%에서 43%)
- MRI(민감도 25%에서 30%)
- MRA(magnetic resonance arthrogram)(민감도 66%에서 90%)
- CT(민감도 92%에서 97%, 특이도 87%에서 100%) [21, 22]

가쪽엉덩이 통증 (Lateral Hip Pain)

큰뼈돌기 주머니염 (Greater Trochanteric Bursitis)

병력	손상기전	필수평가항목
• 엉덩이 움직임에서 통증 • 환자는 아픈쪽으로 눕지 못한다. • 진통 보행 • 움직임 소실	• 직접적인 타격에 의한 외상 • 과사용과 반복적인 움직임	• 큰뼈돌기 주머니 촉진 • 도수근력 검사 • 엉덩정강띠(iliotibial band)를 위한 Ober's 검사

중요소견	진단근거
• 임상 평가소견은 환자의 병력과 일관됨 • 환자는 큰뼈돌기에 압통을 느낀다. • Ober's 검사 양성	• Ober's 검사의 민감도와 특이도는 문헌에 언급되지 않았지만, 종종 사용된다. • 주머니에 대한 마취제 주입(anesthetic injection)은 진단과 치료를 위해서 사용될 수 있다. • MRI와 초음파는 엉덩이, 골반, 허리의 기여요인을 확인하기 위해서 사용될 수 있다.

가쪽엉덩이 통증 (Lateral Hip Pain)

엉덩뼈 뼈곁돌기염 (Iliac Apophysitis)

병력

- 환자는 국부적인 통증과 엉덩뼈능선(iliac crest)의 붓기를 호소한다.
- 통증은 엉덩뼈능선에 붙어있는 근육을 사용할 때 증가한다.

손상기전

- 반복적인 점프, 달리기 활동
- 운동의 부하 또는 운동량의 갑작스런 증가

필수평가항목

- 엉덩뼈곁돌기의 촉진
- 방사선영상
- 도수근력 검사

중요소견

- 임상 평가소견은 환자의 병력과 일관됨
- 청소년에게서 흔하게 발생
- 찢김 골절(avulsion fracture)로 진행될 수 있음

진단근거

- 방사선 사진은 종종 결정적이지는 않지만, 성장판 점검에서는 MRI 사용을 할 수 있다.[23]

두덩뼈염 VS 운동선수 두덩뼈 통증
(Osteitis Pubis versus Athletic Pubalgia)

두덩뼈통증 평가를 위한 고려사항

- 개요
  - 임상의들은 능동적인 환자의 아랫배, 샅굴부위, 두덩결합 불편함은 과사용 때문일 수도 있다는 것을 인지해야 한다. 이 손상의 진단 및 후속 치료는 많은 증상과 임상적 소견이 겹치기 때문에 어려울 수 있다. 환자 통증의 궁극적인 원인에 대한 혼란으로 진단이 지연되고 통증과 기능 장애가 지속될 수 있다. 또한 운동선수 두덩뼈통증은 때때로 스포츠 탈장(sports hernia)이라는 용어와 혼용되기 때문에 명칭 혼란에 기여할 수 있다.

- 유사성
  - 이러한 두덩뼈 가운데 통증을 가지는 환자는 반복적인 두덩결합부위에 스트레스를 받거나 한쪽 다리로 반복적인 발차기로 인해서 발생할 수 있다. 이러한 손상은 두덩뼈 주위의 강력한 근육조절을 필요로 하는 축구, 아이스하키, 미식축구같은 스포츠에서 흔하게 발생한다.

- 차이점
  - 두덩뼈염 : 통증은 샅굴부위에서 시작하고, 점진적으로 두덩뼈결절(pubic tubercle) 압통으로 진행한다. 통증은 달리기, 윗몸일으키기, 스쿼트 할 때 발생.
  - 운동선수 두덩뼈통증 : 통증은 아랫배와 샅굴부위에서 시작하고, 점진적으로 모음근과 남성의 고환으로 진행된다. 통증은 엉덩굽힘, 안쪽돌림 그리고 복부근육을 수축할 때 증가된다. 통증은 또한 모음할 때 발생하지만, 모음근육의 촉진에서는 압통이 나타나지 않는다.

엉치엉덩관절 기능부전
(Sacroiliac Joint Dysfunction)

볼기뼈돌림과 부정렬

엉치엉덩관절 기능부전

엉치엉덩관절 기능부전은 오른쪽 및 왼쪽 엉치엉덩관절이 함께 움직이는 방식의 변경으로 인해 발생할 가능성이 있다. 오른쪽 및 왼쪽의 볼기뼈가 과운동성(hypermobility) 또는 저운동성(hypomobility)이 있다면, 그 결과로 이해 골반의 경사가 발생할 수 있다.
엉치엉덩관절의 한쪽 면에 부정렬(앞쪽돌림, 뒤쪽돌림)이 있다면 엉치엉덩관절에 통증을 발생할 수 있다.

일반적인 엉치엉덩관절 정렬

- 앞쪽/뒤쪽 볼기뼈: 볼기뼈 한쪽 면의 앞쪽 또는 뒤쪽 돌림(anterior or posterior rotation). 한쪽면의 ASIS와 PSIS는 높거나 낮고, 또는 낮거나 높다. 엉치엉덩관절의 검사는 누워있다가 앉을 때 다리길이 검사로서 평가한다.
- 업슬립/다운슬립(upslip/downslip): 볼기뼈의 한쪽 부분이 올림 또는 내림(elevation or depression). 통증이 있고, 손상이 있는 부위의 엉덩뼈능선과 궁둥뼈결절을 평가.
- 인플레어/아웃플레어(inflare/outflare): 엉치뼈에서 볼기뼈의 한쪽방향으로 돌림(안쪽 또는 바깥쪽). 이 평가는 ASIS와PSIS의 위치를 검사하여야 함(안쪽과 가쪽 정렬)
- 엉치뼈 비틀림(sacral torsion): 대각축(diagonal axis)을 따라 엉치뼈 비틀림 또는 돌림
    - 비틀림 위치(torsion positions): 왼쪽 위에 왼쪽, 오른쪽 위에 오른쪽, 오른쪽 위에 왼쪽, 왼쪽 위에 오른쪽(left on left, right on right, left on right, right on left)
    - 엉치뼈 바닥과 아래쪽 가쪽각(inferior lateral angle)을 촉진하여 엉치뼈 굽힘과 폄의 평가.
- 엉치엉덩관절 기능부전은 진단을 위해서 도전적이어야 하며, 능숙해지기 위해서는 상당한 임상 경험이 필요하다. 이러한 평가 기술의 향상을 위해서는 추가적인 교육이 더 필요하다.

가상환자: 재검토

당신은 앞엉덩이에 어떤 구조가 있는지를 아는데 이차적인 몇 가지 조건을 제외할 수 있어야 한다. 당신은 염발음성 엉덩관절(snapping hip syndrome)증후군과 절구테두리 찢어짐(labral tear)을 감별할 수 있어야 한다.

학습활동 : 사례연습

부록에 제공된 빈 템플릿을 사용하여 아래 제공된 사례에 대한 감별 진단 도식 및 임상 결과 개요를 작성 하라. 가상환자들과 함께 일할 때, 진단에 대해 "정답"을 받는 것은 점프를 할 정도로 매력적이다. 그러나 감별 진단에 대한 시각적 학습 방법은 제공된 정보의 모든 가능성을 고려하도록 설계되었다. 행운을 빈다.

가상환자: 앞엉덩이 통증이 있는 중년여성

병력

Julie는 왼쪽다리의 앞엉덩이 통증을 호소하는 47세의 중년여성이다. 그녀에게 최악의 활동은 속옷을 입는 것이다. 그녀는 신병훈련소를 갈 수 있을 만큼 어디든 걸을 수 있다. 그녀는 욕실 청소 이후 통증을 느낀다. 그녀는 통증이 점점 심해져서 운동을 줄여왔다. 그녀는 왼쪽의 통증 때문에 오른쪽으로 잠을 잘 수 없다. 그녀는 약 10년 전부터 엉덩이 통증이 발생하였으며, 작년에 엉치엉덩관절 기능부전으로 진단 받고 도움이 되는 운동들을 배웠다. 그녀는 운동을 다시 시도하였지만, 이번에는 도움이 되지 않았다. 그녀는 엉덩이에서 염발음을 들었고, 두려웠다. 그녀는 책을 읽을 때 엉덩이를 할 수 있는 만큼 뒤로 당겨서 앉아야 될 필요가 있다고 느꼈다. 때로는 통증이 그녀의 샅굴부위로 이동된다.

신체검사

그녀의 신체검사는 엉덩이 촉진 시 압통이 퍼지는지를 다루어야 한다. 그녀의 볼기근, 넙다리뒤근, 엉덩이 가쪽 돌림근에 대한 도수근력 검사는 약화로 나타났다. 수동적 움직임에서 통증이 있었다; 능동적 엉덩 굽힘에서 통증이 유발되었다. FABER 와 FADIR 검사에서 양성으로 확인되었고, 엉덩이 닦음 검사(scouring)에서는 음성으로 진단되었다. 각도계로 측정된 능동적 엉덩이 안쪽돌림과 가쪽돌림은 왼쪽에서 22° 그리고 20°로 측정되었고, 오른쪽은 26°와 24°로 측정되었다.

참고문헌

1. Keogh MJ, Batt ME. A review of femoroacetabular impingement in athletes. *Sports Med.* 2008;38(10):863-878.
2. Moeller JL. Pelvic and hip apophyseal avulsion injuries in young athletes. *Curr Sports Med Rep.* 2003;2(2):110-115.
3. Powell JW, Barber-Foss KD. Injury patterns in selected high school sports: A review of the 1995-1997 seasons. *J Athl Train.* 1999;34(3):277.
4. Agel J. Descriptive epidemiology of collegiate men's soccer injuries: National Collegiate Athletic Association Injury Surveillance System, 1988–1989 through 2002–2003. *J Athl Train.* 2007;42(2):270.
5. Pallia CS, Scott RE, Chao DJ. Traumatic hip dislocation in athletes. *Curr Sports Med Rep.* 2002;1(6):338-345.
6. Arnaiz J, Piedra T, de Lucas EM, et al. Imaging findings of lower limb apophysitis. *AJR Am J Roentgenol.* 2011;196(3):W316-325.
7. Hayashi D, Hamilton B, Guermazi A, de Villiers R, Crema MD, Roemer FW. Traumatic injuries of thigh and calf muscles in athletes: Role and clinical relevance of MR imaging and ultrasound. *Insights Imaging.* 2012;3(6):591-601.
8. Cuthbert SC, Goodheart GJ Jr. On the reliability and validity of manual muscle testing: A literature review. *Chiropr Osteopat.* 2007;15:4.
9. Ochoa LM, Dawson L, Patzkowski JC, Hsu JR. Radiographic prevalence of femoracetabular impingement in a young population with hip complaints is high. *Clin Orthop Relat Res.* 2010;468(10):2710-2714.
10. Kary JM. Diagnosis and management of quadriceps strains and contusions. *Curr Rev Musculoskelet Med.* 2010;3(1-4):26-31.
11. Jarrett DY, Matheney T, Kleinman PK. Imaging SCFE: Diagnosis, treatment and complications. *Pediatr Radiol.* 2013;43(Suppl 1):S71-82.
12. Paluska SA. An overview of hip injuries in running. Sports Med. 2005;35(11):991-1014.
13. Hopayian K, Song F, Riera R, Sambandan S. The clinical features of the piriformis syndrome: A systematic review. *Eur Spine J.* 2010;19(12):2095-2109.
14. Burgers PT, Van Geene AR, Van den Bekerom MP, et al. Total hip arthroplasty versus hemiarthroplasty for displaced femoral neck fractures in the healthy elderly: A meta-analysis and systematic review of randomized trials. *Int Orthop.* 2012;36(8):1549-1560.
15. Koulouris G, Connell D. Evaluation of the hamstring muscle complex following acute injury. *Skeletal Radiol.* 2003;32(10):582-589.
16. Hodgson RJ, O'Connor PJ, Grainger AJ. Tendon and ligament imaging. *Br J Radiol.* 2012;85(1016):1157-1172.
17. Heiderscheit BC, Sherry MA, Silder A, Chumanov ES, Thelen DG. Hamstring strain injuries: Recommendations for diagnosis, rehabilitation, and injury prevention. *J Orthop Sports Phys Ther.* 2010;40(2):67-81.
18. van der Windt DA, Simons E, Riphagen II, et al. Physical examination for lumbar radiculopathy due to disc herniation in patients with low-back pain. *Cochrane Database Syst Rev.* 2010;17(2):CD007431.

19. Riddle D, Freburger J. Evaluation of the Presence of Sacroiliac Joint Region Dysfunction Using a Combination of Tests: A Multicenter Intertester Reliability Study. *Physical Therapy* [serial online]. 2002;82(8):772-781.
20. Szadek KM, van der Wurff P, van Tulder MW, Zuurmond WW, Perez RS. Diagnostic validity of criteria for sacroiliac joint pain: A systematic review. *J Pain.* 2009;10(4):354-368.
22. Burgess RM, Rushton A, Wright C, Daborn C. The validity and accuracy of clinical diagnostic tests used to detect labral pathology of the hip: A systematic review. *Man Ther.* 2011;16(4):318-326.
23. Strauss EJ, Nho SJ, Kelly BT. Greater trochanteric pain syndrome. *Sports Med Arthrosc.* 2010;18(2):113-119.
24. Hébert KJ, Laor T, Divine JG, Emery KH, Wall EJ. MRI appearance of chronic stress injury of the iliac crest apophysis in adolescent athletes. *AJR Am J Roentgenol.* 2008;190(6):1487-1491.

6

척추

Spine

허리통증(요통, low back pain)은 미국에서 진료를 위하여 찾는 다섯번째 이유이다.[1] Carey 등[2]은 미국 성인의 25%가 지난 3개월 동안 하루에 적어도 1회 허리통증을 경험하였다고 보고하였으며, 7.6%는 지난 한 해 동안 적어도 1건의 급성 허리통증을 경험했다고 보고하였다. 운동선수의 허리통증 유병률(1-40%)은 스포츠 활동에 따라 크게 다르다. Trainor[3]는 체조, 다이빙, 역도, 골프, 미식축구, 노를 젓는 운동에 참가하는 선수들이 허리통증의 비율이 더 높다는 것을 발견하였다. 또한 프로 골퍼들이 입은 부상의 90%는 목과 허리를 포함한다. 체조의 허리 손상 비율은 10% 이상이며, 미식축구 라인맨(linemen)의 허리 통증은 50%로 높게 보고하였다.[4] Auvinen[5] 등은 체조, 댄스 또는 체육교육에서 여성 청소년의 손상 비율이 일반 대중보다 높았으며, 크로스컨트리 스키와 에어로빅은 허리통증의 손상 비율이 낮은 것을 발견하였다. 소년의 경우 배구, 체조, 역도, 활강(downhill skiing), 스노우보드가 허리통증의 유병률이 높은 반면 크로스컨트리 스키와 에어로빅은 낮은 유병률을 보인다.

임상의학자(clinicians)는 허리통증은 많은 근본적인 원인을 가지고 있는 증상임을 기억하는 것이 중요하다. An[6] 등은 근육좌상(muscle strains), 인대염좌 및 연부조직 타박상이 일반적인 성인 인구 허리통증의 95% 이상을 차지한다고 보고하였다. 허리 통증을 가진 운동선수의 대다수는 통증의 비병리학적(nonpathological) 근원을 가지고 있으며[7], 근육좌상은 대학 운동선수의 허리통증의 가장 일반적인 원인일 수 있다.[8] Micheli와 Wood[9]는 반복적인 폄(extension) 손상(예, 체조, 피겨스케이팅, 다이빙과 미식축구 라인맨)이 척추분리증(spondy lolysis)에서 척추앞전위증(spondylolisthesis)까지의 스펙트럼을 따라 청소년기에서 허리통증의 가장 일반적인 원인이라고 보고하였다. Bono[10]는 디스크 퇴행성이 비 운동선수보다 운동선수에서 더 높다는 방사선학적 증거의 유병률을 보고하였다; 그러나, 이것이 더 많은 허리통증과 상관관계가 있는지는 확실하지 않다. 허리통증의 대부분 증상은 오래가지 않으며, 허리통증에 대한 발작(attacks)의 80-90%는 치료와 상관없이 약 6주 안에 치유된다. 그러나 90년대 후반의 여러 연구에서는 3, 6, 12개월에 재발 또는 만성 허리통증이 있었고, 통증의 재발이나 지속성은 35-79% 사이였다.[11]

Petering와 Webb[12]은 허리통증의 정밀검사(workup)에서 임상적인 평가와 진단 기술이 필수적이며 정밀검사와 진단은 차별화된 진단을 바탕으로 개별화해야 한다고 강조하였다. 이 장에서 제공되는 감별진단(differential diagnosis) 방법은 손상의 가능성을 중앙(central), 주위(peripheral) 및 방사(radiating) 분류로 나누는 점에서 다른 진단 방법과 차이가 있다. 허리뼈 부위가 척추 평가의 가장 일반적인 부분이지만, 임상의학자는 반드시 등뼈 및 목뼈 부위의 손상 평가에 대한 준비를 해야 한다. 이 장에서는 척추의 세 영역 모두에 대한 감별진단 방법과 임상적인 결과를 제시한다.

가상환자: 수영선수의 허리통증

병력

Ben은 허리통증을 호소하는 14세의 수영선수, 축구선수, 달리기선수이다. 그는 봄부터 여름 사이에 많이 성장하였다고 한다. 그는 여름 수영에 참가하였으며 그의 스트로크는 자유형과 평영입니다. 그는 1년 내내 축구를 한다(가을과 봄은 실외에서, 겨울에는 실내에서). 그는 달리기를 좋아하며 가을에는 크로스컨트리에 참여할 계획이다. 그는 친구들과 여름에 웨이트트레이닝 수업을 시작한 후 주 3회 다른 크로스컨트리 선수들과 함께 훈련을 하고 있었다. 웨이트트레이닝은 그의 체중보다 약간 무겁게하여 스쿼트와 행클린(hang cleans)을 포함하였다. 당신은 누군가에게 리프팅(lifting)에 대한 교육을 받지 않았다는 것을 발견하였다 - 그는 단지 친구들이 하는 무언가를 하였다.

신체검사

당신의 검사는 L5의 가시돌기(spinous processes)와 등뼈의 중간 부분에서 시작되는 척추주위근(paraspinals)의 촉진에 의한 압통(tenderness)을 확인한다. 환자는 심한 굽힘과 폄의 양방향(bilaterally) 모두에서, 가쪽 굽힘(lateral flexion) 양 방향에서, 양 방향 돌림에서 능동적인 움직임을 할 때 통증이 있다. 당신은 L5-S1 촉진 시 계단변형(step off)이 느껴진다.

90/90 위치에서의 햄스트링 검사 시 양쪽 긴장도가 양성이었다. 환자는 엎드린 자세와 Thomas검사 자세에서 엉덩관절 굽힘근의 긴장이 평가되었다. 허리뼈 위쪽에서 등뼈부위의 중간부위까지 척추주위근을 따라 촉진 시 경련(spasm)이 있다. stork stance 검사에서 양성이다.

임상 검사의 정보를 사용하여, 임상적 의사 결정을 안내하는 다음 질문을 스스로에게 한다:

- 감별진단은 무엇인가?
- 차별화에 도움이 되는 주요 결과는 무엇인가?
- 이러한 결과와 관련된 손상 가능성은 무엇인가?

임상 결정

해부도의 검토와 척추에 공통적인 손상과 상태에 대한 철저한 고려부터 시작한다. 감별진단 방법을 사용한 생각의 과정을 정리하고 가능성을 정리한다. 이러한 정보의 조직화된 종합적인 내용은 임상 결정을 하는 데 있어 절대적으로 중요하다. 이 장의 마지막 부분에서 이 사례를 다시 검토할 것이다.

해부도: 척추 (Anatomy Map: Spine)

앞 (ANTERIOR)

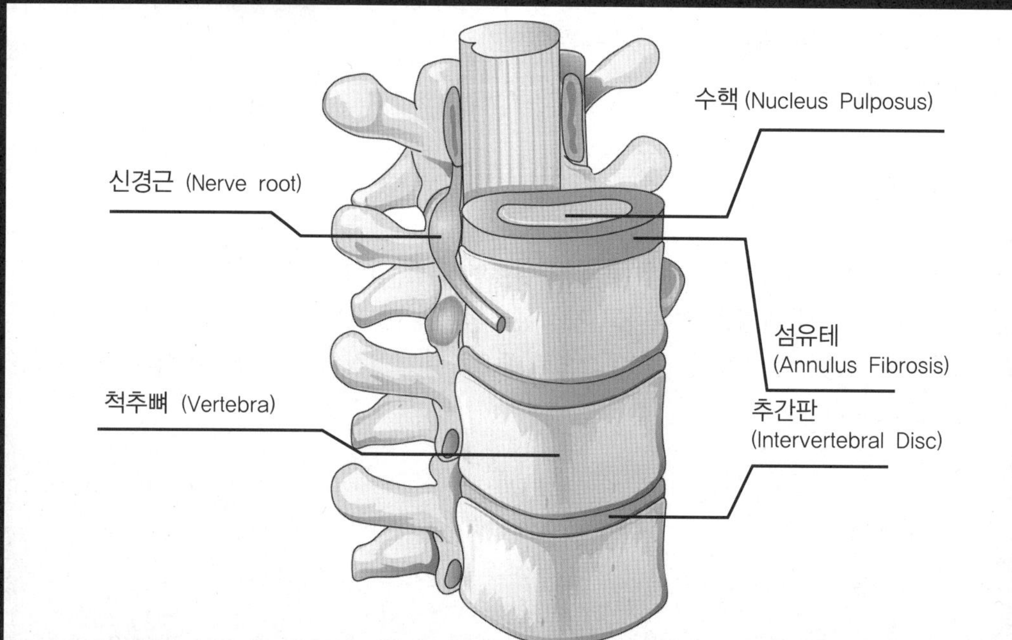

가쪽 (LATERAL)

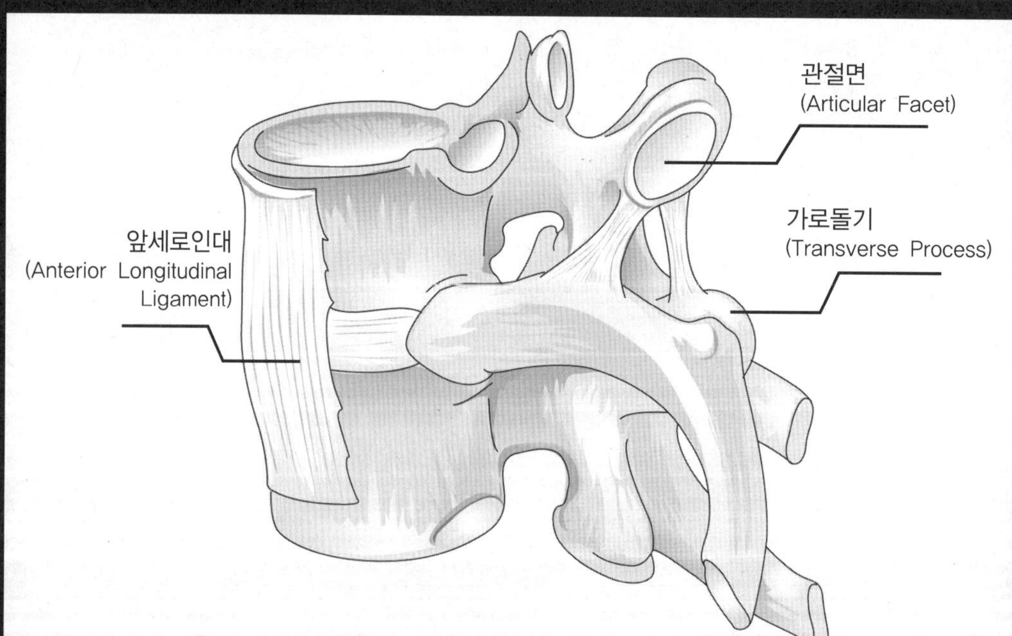

해부도: 척추 (Anatomy Map: Spine)

가쪽 (LATERAL)

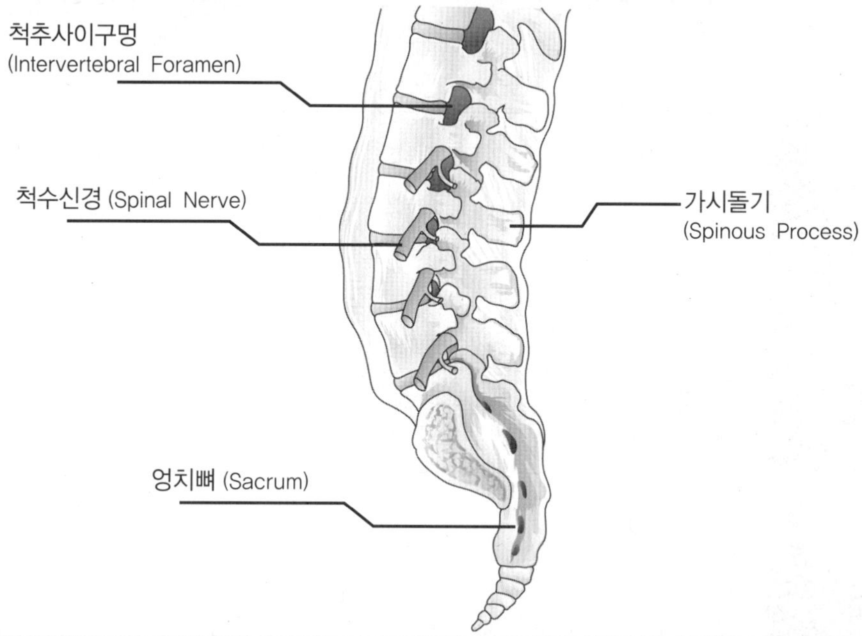

뒤 (POSTERIOR)

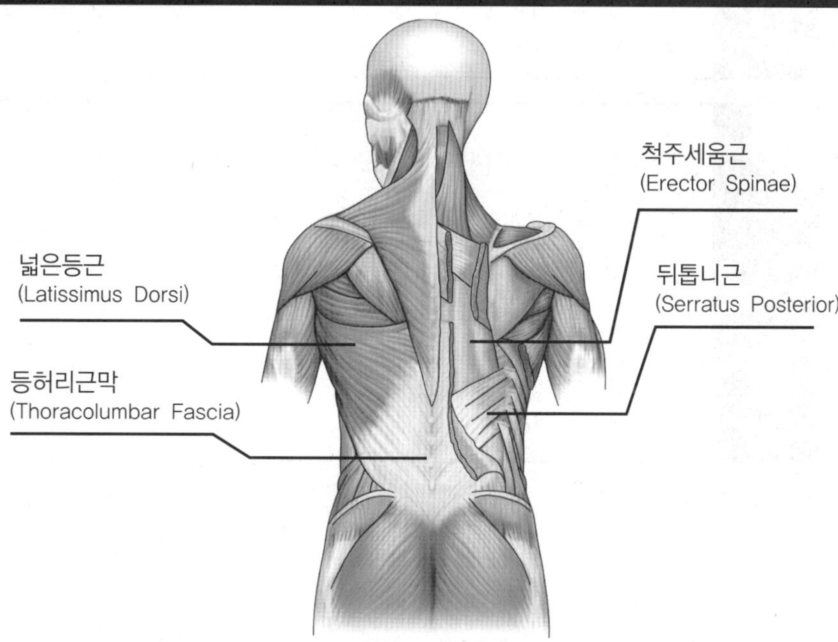

목뼈: 부위/연부조직 감별진단

중앙

- 목뼈 염좌/좌상
- 후관절 기능장애(Facet joint dysfunction)
- 추간판 병변/탈출

주위

- 척추주위근 좌상/경련
- 목갈비근(Scalene) 좌상/경련
- 위쪽 등세모근(Upper trapezius) 좌상/경련

방사/먼쪽

- 팔신경얼기(Brachial plexus) 손상
- 목뼈척수(Cervical cord) 손상
- 목뼈척추증(Cervical spondylosis)
- 추간판 병변/탈출
- 신경근 충돌(Nerve root impingement)

목뼈 손상의 임상적 평가

목뼈 중앙 통증 (Central Cervical Spine Pain)

목뼈 염좌/좌상 (Cervical Sprain/Strain)

병력	손상기전	필수평가항목
● 환자는 접촉이거나 채찍질(whiplash)과 같은 가속 또는 감속에 의한 갑작스러운 힘으로 유발 ● 급성으로 발생 ● 통증은 목의 움직임으로 확인됨	● 머리를 감속하기 위한 갑작스러운 근수축 시도 ● 강제적인 목뼈돌림 ● 염좌와 좌상이 함께 발생하고, 뒤쪽 근육이 굽힘에 저항하여 좌상이 유발되고, 앞쪽 근육이 젖힘(hyperextension)에 저항하여 좌상이 유발됨	● 촉진에 의한 압통점 평가 ● 부종을 위한 시진 ● 근력 평가

중요소견	진단근거
● 환자는 손상 기전에 의존한 앞쪽 또는 뒤쪽에 부종 또는 통증의 가능성이 있음 ● 환자는 상대 또는 지면과의 머리 접촉 또는 채찍질 손상 병력의 가능성이 있음	● 인대의 느슨함이 목뼈 불안정성(cervical instability)을 유발했는지를 결정하기 위하여 동적방사선 사진(dynamic radiographs)을 촬영할 수 있음[13]

목뼈 중앙 통증 (Central Cervical Spine Pain)

후관절 기능장애 (Facet Joint Dysfunction)

병력

- 환자는 통증과 움직임 제한 호소
- 만성 또는 급성으로 발생
- 돌림, 폄 및 또는 가쪽 돌림에서 통증이 확인됨

손상기전

- 뼈관절염
- 외상
- 자세
- 갑작스런 비틀림 또는 채찍질

필수평가항목

- 목뼈의 촉진
- 목뼈 폄, 굽힘, 가쪽굽힘과 돌림 평가
- 후관절의 움직임 평가

중요소견

- 환자는 어깨 뒤쪽 목에서 통증이 있으며, 방사통은 없을 것임
- 환자는 폄, 빠른 움직임, 목을 한쪽으로 기대고 수면, 또는 비틀림의 움직임의 병력의 가능성이 있음
- 환자는 저 이동성(hypomobile)의 후관절의 가능성이 있음

진단근거

- 진단증거가 없음

목뼈 중앙 통증 (Central Cervical Spine Pain)

추간판 병변/탈출 (Intervertebral Disc Lesion/Herniation)

병력	손상기전	필수평가항목
• 환자는 목통증, 무감각 그리고 저림, 또는 방사통 호소 • 만성 또는 급성으로 발생	• 외상 • 접촉 스포츠를 수행하는 동안 지속적이고, 반복적인 목뼈 부하 • 시간이 지남에 따라 추간판의 마모(wear)와 파열(tear)로 인한 퇴행적인 변화	• 능동적 관절운동범위(AROM)와 수동적 관절운동범위(PROM) 평가 • 촉진을 통한 목뼈 시진 • 목뼈 압박(cervical compression)검사, 어깨관절 벌림 검사와 Spurling 검사 • 근력 평가

중요소견	진단근거
• 환자는 관절운동범위가 감소되고 목통증의 가능성이 있음 • 환자는 무감각, 저림, 방사통 및 사지불완전마비(quadriparesis)의 합병증을 가질 수 있음	• 자기공명영상(MRI)은 진단을 확인하는데 사용될 수 있음 • Spurling's 검사(민감도 92%, 특이도 95%)[14]

목뼈 주위 통증 (Peripheral Cervical Spine Pain)

척추주위근 좌상/경련 (Paraspinal Strain/Spasm)

병력

- 환자는 목의 한쪽 또는 양쪽 통증 호소
- 만성 또는 급성으로 발생
- 통증은 능동적인 폄에서 확인됨

손상기전

- 몸통 돌림과 함께 과부하, 준비되지 않았거나 발육부전의 척추에서 갑작스러운 폄 수축
- 잘못된 자세

필수평가항목

- 수동적 관절운동범위와 능동적 관절운동범위 평가
- 척추주위근 촉진
- 근력 평가

중요소견

- 환자는 국소적 또는 광범위한 통증의 가능성이 있음
- 통증은 능동적 폄과 수동적 굽힘 시에 유발됨
- 방사통 또는 신경학적인 증상은 없음

진단근거

- 진단증거가 없음

목뼈 주위 통증 (Peripheral Cervical Spine Pain)

목갈비근 좌상/경련 (Scalene Strain/Spasm)

병력

- 환자는 목과 팔 통증 호소
- 만성으로 발생
- 통증은 목갈비근의 스트레칭 또는 압박으로 확인됨

손상기전

- 만성적인 근육 과사용
- 잘못된 자세
- 근육에 대한 반복적인 미세한 외상

필수평가항목

- 능동적 관절운동범위와 수동적 관절운동범위 평가
- 통증유발점 (trigger points)에 대한 목갈비근 검사
- TOS 검사, 목뼈 신경근병증 (radiculopathy) 검사
- 목갈비근의 근력 평가

중요소견

- 목뼈 TOS 병리처럼 보임
- 팔아래 방사통의 증상은 전형적으로 C6 신경근 분포(distribution)에 있음
- 환자는 촉진 시 증상이 유발되는 통증유발점의 가능성이 있음
- 자주 목뼈 병리로 잘못 진단됨

진단근거

- 진단증거가 없음

목뼈 주위 통증 (Peripheral Cervical Spine Pain)

위쪽등세모근 좌상/경련 (Upper Trapezius Strain/Spasm)

병력	손상기전	필수평가항목
• 환자는 두통과 목, 어깨 통증 호소 • 만성 또는 급성으로 발생 • 통증은 휴식 후 움직임에서 확인됨	• 근육의 과부하 • 잘못된 자세 • 근육 과사용 • 스트레스	• 자세 평가 • 근육 결합 검사 • 목뼈, 등뼈와 어깨의 관절운동범위 평가 • 근력 평가

중요소견	진단근거
• 환자는 통증이 있는 근육에서 통증유발점을 가질 가능성이 있음 • 환자는 목뼈 움직임, 오버헤드(overhead) 움직임과 특히 휴식 후 활동에서 통증이 있을 것임 • 목이 펌되어 두통의 원인이 될 수 있는 어깨뼈 사이에 통증	• 진단증거가 없음

방사/먼쪽 목뼈 통증 (Radiating/Distal Cervical Spine Pain)

팔신경얼기 손상 (Brachial Plexus Injury)

병력	손상기전	필수평가항목
● 환자는 "화끈거림 (burner) 또는 찌르는 듯한(stinger)" 증상 호소 ● 급성으로 발생 ● 환자는 어깨부터 손까지 통증, 화끈거림, 무감각 또는 마비	● 팔신경얼기의 스트레칭을 만드는 어깨 처짐(depression)을 동반한 가쪽 굽힘 ● 환측된 쪽으로 폄, 압박과 돌림, 팔신경얼기의 압박	● 신경학적 징후 검사인 upper quarter 검사 ● 능동적 관절운동범위와 수동적 관절운동범위 평가 ● 얼기의 스트레칭을 위한 팔신경얼기 검사 ● 근력 평가 ● 만성적인 "화끈거림 또는 찌르는 듯함"은 선천성 척추 협착증의 가능성 평가

중요소견	진단근거
● 환자는 몇 분간 및 드물게는 며칠 동안 지속되는 신경 마비를 경험할 것임 ● 손상기전은 목의 압박 또는 신장을 포함할 것이고, 초기 양성의 upper quarter 검사는 신속하게 해결됨	● 여러 번의 사고 이후 방사선 사진과 자기공명영상으로 재손상을 입은 운동선수의 최대 50%가 척추 협착증이 있는 것으로 밝혀짐[13]

방사/먼쪽 목뼈 통증 (Radiating/Distal Cervical Spine Pain)

목뼈척수 손상 (Cervical Cord Injury)

병력	손상기전	필수평가항목
• 환자는 특정 위치에서 예리한 통증, 무감각 또는 저림 증상 또는 손상지점 아래 마비증상 호소 • 만성 또는 급성으로 발생	• 척추 협착증의 원인이 될 수 있는 관절염(arthritic)의 변화 • 뼈조각, 출혈, 목뼈 척수 신경마비 또는 척수쇼크(spinal shock)에 의한 상(laceration)을 유발할 수 있는 사고	• 감각을 위한 촉진 • 환자에게 발가락과 손가락 모두 또는 한쪽만 움직이도록 요구 • 비상대체계획(emergency action plan)을 안정화하고 활성화 함

중요소견	진단근거
• 환자는 손상의 지점 아래에서 통증, 약화, 모두 또는 감각의 변화를 나타냄 • 손상기전과 척수 손상의 수준에 따라 결과가 결정됨	• 정중선 목통증 또는 팔과 다리의 양쪽 방사통의 증상을 호소하는 모든 운동선수는 스파인보드(spine board)를 이용하여 병원으로 후송되어야 함 • 방사선 사진, 컴퓨터 단층촬영(CT) 및 자기공명영상을 사용하여 손상의 원인을 파악할 수 있음[15]

방사/먼쪽 목뼈 통증 (Radiating/Distal Cervical Spine Pain)

목뼈척추증 (Cervical Spondylosis)

병력

- 환자는 목 통증, 약화와 감각 저하 호소
- 만성으로 발생

손상기전

- 관절 연골의 비정상적인 마모 또는 퇴행 및 뼈곁돌기(osteophytes)가 형성될 수 있음.
- 목뼈 추간판에 광물질 침전물(mineral deposits)이 있을 수 있음

필수평가항목

- 능동적 관절운동범위와 수동적 관절운동범위 평가
- 목뼈 촉진과 뒤에서앞으로(P/A) 미끄럼운동 수행
- 근력 평가

중요소견

- 나이가 증가할수록 환자의 유병률이 더 높을 것임
- 반드시 손상의 기전이 있을 필요는 없으며, 운동은 제한 될 것이며, 신경근이 압박되는 경우에는 운동기능뿐만 아니라 감각기능도 영향을 받을 수 있음

진단근거

- 방사선 사진, 컴퓨터단층촬영 및 자기공명영상은 진단을 확인하는데 사용될 수 있음
- 충돌 스포츠(collision sports)에 참가한 선수들이 조기 목뼈척추증에 더욱 노출되기 쉽다는 증거가 있음[16]

방사/먼쪽 목뼈 통증 (Radiating/Distal Cervical Spine Pain)

추간판 병변/탈출 (Intervertebral Disc Lesion/Herniation)

병력	손상기전	필수평가항목
● 환자는 목통증, 무감각과 저림 또는 방사통 호소 ● 만성 또는 급성으로 발생	● 외상 ● 접촉 스포츠(contact sports) 중 지속되고 반복적인 목뼈 부하 ● 시간이 지남에 따라 디스크의 마모로 인한 퇴행적인 변화	● 능동적 관절운동범위와 수동적 관절운동범위 평가 ● 촉진을 통한 목뼈 시진 ● 목뼈 압박 검사, 어깨관절 벌림 검사와 Spurling 검사 ● 근력 평가

중요소견	진단근거
● 환자는 목에 통증이 있고 관절운동범위가 감소할 수 있음 ● 환자는 무감각과 저림, 방사통 및 사지불완전마비에 대한 합병증이 있을 수 있음	● 방사선 사진, 컴퓨터단층촬영 및 자기공명영상은 진단을 확인하는데 사용될 수 있음 ● Spurling 검사(민감도 92%, 특이도 95%)[14]

방사/먼쪽 목뼈 통증 (Radiating/Distal Cervical Spine Pain)

신경근 충돌 (Nerve Root Impingement)

병력	손상기전	필수평가항목
● 환자는 특정 위치에서 날카로운 통증과 무감각 또는 저림 호소 ● 만성 또는 급성으로 발생 ● 통증은 목뼈 폄 또는 돌림으로 확인됨	● 관절염(arthritic)의 변화 ● 뼈조각(bony fragment), 출혈, 목뼈 척수 신경마비, 또는 척수쇼크(spinal shock)에 의한 열상 (laceration)을 유발할 수 있는 사고	● 신경학적 징후 검사인 upper quarter 검사 ● 목뼈 압박 검사, 어깨관절 벌림 검사와 Spurling 검사 ● 목뼈 능동적 및 수동적 관절운동범위 평가 ● 근력 평가

중요소견	진단근거
● 환자는 특정 신경근 손상에서 통증, 약화 및 감각 변화를 갖게 됨 ● 환자의 나이는 관절염의 변화에 대한 더욱 중요한 사항이며 스포츠는 일반적으로 급성 손상기전임	● 자기공명영상은 증상의 원인을 결정할 수 있음[15]

등뼈: 부위/연부조직 감별진단

중앙

- 후관절 기능장애
- 추간판 병변/탈출
- 갈비뼈 탈구(dislocation)/아탈구(subluxation)

주위

- 넓은등근(latissimus dorsi) 좌상/경련
- 척추주위근 좌상/경련
- 마름근(rhomboid) 좌상/경련
- 등세모근 좌상/경련

방사/먼쪽

- 추간판 병변/탈출
- 신경근 충돌
- 척수 손상

등뼈 손상의 임상적 평가

등뼈 중앙 통증 (Central Thoracic Spine Pain)

후관절 기능장애 (Facet Joint Dysfunction)

병력	손상기전	필수평가항목
● 환자는 뻣뻣함(stiffness)과 통증 호소 ● 만성 또는 급성으로 발생 ● 통증은 기침(coughing), 재채기(sneezing) 또는 심호흡(deep breathing)으로 확인됨	● 외상 ● 잘못된 자세 ● 퇴행적인 변화로 이어질 수 있는 반복적인 활동	● 서서 앞으로 굽힘 검사와 spring 검사 ● 엎드려 폄, 몸통 가쪽 굽힘, 몸통 돌림 평가 ● 후관절의 움직임과 갈비뼈 정렬 평가

중요소견	진단근거
● 환자는 심호흡, 기침, 또는 재채기를 통해 어깨뼈 아래에 방사될 수 있는 통증이 있을 수 있음 ● 환자는 과도한 굽힘, 아치 또는 뒤틀림의 병력이 있을 수 있음 ● 환자는 저가동성(hypomobile)이 된 후관절이나 갈비뼈가 있을 수 있음	● 진단증거가 없음

등뼈 중앙 통증 (Central Thoracic Spine Pain)

추간판 병변/탈출 (Intervertebral Disc Lesion/Herniation)

병력	손상기전	필수평가항목
● 환자는 등뼈에서 약간의 굽힘 활동과 통증을 호소 ● 급성 또는 만성으로 발생 ● 통증은 몸통 굽힘으로 확인됨	● 외상 ● 굽힙과 돌림을 포함한 잘못된 신체 역학	● 능동적 및 수동적 몸통 움직임 평가 ● 등뼈 신경근의 피부분절(dermatomes) 평가 ● 근력 평가 ● 근긴장(muscle guarding) 및 경련에 대한 촉진

중요소견	진단근거
● 아침에 통증이 자주 악화됨 ● 환자는 배근육 및 갈비사이근의 약하가 있을 수 있음; 앞으로 구부리고 앉는 것이 가장 불편함 ● 환자는 통증이 있는 쪽 반대쪽으로 굽힘되고 척추가 약간 굽힘되어 보행함	● 등뼈 추간판 탈출 증상의 유병률은 모든 추간판 탈출의 0.25% - 0.75%임 ● 자기공명영상은 진단을 확인하는데 자주 사용됨[17]

등뼈 중앙 통증 (Central Thoracic Spine Pain)

갈비뼈 탈구/아탈구 (Rib Dislocation/Subluxation)

병력	손상기전	필수평가항목
● 환자는 호흡곤란을 호소 ● 급성으로 발생 ● 통증이 심하며 움직임으로 확인됨	● 갈비뼈에 직접적인 타격 ● 심한 갈비뼈 염좌의 최종 결과	● 능동적 및 수동적 관절운동범위 평가 및 촉진 수행 ● 복장뼈(sternum) 및 척주(spinal column)를 시각적으로 검사 ● 호흡능력 평가

중요소견	진단근거
● 손상 시 극심한 통증 ● 환자는 만약 탈구되고 뼈가 탈골된 위치에 고정되면 눈에 보이는 변형이 나타날 것임 ● 탈구 위쪽으로 압통점이 있고, 갈비뼈 위쪽으로 부종과 멍이 있음 ● 심호흡, 기침, 또는 웃을때 통증과 탈구 위쪽이나 아래쪽으로 무감각 가능성 있음	● 진단증거가 없음

등뼈 주위 통증 (Peripheral Thoracic Spine Pain)

넓은등근 좌상/경련 (Latissimus Dorsi Strain/Spasm)

병력	손상기전	필수평가항목
• 환자는 등의 뻣뻣함을 호소 • 만성 또는 급성으로 발생 • 통증은 휴식 후에 움직임으로 확인됨	• 과사용 및 자세 • 근육의 과부하, 낙상 또는 비틀림	• 팔과 어깨의 관절운동범위 평가 • 바로누운자세에서 앉는 것과 같은 불완전(inequities)에 대한 골반 평가, 위앞엉덩뼈가시(ASIS)와 위뒤엉덩뼈가시(PSIS)의 수준 및 앞쪽으로 굽힘 검사 • 근육 결함 검사 • 넓은등근의 근력 평가

중요소견	진단근거
• 환자는 등 또는 허리통증과 어깨 통증의 가능성 있음 • 환자는 특히 휴식 후 움직임에서 통증을 호소할 수 있음 • 환자는 골반 무명(innominate)이 있을 수 있음 • 환자는 호흡할 때 통증이 있을 수 있음	• 진단증거가 없음

등뼈 주위 통증 (Peripheral Thoracic Spine Pain)

척추주위근 좌상/경련 (Paraspinal Strain/Spasm)

병력	손상기전	필수평가항목
● 환자는 허리통증 호소; 한쪽 또는 양쪽 ● 만성 또는 급성으로 발생 ● 통증은 능동적인 폄에서 확인됨	● 몸통 돌림과 함께 과부하, 준비되지 않았거나 발달되지 않은 척추에서 갑작스러운 폄 수축 ● 잘못된 자세	● 능동적 및 수동적인 몸통과 등뼈 움직임 평가 ● 척추주위근 촉진 ● 근력 평가

중요소견	진단근거
● 환자는 국소적으로 또는 광범위하게 통증이 있을 수 있음 ● 통증은 능동적인 폄과 수동적인 굽힘에서 나타날 수 있음 ● 방사통 또는 신경학적인 증상은 없음	● 진단증거가 없음

등뼈 주위 통증 (Peripheral Thoracic Spine Pain)

마름근 좌상/경련 (Rhomboid Strain/Spasm)

병력	손상기전	필수평가항목
● 환자는 어깨뼈 사이에서 근 긴장감 또는 압통 호소 ● 만성 또는 급성으로 발생 ● 통증은 팔의 움직임 또는 심호흡할 때 확인됨	● 잘못된 자세 ● 신체의 한쪽면으로 너무 무거운 짐을 운반하는 것과 같은 근육의 과부하 ● 조정과 같은 근육의 과사용	● 경련을 위한 근육 촉진 ● 등뼈의 관절운동범위와 어깨 움직임 평가 ● 근육 결함 검사 ● 근력 평가

중요소견	진단근거
● 환자는 마름근 내에 경련이 발생할 가능성이 높음 ● 환자는 특히 오버헤드(overhead) 움직임에서 통증이 있음 ● 환자는 심호흡할 때 통증을 경험할 것임	● 진단증거가 없음

등뼈 주위 통증 (Peripheral Thoracic Spine Pain)

등세모근 좌상/경련 (Trapezius Strain/Spasm)

병력	손상기전	필수평가항목
• 환자는 두통과 등 위쪽(upper back) 통증 호소 • 만성 또는 급성으로 발생 • 통증은 휴식 후 움직임에서 확인됨	• 너무 무거운 짐 운반; 근육 과부하 • 잘못된 자세 • 근육 과사용 • 스트레스	• 자세 평가 • 근육 결함 검사 • 목뼈, 등뼈 및 어깨의 관절운동범위 평가 • 근력 평가

중요소견	진단근거
• 환자는 근육에 압통점을 가지고 통증이 있음 • 환자는 특히 휴식 후에 오버헤드(overhead) 움직임과 활동에서 통증이 있음 • 환자는 목을 펴되게 할 수 있고 두통을 일으킬 수 있는 어깨뼈 사이에 통증	• 진단증거가 없음

방사/먼쪽 등뼈 통증 (Radiating/Distal Thoracic Spine Pain)

추간판 병변/탈출 (Intervertebral Disc Lesion/Herniation)

병력	손상기전	필수평가항목
• 환자는 등뼈에서 약간의 굽힘 활동과 통증을 호소 • 급성 또는 만성으로 발생 • 통증은 몸통의 굽힘에서 확인됨	• 외상 • 굽힘과 돌림을 포함한 잘못된 신체 역학	• 수동적 및 능동적인 몸통 움직임 평가 • 등뼈의 피부분절, 근육분절(myotomes)과 반응 평가 • 근력 평가 • 근긴장 및 경련에 대한 촉진

중요소견	진단근거
• 통증은 아침에 자주 악화되며, 방사됨 • 환자는 배근육과 갈비사이근의 약화가 나타날 수 있음 • 앞으로 굽힘과 의자에 앉는 것이 가장 불편함 • 환자는 통증이 있는 쪽 반대쪽으로 굽힘되고 척추가 약간 굽힘되어 보행함	• 등뼈 추간판 탈출 증상의 유병률은 모든 추간판 탈출의 0.25% - 0.75%임 • 사기공명영상은 진단을 확인하는데 자주 사용됨[17]

방사/먼쪽 등뼈 통증 (Radiating/Distal Thoracic Spine Pain)

신경근 충돌 (Nerve Root Impingement)

병력	손상기전	필수평가항목
● 환자는 신경분포에서 통증 호소 ● 만성 또는 급성으로 발생 ● 통증은 특정한 움직임에서 확인됨	● 추간판 탈출과 같은 외상 ● 협착	● upper quarter 검사의 반응, 근육분절 및 피부분절 평가 ● 관절운동범위 평가

중요소견	진단근거
● 환자는 피부분절 패턴, 약화, 감각 문제의 방사통과 반응 변화의 가능성이 있음 ● 환자는 무감각 또는 저림을 호소 ● 환자는 기침이나 재채기로 인해 통증이 증가할 가능성이 있음 ● 통증이 가슴이나 배에 방사될 수 있음	● 자기공명영상은 진단을 확인하는데 자주 사용됨[17]

방사/먼쪽 등뼈 통증 (Radiating/Distal Thoracic Spine Pain)

척수 손상 (Spinal Cord Injury)

병력	손상기전	필수평가항목
● 환자는 외상의 병력이 있고, 한쪽 또는 양쪽 다리에 영향을 받고, 장(bowel) 및 방광(bladder) 기능이 손상됨 ● 급성으로 발생	● 골절을 유발하는 등뼈의 압박(compression) ● 자동차 사고	● 기도(airway), 호흡(breathing) 및 순환(circulation) 평가(ABCs) ● 상처 검사 ● 운동기능 평가 ● 몸통 뿐만아니라 하지에 대한 피부분절 및 근육분절 검사 수행

중요소견	진단근거
● 병력 및 신체검사는 척수 손상과 일치함 ● 환자는 손상의 수준에서 피부분절과 근육분설에 상애가 있음	● 컴퓨터 단층촬영 및 자기공명영상은 뼈와 연부조직의 손상 정도를 확인하는데 자주 사용됨[17]

허리뼈: 부위/연부조직 감별진단

중앙

- 후관절 기능장애
- 추간판 병변/탈출
- 척추앞전위증 (spondylolisthesis)
- 척추분리증 (spondylolysis)

주위

- 허리뼈 염좌
- 척추주위근 좌상
- 척추주위근 경련
- 엉치엉덩관절(sacroiliac joint) 기능장애
- 엉치엉덩관절 염좌

방사/먼쪽

- 추간판 병변/탈출
- 신경근 충돌
- 궁둥신경통(sciatica)
- 척수 손상
- 척추앞전위증

허리뼈 손상의 임상적 평가

허리뼈 중앙 통증 (Central Lumbar Spine Pain)

후관절 기능장애 (Facet Joint Dysfunction)

병력

- 환자는 똑바로 서거나 의자에서 일어날때 뻣뻣함과 어려움을 호소
- 만성 또는 급성으로 발생
- 통증은 비틀림이나 아치 등(arching back)으로 확인됨

손상기전

- 외상
- 잘못된 자세
- 퇴행적인 변화로 이어질 수 있는 반복적인 활동
- 개방성(open) 기능장애 또는 폐쇄성(closed) 기능장애일 수 있음

필수평가항목

- 서서 앞으로 굽힘 검사, spring 검사 및 quadrant 검사
- 엎드려 폄, 몸통 가쪽 굽힘, 몸통 돌림 평가
- 근력 평가

중요소견

- 환자는 기능장애에 따라 가쪽 굽힘 및 돌림을 동반 한 굽힘이나 폄에 통증과 제한이 있음
- 환자는 등이 굽었을 수 있고 잘못된 역학적 자세로 들어 올릴 수 있음

진단근거

- quadrant 검사(민감도 100%, 특이도 12% – 22%)[19]

허리뼈 중앙 통증 (Central Lumbar Spine Pain)

추간판 병변/탈출 (Intervertebral Disc Lesion/Herniation)

병력	손상기전	필수평가항목
• 환자는 허리에서 약간의 굽힘 활동과 통증을 호소 • 급성 또는 만성으로 발생 • 통증은 몸통 굽힘으로 확인됨	• 외상 • 굽힙과 돌림을 포함한 잘못된 신체 역학	• lower quarter 검사 • 능동적 및 수동적 몸통 움직임 평가 • 뻗은발올림 검사, 건측뻗은발올림 검사, Milgram 검사, 궁둥신경(sciatic) 및 넙다리신경긴장 검사 • 근력 평가 • 근긴장 및 경련에 대한 촉진

중요소견	진단근거
• 아침에 통증이 자주 악화됨 • 환자는 하지의 약화가 있을 수 있음 • 앞으로 구부리고 앉는 것이 가장 불편함 • 환자는 통증이 있는 쪽 반대쪽으로 굽힘되고 척추가 약간 굽힘되어 보행할 것임 • 반사신경이 약해질 수 있음	• 자기공명영상(민감도 60% – 100%, 특이도 43% – 97%)[20] • 근육분절 근력 검사(민감도 93%, 특이도 27%) • 뻗은발올림 검사(민감도 92%, 특이도 28%) • 건측뻗은발올림 검사(민감도 28%, 특이도 90%)[21]

허리뼈 중앙 통증 (Central Lumbar Spine Pain)

척추앞전위증 (Spondylolisthesis)

병력	손상기전	필수평가항목
● 환자는 한쪽 또는 양쪽 통증 호소 ● 만성으로 발생 ● 통증은 폄 활동으로 확인됨	● 반복적인 폄 스트레스	● 특수검사는 필수적임 ● 자세, 능동적 및 수동적 관절운동범위 평가 ● 허리뼈의 계단변형(step off deformity)과 척추주위근 경련 검사 ● spring 검사, 한다리서기 검사 (single leg stance test)와 뻗은발올림 검사 ● 근력 평가

중요소견	진단근거
● 환자는 엉덩이와 넙다리 뒤가쪽으로 방사될 수 있는 국소적인 허리통증과 과도한 앞굽음(lordosis) 및 근육 불균형(imbalances)이 나타날 수 있음 ● 병력과 손상기전은 반복적인 폄과 통증의 잠행성발병(insidious onset)과 일치함 ● 관절간부(pars) 장애는 한쪽 또는 양쪽일 수 있음;청소년기에 일반적으로 유발되며 남성보다 여성이 더 높음	● 방사선 사진, 컴퓨터 단층촬영 및 자기공명영상은 진단을 확인하는데 사용될 수 있음[22]

허리뼈 중앙 통증 (Central Lumbar Spine Pain)

척추분리증 (Spondylolysis)

병력	손상기전	필수평가항목
● 환자는 한쪽 또는 양쪽 통증 호소 ● 만성으로 발생 ● 통증은 폄 활동으로 확인됨	● 반복적인 폄 스트레스	● 특수검사는 필수적임 ● 자세, 능동적 및 수동적 관절운동범위 평가 ● 허리뼈의 계단변형(step off deformity)과 척추주위근의 경련 검사 ● spring 검사, 한다리서기 검사(single leg stance test)와 뻗은발올림 검사 ● 근력 평가

중요소견	진단근거
● 환자는 국소적인 허리통증과 과도한 앞굽음 및 근육 불균형이 나타날 수 있음 ● 병력과 손상기전은 반복적인 폄과 통증의 잠행성발병(insidious onset)과 일치함 ● 관절간부 장애는 한쪽 또는 양쪽일 수 있음;청소년기에 일반적으로 유발되며 남성보다 여성이 더 높음	● 방사선 사진, 컴퓨터 단층촬영 및 자기공명영상은 진단을 확인하는데 사용될 수 있음[22]

허리뼈 주위 통증 (Peripheral Lumbar Spine Pain)

허리뼈 염좌 (Lumbar Sprain)

병력	손상기전	필수평가항목
● 환자는 깊은 날카로운 통증(sharp pain) 호소 ● 만성으로 발생 ● 확인된 통증은 활동이 있을 때 악화	● 외력에 의한 척추의 젖힘; 1회성 또는 반복적 ● 허리뼈 후관절의 인대에서 가장 흔히 발생 ● 편중된 물체를 들어올리거나 이동할 때 앞으로 굽힘하거나 비틀림할 때	● 능동적 및 수동적 허리뼈 움직임 평가 ● 정렬오류(misalignments)를 위한 척추 검사 ● 근력 평가

중요소견	진단근거
● 환자는 날카롭고 깊은 통증 호소 ● 환자는 통증에 의해 움직임이 제한되고 척추의 수동적 앞뒤쪽 또는 돌림 운동은 통증이 증가함	● 진단증거가 없음

허리뼈 주위 통증 (Peripheral Lumbar Spine Pain)

척추주위근 좌상 (Paraspinal Strain)

병력	손상기전	필수평가항목
● 환자는 허리통증 호소; 한쪽 또는 양쪽 ● 만성 또는 급성으로 발생 ● 통증은 능동적인 폄에서 확인됨	● 몸통 돌림과 함께 과부하, 준비되지 않았거나 발달되지 않은 척추에서 갑작스러운 폄 수축 ● 과도한 허리뼈 앞굽음증	● 능동적 및 수동적인 몸통과 허리뼈 움직임 평가 ● 척추주위근 촉진 ● 근력 평가

중요소견	진단근거
● 환자는 국소적으로 또는 광범위하게 통증이 있을 수 있음 ● 통증은 능동적인 폄과 수동적인 굽힘에서 나타날 수 있음 ● 엉덩이나 넙다리를 넘어 방사통이 없으며 신경학적인 증상도 없음	● 진단증거가 없음

허리뼈 주위 통증 (Peripheral Lumbar Spine Pain)

척추주위근 경련 (Paraspinal Spasm)

병력

- 환자는 허리에서 근 긴장과 경련 호소
- 급성으로 발생
- 통증은 활동의 유무로 확인됨

손상기전

- 허리를 보호하고 움직임을 제한하기 위하여 손상에 대한 반응으로 반사

필수평가항목

- 몸통과 허리뼈 움직임의 능동적 및 수동적 평가
- 척추주위근 촉진
- 근력 평가

중요소견

- 환자는 경련에 대한 국소적인 통증을 가지고 있음
- 통증은 능동적인 폄과 수동적인 굽힘에서 나타날 수 있음
- 엉덩이나 넙다리를 넘어 방사통이 없으며 신경학적인 증상도 없음

진단근거

- 진단증거가 없음

허리뼈 주위 통증 (Peripheral Lumbar Spine Pain)

엉치엉덩관절 기능장애 (Sacroiliac Joint Dysfunction)

병력	손상기전	필수평가항목
● 환자는 허리의 한쪽 또는 양쪽 모두 통증 호소 ● 만성 또는 급성으로 발생 ● 통증은 변화하는 자세로 확인됨	● 골프 스윙과 같은 한쪽(unilateral)으로 활동하는 동안 과도한 돌림 ● 양발을 붙이고 돌림, 앞으로 넘어짐, 뒤로 넘어짐, 한발에 무게를 실어 착지하면서 너무 멀리 내디딤 또는 들어올리는 동안 무릎을 잠금상태로 앞으로 굽힘	● 앉아 엉치 굽힘과 폄 검사, 엎드려 무릎 굽힘 검사와 서서 굽힘 검사 ● Gillet 검사, 엉치 잠김, 압박과 신연(distraction) 검사와 바로누운 자세에서 앉은자세 검사 ● 넙다리 밀기, Ganslen's, 엉치 밀기(sacral thrust), FABER 검사 ● 위앞엉덩뼈가시와 위뒤엉덩뼈가시 평가, 엉치뼈 바닥(sacral bases)과 ILAs와 두덩결합(pubic symphysis) ● 궁둥뼈결절의 대칭과 자세검사 ● 근력평가

중요소견	진단근거
● 이것은 여러 긍정적인 검사에 의한 진단임 ● 엉치엉덩관절에서 샅고랑부위 통증과 남성에서 고환 통증과 함께 넙다리 앞쪽, 뒤쪽 및 가쪽으로 가끔씩 방사통을 유발하는 압통을 촉진할 수 있음	● 압박검사(민감도 63%, 특이도 69%) ● 신연검사(민감도 60%, 특이도 81%) ● FABER 검사(민감도 63%, 특이도 76%) ● Gillet 검사(민감도 43%, 특이도 68%)[23]

허리뼈 주위 통증 (Peripheral Lumbar Spine Pain)

엉치엉덩관절 염좌 (Sacroiliac Joint Strain)

병력

- 환자는 허리의 한쪽 또는 양쪽모두 통증 호소
- 만성 또는 급성으로 발생
- 통증은 변화하는 자세로 확인됨

손상기전

- 골프 스윙과 같은 한쪽(unilateral)으로 활동하는 동안 과도한 돌림
- 양발을 붙이고 돌림, 앞으로 넘어짐, 뒤로 넘어짐, 한발에 무게를 실어 착지하면서 너무 멀리 내디딤 또는 들어올리는 동안 무릎을 잠금상태로 앞으로 굽힘

필수평가항목

- 앉아 엉치 굽힘과 폄 검사, 엎드려 무릎 굽힘 검사와 서서 굽힘 검사
- Gillet 검사, 엉치 잠김(sacral rocking), 압박과 신연(distraction) 검사와 바로누운 자세에서 앉은자세 검사
- 넙다리 밀기(thigh thrust), Ganslen' s, 엉치 밀기(sacral thrust), FABER 검사
- 위앞엉덩뼈가시와 위뒤엉덩뼈가시 평가, 엉치뼈 바닥(sacral bases)과 ILAs
- 자세, 궁둥뼈결절(ischial tuberosities)의 대칭 검사
- 근력 평가

중요소견

- 이것은 여러 긍정적인 검사에 의한 진단임
- 엉치엉덩관절에서 샅고랑부위 통증과 함께 넙다리 앞쪽, 뒤쪽 및 가쪽으로 가끔씩 방사통을 유발하는 압통을 촉진할 수 있음

진단근거

- 진단증거가 없음

방사/먼쪽 허리뼈 통증 (Radiating/Distal Lumbar Spine Pain)

추간판 병변/탈출 (Intervertebral Disc Lesion/Herniation)

병력	손상기전	필수평가항목
● 환자는 엉덩이 또는 다리 전체로 내려가는 허리통증과 약간의 굽힘 활동 호소 ● 급성 또는 만성으로 발생 ● 통증은 몸통 굽힘으로 확인됨	● 외상 ● 굽힙과 돌림을 포함한 잘못된 신체 역학으로 추간판 과부하 발생	● lower quarter 검사 ● 능동적 및 수동적 몸통 움직임 평가 ● 뻗은발올림 검사, 건측뻗은발올림 검사, Milgram 검사, 궁둥신경 및 넙다리신경긴장 검사 ● 근력 평가 ● 근긴장 및 경련에 대한 촉진

중요소견	진단근거
● 아침에 통증이 자주 악화됨 ● 환자는 하지의 약화가 있을 수 있음; 안쪽 굽힘과 앉는 것이 가장 불편함 ● 환자는 통증이 있는 쪽 반대쪽으로 굽힘되고 척추가 약간 굽힘되어 보행할 것임; 반사신경이 약해질 수 있음	● 자기공명영상(민감도 60% – 100%, 특이도 43% – 97%)[20] ● 근육분절 근력 검사(민감도 93%, 특이도 27%) ● 뻗은발올림 검사(민감도 92%, 특이도 28%) ● 건측뻗은발올림 검사(민감도 28%, 특이도 90%)[21]

방사/먼쪽 허리뼈 통증 (Radiating/Distal Lumbar Spine Pain)

신경근 충돌 (Nerve Root Impingement)

병력	손상기전	필수평가항목
• 환자는 신경분포에서 통증 호소 • 만성 또는 급성으로 발생 • 통증은 특정한 움직임에서 확인됨	• 추간판 탈출과 같은 외상 • 협착	• valsalva 검사, 뻗은발올림 검사, slump 검사, Milgram 검사, Kernig 검사, 건측뻗은발올림 검사, Lasegue 검사, Babinski와 quadrant 검사 • 근육분절과 피부분절 평가

중요소견	진단근거
• 환자는 피부분절 패턴, 약화, 감각 문제의 방사통과 반응 변화의 가능성이 있음 • 환자는 무감각 또는 저림을 호소 • quadrant 검사, slump 검사, 뻗은발올림 검사, valsalva, Milgram, 및 Kernig 검사에서 모두 양성임	• 자기공명영상(민감도 60% – 100%, 특이도 43% – 97%)20 • 근육분절 근력 검사(민감도 93%, 특이도 27%) • 뻗은발올림 검사(민감도 92%, 특이도 28%) • 건측뻗은발올림 검사(민감도 28%, 특이도 90%)[21]

방사/먼쪽 허리뼈 통증 (Radiating/Distal Lumbar Spine Pain)

궁둥신경통 (Sciatica)

병력	손상기전	필수평가항목
● 환자는 넙다리 뒤쪽과 안쪽 아래로 방사되는 엉덩이 통증 호소 ● 만성 또는 급성으로 발생	● 궁둥신경의 염증상태 ● 추간판 탈출에 의한 압박	● 뻗은발올림 검사 ● 촉진하여 궁둥신경 평가 ● 다른 의심되는 병리 확인

중요소견	진단근거
● 환자는 넙다리 뒤쪽과 안쪽 아래로 날카로운 통증과 쑤시는 통증(shooting pain)이 있음 ● 뻗은발올림 시 통증 증가 ● 환자는 신경경로를 따라 약간의 무감각 또는 저림이 있음 ● 궁둥신경은 촉진에 극도로 민감함	● 뻗은발올림 검사(민감도 92%, 특이도 28%)[17]

방사/먼쪽 허리뼈 통증 (Radiating/Distal Lumbar Spine Pain)

척수 손상 (Spinal Cord Injury)

병력	손상기전	필수평가항목
● 환자는 외상의 병력이 있고, 한쪽 또는 양쪽 다리에 영향을 받고, 장 및 방광 기능이 손상됨 ● 급성으로 발생	● 얕은물에서 다이빙, 총상, 낙상, 자동차 사고 또는 산업재해(industrial accident)	● 장과 방광 기능에 대한 질문 ● 기도(airway), 호흡(breathing) 및 순환 circulation) 평가(ABCs) ● 상처 검사 ● 운동기능 평가 ● 촉진 수행

중요소견	진단근거
● 병력 및 신체검사는 척수 손상과 일치함 ● 환자는 한쪽 또는 양쪽 다리에 영향을 받을 수 있고, 또한 신경학적인 증상과 더불어 장과 방광 문제가 있을 수 있음	● 컴퓨터 단층촬영 및 자기공명영상은 뼈와 연부조직의 손상 정도를 결정하는데 사용됨[18]

허리뼈 중앙 통증 (Central Lumbar Pain)

척추앞전위증 (Spondylolisthesis)

병력

- 환자는 한쪽 또는 양쪽 통증 호소
- 만성으로 발생
- 통증은 폄 활동으로 확인됨

손상기전

- 반복적인 폄 스트레스

필수평가항목

- 특수검사는 필수적임
- 자세, 능동적 및 수동적 관절운동범위 평가
- 허리뼈의 계단변형과 척추주위근의 경련 검사
- spring 검사, 한다리서기 검사와 뻗은발올림 검사
- 근력 평가

중요소견

- 환자는 엉덩이와 넙다리 뒤가쪽으로 방사될 수 있는 국소적인 허리통증과 과도한 앞굽음 및 근육 불균형이 나타날 수 있음
- 병력과 손상기전은 반복적인 폄과 통증의 잠행성발병과 일치함
- 부분 장애는 한쪽 또는 양쪽일 수 있음;청소년기에 일반적으로 유발되며 남성보다 여성이 더 높음

진단근거

- 방사선 사진, 컴퓨터 단층촬영 및 자기공명영상은 진단을 확인하는데 사용될 수 있음[22]

척추 통증 (Spine Pain)

뼈/관절면에 대한 손상 (Injuries to Bone/Joint Surfaces)

일반적인 골절

- 목덜미인대(ligament nuchae) 박리(avulsion) (clay shoveler' s fracture)
- 신경활(neural arch) 골절
- 갈비뼈 골절(척추부위와 연관)
- 가시돌기(spinous process) 골절
- 척추앞전위증
- 척추분리증 스트레스 골절
- 가로돌기(transverse process) 골절
- 척추뼈몸통압박 골절(compression fracture)
- 척추파열 골절(burst fracture)

메모: 스트레스 골절은 기계적 부하 요인 및 뼈 건강의 부전(insufficiency)을 초래하는 신진 대사 문제로 인해 발생할 수 있다. 환자의 병력, 활동수준 및 뼈 건강을 신중하게 고려해야 한다.

임상의학자는 또한 급성 손상기전에 대해 신중히 고려해야 하며 급성손상 후 추적 및 방사선 평가를 해야 한다.

가상환자: 재검토

뒤쪽 허리뼈에 어떤 구조가 있는지 알기 위해 몇 가지 조건을 배제할 수 있어야 한다. 당신은 척추분리증과 척추앞전위증에 대한 차이를 알아야 한다.

학습활동: 사례연습

부록에 제공된 빈 템플릿을 사용하여 아래 제공된 사례에 대한 차별 진단지도 및 임상 결과 개요를 작성하면 된다. 가상환자에 대해 일할 때는, "정답"으로 건너 뛰어 진단 내리려고 하는 경향이 있기 쉽다. 그러나, 감별 진단에 대한 시각적 학습 방법은 제공된 정보의 모든 가능성을 고려하도록 설계되었다. 행운을 빈다.

가상환자: 역도선수의 허리통증

병력

Georgia은 28세 역도선수로 허리통증을 호소한다. 그녀는 시합을 기다리고 있었고 바를 이용하여 준비운동을 하는 동안 허리를 다쳤다. 그녀는 여러 번 수행해 왔던 것처럼 그녀가 바를 집어 들었다고 하였으며, 일어 서기 위하여 갔을 때 그녀는 허리에서 극심한 통증을 느꼈다고 한다. 그녀는 엉덩이 또는 다리 아래로 내려가는 방사통은 아니라고 한다. 통증은 움직임에 따라 더욱 날카롭고, 통증 때문에 그녀는 움직일 수가 없다.

신체검사

당신의 검사에서 허리뼈 L3~L5 수준의 가시돌기 가쪽면에서 허리 위쪽으로 촉진에 대한 압통점은 없는 것으로 나타났다. 환자는 굽힘과 돌림을 위한 수동적 허리뼈 움직임에서 통증이 있다. 또한 능동적인 움직임에서도 통증이 있다. 환자는 lower quarter 검사에서 음성이다. 뻗은 발올림 검사도 음성이였다. 환자는 오른쪽보다 왼쪽 척추주위근을 따라 더 심한 근긴장이 있다.

참고문헌

1. Deyo RA, Mirza SK, Martin BI. Back pain prevalence and visit rates: Estimates from US national surveys, 2002. *Spine.* 2006;31:2724-2727.
2. Carey TS, Evans AT, Hadler NM, et al. Acute severe low back pain: A population-based study of prevalence and care-seeking. *Spine.* 1996;21:339-344.

3. Trainor TJ, Trainor MA. Etiology of low back pain in athletes. *Curr Sports Med Rep.* 2004;3:41-46.
4. d'Hemecourt PA, Gerbino PG, Micheli LJ. Back injuries in the young athlete. *Clin Sports Med.* 2000;19:663-679.
5. Auvinen JP, Tammelin TH, Taimela SP, et al. Musculoskeletal pain in relation to different sport and exercise activities in youth. *Med Sci Sports Exerc.* 2008;40(11):1890-1900.
6. An HS, Jenis LG, Vaccaro AR. Adult spine trauma. In: Beaty JH, ed. *Orthopaedic Knowledge Update 6.* Rosemont, IL: American Academy of Orthopaedic Surgeons; 1999:653-671.
7. Watkins RG, Dillin WM. Lumbar spine injuries. In: Fu FF, Stone DA, eds. *Sports Injuries: Mechanisms, Prevention, Treatment.* Baltimore, MD: Williams & Wilkins; 1994:877-948.
8. Keene JS, Albert MJ, Springer SL, Drummond DS, Clancy WG Jr. Back injuries in college athletes. *J Spinal Disord.* 1989;2:190-195.
9. Micheli LJ, Wood R. Back pain in young athletes: Significant differences from adults in causes and patterns. *Arch Pediatr Adolesc Med.* 1995;149:15-18.
10. Bono CM. Low-back pain in athletes. *J Bone Joint Surg Am.* 2004;86-A(2):382-396.
11. Manchikanti L. Epidemiology of low back pain. *Pain Physician.* 2000;3(2):167-192.
12. Petering RC, Webb C. Treatment options for low back pain in athletes. *Sports Health.* 2011;3(6):550-555.
13. Chang D, Bosco JA. Cervical spine injuries in the athlete. *Bull NYU Hosp Jt Dis.* 2006;64(3-4):119-129.
14. Shah KC, Rajshekhar V. Reliability of diagnosis of soft cervical disc prolapse using Spurling's test. *Br J Neurosurg.* 2004;18(5):480-483.
15. Bettencourt RB, Linder MM. Treatment of neck injuries. *Prim Care.* 2013;40(2):259-269.
16. Triantafillou KM, Lauerman W, Kalantar SB. Degenerative disease of the cervical spine and its relationship to athletes. *Clin Sports Med.* 2012;31(3):509-520.
17. Baranto A, Börjesson M, Danielsson B, Hellström M, Swärd L. Acute chest pain in a top soccer player due to thoracic disc herniation. *Spine.* 2009;34(10): E359-62.
18. Looby S, Flanders A. Spine trauma. Radiol Clin North Am. 2011;49(1):129-163.
19. Cook C, Hegedus E. Diagnostic utility of clinical tests for spinal dysfunction. *Man Ther.* 2011;16(1):21-25.
20. Jarvik JG, Deyo RA. Diagnostic evaluation of low back pain with emphasis on imaging. *Ann Intern Med.* 2002;137(7):586-597.
21. van der Windt DA, Simons E, Riphagen II, et al. Physical examination for lumbar radiculopathy due to disc herniation in patients with low-back pain. *Cochrane Database Syst Rev.* 2010;17(2):CD007431.
22. McTimoney CA, Micheli LJ. Current evaluation and management of spondylolysis and spondylolisthesis. *Curr Sports Med Rep.* 2003;2(1):41-46.
23. Szadek KM, van der Wurff P, van Tulder MW, Zuurmond WW, Perez RS. Diagnostic validity of criteria for sacroiliac joint pain: A systematic review. *J Pain.* 2009;10(4):354-368.

7

어깨

The Shoulder

어깨의 위팔어깨관절(glenohumeral joint)은 큰 어깨 복합체의 중요한 부분 중 하나이다. 어깨 복합체에는 여러 개의 관절이 포함되어 있으며, 고유의 움직임을 하게 되면, 3°의 자유도 및 상당한 관절 가동 범위를 가지게 된다. 어깨 관절은 또한 축성 골격(axial skeleton)에서 팔다리 골격(appendicular skeleton)의 상지 부분을 결합시키는 것을 도와준다. 위팔어깨관절(glenohumeral joint), 봉우리빗장관절(acromioclavicular joint), 복장빗장관절(sternoclavicular joint)과 견갑흉부관절(scapulothoracic articulation)은 어깨에서 완전히 통증이 없는 가동범위를 위해 서로 협력해야 한다. 상지의 높은 가동성을 가지는 것은 인간의 자산이다. 그러나 높은 가동성은 그만큼의 대가를 치르게 된다. 깊고 안정된 고관절과는 다르게 어깨의 위팔어깨관절은 안정성이 감소하는 대신 가동성이 좋은 관절이다. 가동성과 안정성은 항상 연속체에서 작동한다. 증가하는 안정성은 가동성을 손상시키는 것을 의미하며 반대의 경우에도 마찬가지이다. 본질적으로 불안정한 관절과 대항하기 위하여 주변 근육과 힘줄 조직은 종종 과활동성이 되며, 이로 인해 다양한 만성 손상(근건좌상, 건염, 윤활낭염)으로 이어진다. 이러한 균형은 경쟁적이고 레크레이션적인 선수를 위한 역설을 만들어 낼 수 있다: 적절한 힘을 발생시키는 것(예, 던지는 동작), 어깨의 구조는 전 범위의 가동범위를 달성하기에 충분히 느슨함을 가져야만 하고 아탈구(subluxation)를 방지하는 안정성을 가져야 한다. 이것을 종종 던지기의 역설이라고 부른다.[1]

과운동성(hypermobile) 환자는 다방향 불안정성(MDI)으로 분류된다. 어깨 과운동성은 운동선수들과 좌식을 주로 하는 사람들의 가능부전과 통증의 흔한 원인이다.[2]

다 방향 불안정성을 가진 환자는 한 방향 이상에서 비정상적인 위팔어깨관절의 이완성을 가지고 있다. 수영, 체조, 배구, 테니스 선수와 같은 어깨의 반복적인 미세손상은 어깨 관절낭과 인대의 반복적인 신장을 통해 다방향 불안정성을 만들어 낼 수 있다. 과운동성 환자는 과도한 가동성과 관련된 어깨관절와순(labrum), 회전근개 건병증(rotator cuff tendinosis), 어깨충돌

병인(impingement pathologies), 활액낭염(bursitis) 및 기타 2차 문제에 과사용 손상을 경험할 가능성이 더 크다.[3-6]

반면 연부조직의 병리현상을 보이는 연속체의 마지막에 있는 환자들은 동작의 기능적 감소와 관련이 있다. 환자들은 특정 방향으로 어깨의 저가동성을 경험할 수 있다. 대신에 오버헤드 동작의 선수들은 임상적으로 내적 충돌 병변으로 나타나는 위팔어깨 안쪽돌림 결핍(GIRD)과 연관된 뒤 관절낭의 빳빳함으로 점진적으로 발전할 수 있다.[7,8] 오목위팔 관절에 대한 가장 심각한 저가동성 문제는 동결견(frozen shoulder)이다. 동결견 또는 유착성 관절낭염(adhesive capsulitis)은 내인성 어깨 질환이 없는 경우에 발생하는 능동 및 수동 어깨 움직임의 뚜렷한 제한을 가지는 불확실한 병인의 상태이다[9]. 유착성 관절낭염은 보통 점진적으로 발병하며, 환자는 일상생활 활동이 제대로 이루어지지 않을 때 치료를 한다.

이러한 예는 임상의가 주의 깊고 신중하게 어깨 통증환자를 평가할 필요성을 보여 준다. 안정성과 가동성을 정밀하게 이해하고 있는 임상가들은 현재 나타나는 어깨 손상의 범위를 검진하는 것이 더 나을 것이다. 스포츠와 신체활동의 본질은 어깨가 최적에 위치에 놓이게 하고, 타격을 가할 수 있고, 큰 힘을 생성 및 흡수해야 한다. 스포츠 의학 실무자는 환자들의 근본적인 문제를 식별할 때 만성과 급성 손상에 숙달되어 있어야 한다. 실무자는 진단상의 노력에 도움이 되도록 차별화되는 진단 도식을 작성하여 수행하게 될 것이다.

가상환자: 배구선수의 어깨 통증

병력

한나는 왼쪽 어깨의 통증을 호소하는 16세 배구선수이다. 그녀는 아웃사이드 히터(outside hitter)로 배구를 시작하였으며 오버헤드를 담당할 수 있는 유일한 소녀 중 한 명이다. 배구를 하는 동안 서브할 때 통증이 가장 심하고 집에서도 그녀의 팔이 그 위치에 놓여 있을 때 통증이 증가한다. 학교에 무거운 가방을 들고 이동할 때 통증이 증가하게 된다. 과거 어깨 부상 이력은 없었다. 그녀는 수영선수였고, 축구팀의 골키퍼였다. 그녀는 왼손잡이이다.

신체검사

검사 결과 좌측 후 가쪽 위를 촉진하였을 때 압통이 있다. 능동적 움직임에서 콕업동작(cock up)과 오버헤드 위치에서 통증이 있다. 다음의 검사는 양성이다: 니어 검사(Neer's), 하킨스-케네디(Hawkins-Kennedy), 뒤 충동검사(posterior impingement testing), 네거티브 크로스 오버 검사(negative cross-over testing). 환자는 빈 깡통검사(empty can testing) 뿐만 아니라, 왼쪽 어깨를 0° 가쪽돌림에서 도수근력 검사(MMT)와 90° 로 외전을 하였을 때 통증이 있다. 도수근력 검사는 0° 어깨 벌림(abduction)과 가쪽돌림과 안쪽돌림, 풀 캔 검사(full can testing) 에서 5/5점이었고, 빈 깡통 검사와 90° 벌림 검사에서는 4/5점이었다.

스피드 검사(speed' s testing)와 오브라이언 검사(O' Brien' s testing), 들어올리기 검사(lift off testing)에서는 음성이었다.

환자는 앞 · 뒤로 미끄러짐(glide)과 함께 이완성을 가지고, 고랑 검사(sulcus test)에서는 양성이었다. 또한 과운동성의 Beighton Scale 검사에서는 9/9점이었다.

임상 결정

임상 검사의 정보로부터 임상적 의사 결정을 안내하는 다음 질문을 자신에게 물어보는 것을 사용:

- 당신의 감별진단은 무엇 입니까?
- 감별을 돕기 위한 어떤 주요한 결과가 있습니까?
- 병력과 신체검사와 관련된 가능한 손상은 무엇입니까?

해부도와 어깨에 발생할 수 있는 손상 및 상태에 대한 철저한 고려를 검토한다. 당신의 사고과정을 안내하고 가능성을 조직하기 위해 감별진단 도식을 사용한다. 이 정보의 조직화된 종합은 임상 결정을 결정하는 핵심이다. 이 장의 마지막 부분에서 이 사례를 다시 검토할 것이다.

해부도: 어깨 (Anatomy Map: Shoulder)

앞 (ANTERIOR)

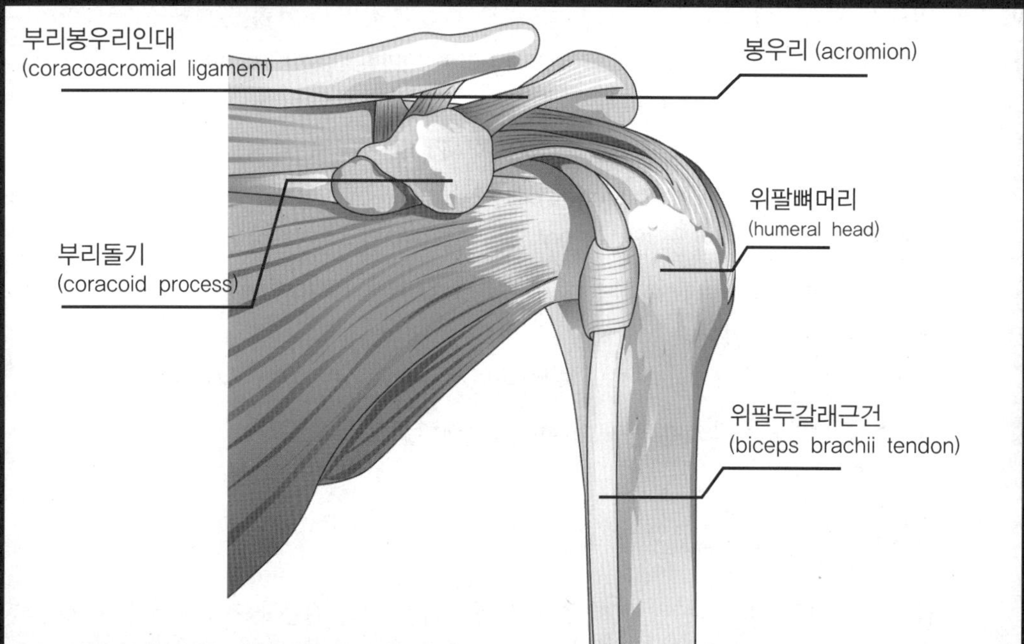

뒤 (POSTERIOR)

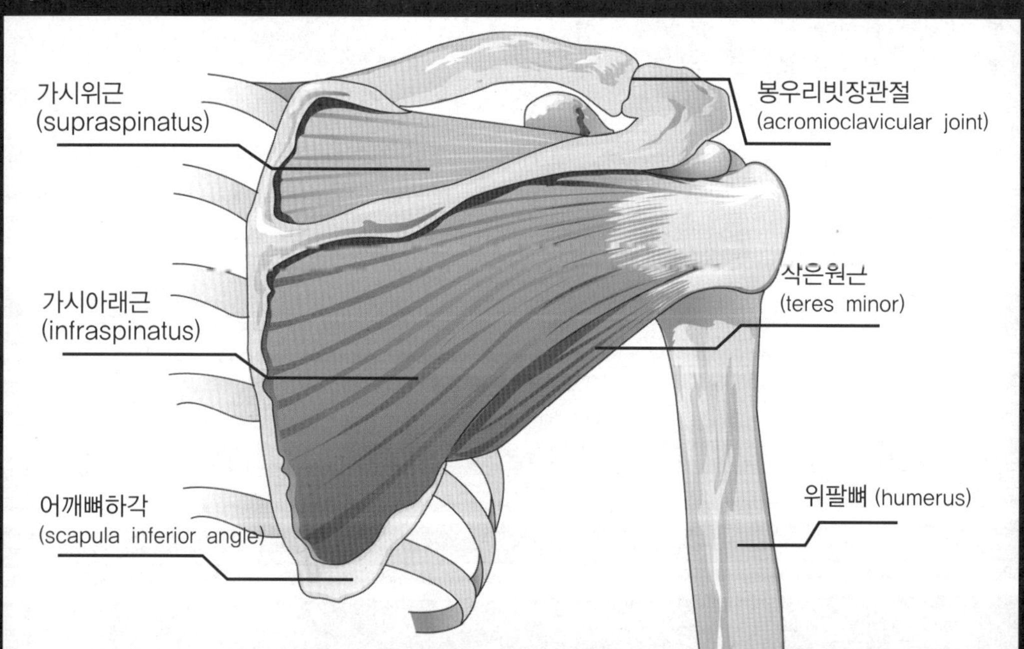

해부도: 어깨 (Anatomy Map: Shoulder)

심부 (DEEP)

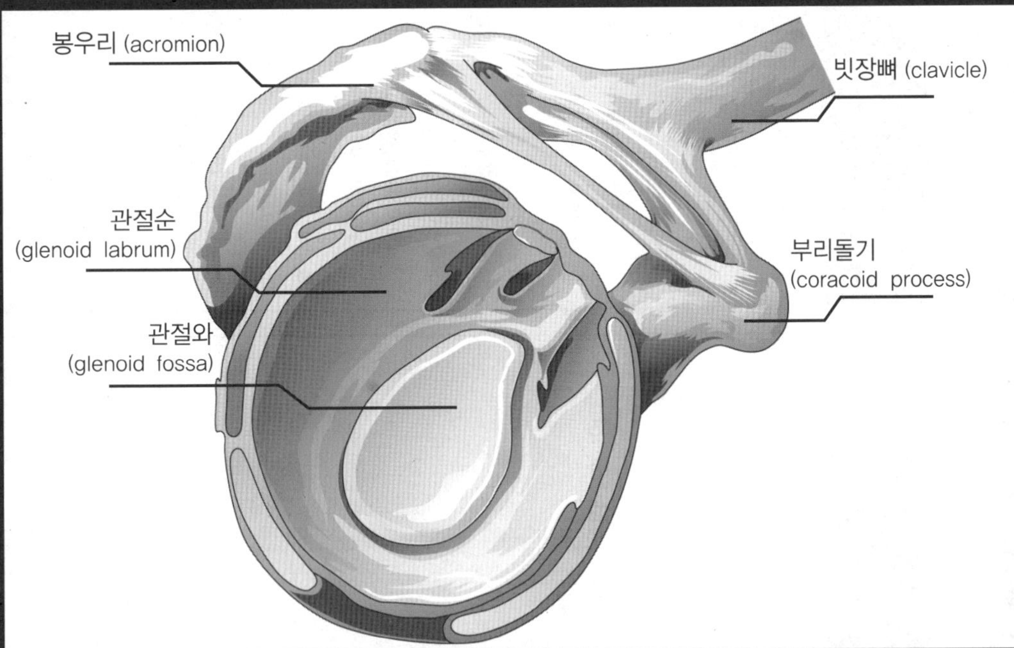

표층 (SUPERFICAL)

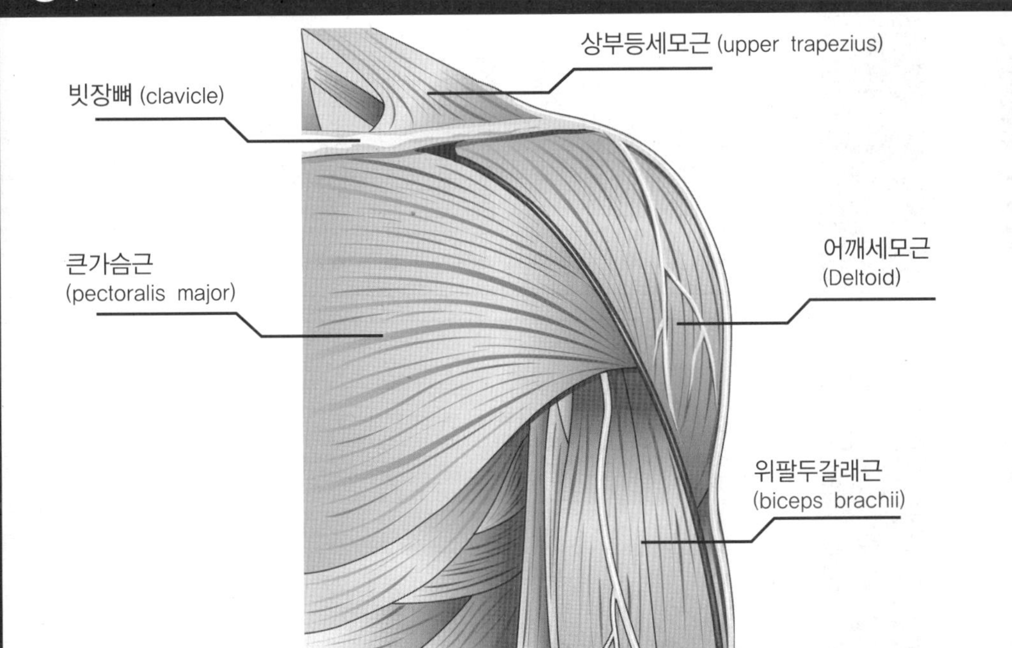

어깨 도식: 부위/연부조직 감별진단

앞

- 위팔어깨 탈구/ 아탈구
- 만성 앞 불안정성
- 위팔두갈래근건병증
- 위팔두갈래근건파열
- 큰가슴근건 좌상
- 1차 어깨 충돌증후군
- 2차 어깨 충돌증후군
- 흉곽 출구증후군(TOS)

뒤

- 관절순 파열
- 뒤위팔어깨 탈구/ 아탈구
- 내적 또는 뒤 충돌증후군
- 뒤위팔어깨 불안정성
- 어깨뼈 운동장애 (scapula dyskinesis)
- 익상 견갑골
- 등세모근 좌상
- 등세모근 압통점/ 경련

안쪽

- 목갈비근(scalene)
- 복장빗장관절 염좌 (sternoclavicular sprain)
- 목빗근 좌상 (sternocleidomastoid strain)

가쪽

- 봉우리빗장관절 염좌 (acromioclavicular joint sprain)
- 위팔어깨 유착성 관절낭염(glenohumeral adhesive capsulitis)
- 어깨세모근 좌상 (deltoid muscle strain)
- 파르소니지 터널증후군 (parsonage turner syndrome)
- 어깨돌림근띠 좌상 (rotator cuff strain)
- 어깨돌림근띠 건병증 (rotator cuff tendinopathy)
- 봉우리밑 윤활낭염 (subacromial bursitis)

견부 복합체 (Shoulder Girdle)

뼈/관절 표면 손상 (Injuries to Bone/Joint Surfaces)

일반적인 골절

- **빗장뼈**- 빗장뼈 골절의 Neer의 분류
  - 근위 1/3 (최소 공통점)
    - Type Ⅰ – 최소 변위
    - Type Ⅱ – 상당한 변위
    - Type Ⅲ – 관절표면 골절
    - Type Ⅳ – 골단 분리
    - Type Ⅴ – 분쇄
  - 중앙 1/3(가장 흔함(80%); 변위의 정도에 따라 식별
  - 원위1/3(빗장뼈 골절의 가장 복잡함)
    - Type Ⅰ –최소 변위
    - Type Ⅱ – 부리빗장인대에서 중앙 골절
    - Type Ⅲ – 관절표면 골절
    - Type Ⅳ – 근위 부서진 뼈 조각과 함께 골막에 손상이 없는 인대
    - Type Ⅴ – 분쇄
- **어깨뼈**
  - 흔하지 않음; 모든 어깨 골절의 3~5%
  - 해부학의 위치에 의해 묘사됨. 어깨뼈는 5개 부위로 나눠진다: 관절와 목(glenoid neck), 관절내 관절와(intra-articular glenoid), 어깨뼈 몸통과 어깨뼈 극(scapula body and spine), 부리돌기와 어깨뼈 봉우리
- **근위위팔뼈 골절**(노인에게서 가장 흔함)
  - 각과 변위 및 관절 내와 비교하여 관절 외를 기준으로 복잡한 분류
  - 위팔뼈머리에서 보통 뒤위팔어깨뼈 탈구로의 압박 골절
  - 골단 손상은 청소년들에게서 가장 고려

어깨 손상의 임상 평가

앞어깨 통증 (Anterior Shoulder Pain)

위팔어깨관절 탈구/ 아탈구 (Glenohumeral Dislocation/Subluxation)

병력	손상기전	필수평가항목
● 환자는 아마 급성손상 또는 만성 불안정성과 관련된 불편함을 호소 ● 어깨 앞과 아래쪽에 통증이 있다. ● 위팔어깨관절(GH)에 아탈구가 있는 환자는 어깨 벌림과 가쪽돌림과 함께 불안정성의 감각을 묘사	● 급성 손상기전(MOI) ● 팔이 펴진 상태에서 넘어짐 ● 만성 불안정성은 아마 특정동작에서 증상이 생기기 시작함	● 어깨세모근 변형의 윤곽이 관찰 ● 가능하면 동작과 근력을 평가 ● 불안정/재배치 검사를 수행 ● 고랑 징후 또는 아래 미끄러짐 ● 상부 관찰

중요소견	진단근거
● 오목위팔 관절의 외상 병력이 있는지 확인 ● 통증, 어깨세모근의 편평함과 환자의 팔을 지지하는 것은 위팔어깨관절의 탈구와 정복(reduction)되지 않는 것을 암시 ● 정복과 적절한 의뢰가 보장 ● 최근 아탈구를 가진 환자는 '미끄러져 움직이는' 감각을 호소	● 최초 탈구는 방사선 평가를 참조해야만 한다. ● 불안정성 검사 (민감도 65.6%, 특이도 95.4%) ● 재배치 검사 (민감도 64.6%, 특이도 90.2%)[10]

앞어깨 통증 (Anterior Shoulder Pain)

만성 어깨 불안정성 (Chronic Anterior Instability)

병력

- 환자는 아마 만성 불안정성과 관련된 불편함을 호소
- 어깨 앞과 아래쪽에 통증
- 벌림/ 가쪽돌림과 함께 불안정성 감각(90/90)
- 기능적 활동의 어려움

손상기전

- 일반화된 이완(유전)
- 이전 급성 위팔어깨관절 탈구
- 만성 불안정성은 아마 특정동작에서 증상이 생기기 시작함

필수평가항목

- 동작과 근력 평가
- 불안정/재배치 검사를 수행
- 고랑 징후 또는 아래 미끄러짐
- 상부 관찰
- 관절순 손상을 위한 위팔어깨관절 평가 (O'Brien, jerk, grind test)
- 기능적 평가

중요소견

- 최근 아탈구를 가진 환자는 '미끄러져 움직이는' 감각을 호소
- 논리적인 병력에 신체검사의 상관관계는 필수적

진단근거

- 초음파(민감도 20%에서 90%, 특이도 25%에서 90%)
- 자기공명혈관조영술(MRA)(민감도 80%에서 100%, 특이도 50%에서 100%)[11]

앞어깨 통증 (Anterior Shoulder Pain)

위팔두갈래근 건병증 (Biceps Tendinopathy)

병력	손상기전	필수평가항목
● 환자는 위팔두갈래근에서 앞위팔에서 압통을 느낌 ● 오버헤드 동작과 던지는 동작에서 통증 ● 어깨 앞에서 염발음(snapping)	● 만성 손상의 기전 ● 반복적인 오버헤드 활동 ● 위팔두갈래근건병증은 다른 위팔어깨관절 상태의 2차적인 문제	● 위팔두갈래근 변형의 윤곽이 관찰 ● 위팔어깨관절과 위팔두갈래근의 동작과 도수근력(MMT)을 평가 ● 통증의 촉진 ● 위팔두갈래근의 특수검사(Speed's, Yergason's, biceps load testing)

중요소견	진단근거
● 환자의 두갈래근 고랑의 위팔두갈래근 장두는 약화 ● 머리 위로 들어 올리는 동작과 활동에서 통증이 증가 ● 야간통이 일반적임 ● 위팔두갈래근건병증은 종종 이차적인 증상이기 때문에 임상의가 위팔두갈래근건에 대한 스트레스의 근본원인을 결정하는 것이 필수적	● Speed's test(민감도 49%에서 71%, 특이도 60%에서 85%) ● Yergason's test(민감도 14%에서 75%, 특이도 78%에서 81%) ● 위팔두갈래근 촉진(민감도 57%, 특이도 75%)[10]

앞어깨 통증 (Anterior Shoulder Pain)

위팔두갈래근건 파열 (Biceps Tendon Rupture)

병력

- 환자는 아마도 급성 손상을 보고
- 갑작스럽고 극심한 통증
- 환자는 '우두둑' 하는 소리를 들음
- 외상, 스포츠 참여 또는 무거운 웨이트 들어올리기를 할 때 병력을 묘사

손상기전

- 급성 손상의 기전
- 밖으로 팔을 스트레칭된 상태에서 떨어짐
- 만성 불안정성은 아마 특정동작에서 증상이 생기기 시작함

필수평가항목

- 위팔두갈래근 변형의 윤곽이 관찰
- 가능하다면 동작과 근력을 평가
- 근육과 힘줄 구조를 촉진
- Ludington test에서 변형이 관찰

중요소견

- 상지의 뽀빠이 변형, 초기에 나타는 반상출혈(ecchymosis)과 '우두둑' 소리를 보고함
- 건병증의 병력을 가진 중년에게서 전형적인 손상이 나타남
- 젊은 사람은 외상적 추락, 무거운 무게 들어올리기, 스포츠 활동 동안에 위팔두갈래근의 파열이 발생

진단근거

- 위팔두갈래근의 장두와 함께 근위 파열이 대부분이다 (90%에서 97%).
- 병력과 신체검사를 통하여 보통 진단됨; 앞어깨의 초음파 검사는 조직 보존과 치료계획에 도움을 주는데 유용하고 신뢰할 수 있는 평가를 제공.[12]

앞어깨 통증 (Anterior Shoulder Pain)

큰가슴근건 좌상 (Pectoralis Musculotendinous Strain)

병력	손상기전	필수평가항목
• 환자는 아마도 심각한 손상의 갑작스런 사건을 보고 • 근육의 기시부에 통증(복장뼈를 따라서), 근육의 중간 근복, 또는 근육의 정지부(위팔뼈) • 무거운 무게를 들 때 통증	• 급성 손상의 기전 • 너무 무거운 무게를 드는 것과 관련 • 수평벌림에서 근육의 과신장	• 큰가슴근의 작용을 위한 위팔어깨관절 두갈래근의 능동적 가동범위(AROM) 평가(위팔 뼈 굽힘, 벌림, 안쪽 돌림) • 조직의 변형을 위한 관찰과 촉진 • 큰가슴근과 작은가슴근을 위한 도수근력 검사

중요소견	진단근거
• 기전과 일치하는 손상 • 무게를 들어 올리는 것과 관련된 일반적 손상 • 근육강화 스테로이드(anabolic steroid)남용에 따른 이차적인 일반 손상과 관련됨	• 벤치 프레스를 하는 동안 발생할 수 있는 원인이 47%이상이다. • 자기공명영상(MRI)는 진단을 확진하는데 사용[13]

앞어깨 통증 (Anterior Shoulder Pain)

1차적인 충돌증후군 (Primary Impingement Syndrome)

병력	손상기전	필수평가항목
● 환자는 앞과, 앞에서 가쪽으로 어깨의 통증을 호소 ● 팔을 머리 위로 들어 올리는 동작이 대략 60° 일 때 통증이 생김 ● 야간통을 호소 ● 일반적으로 머리 위로 팔을 들어 올리는 활동과 함께 통증	● 만성 손상의 기전 ● 반복적인 과사용 기전 ● 나쁜 자세와 나쁜 어깨뼈 기전은 충돌증후군 요인에 기여함 ● 봉우리뼈의 해부학적 다양성이 1차적인 충돌증후군에 기여함	● 위팔어깨뼈 관절의 동작과 근력(MMT)을 평가(어깨돌림근띠) ● 원위 어깨돌림근띠건 촉진 ● 어깨뼈 기전과 자세 위치를 평가 ● 특수 검사(crossover, Neer's, Hawkins Kennedy, empty can)

중요소견	진단근거
● 충돌증후군 징후와 증상을 가진 30세 이상의 환자는 저가동성을 가지고 있을 가능성이 큼 ● 봉우리뼈의 해부학적 다양성의 지식은 치료계획을 세우는데 도움을 줌 (예, 갈고리 모양의 봉우리뼈 type 2+).	● Neer's 검사(민감도 72%, 특이도 60%) ● Hawkins Kennedy 검사(민감도 80%, 특이도 56%)[10]

앞어깨 통증 (Anterior Shoulder Pain)

2차적인 충돌증후군 (Secondary Impingement Syndrome)

병력

- 환자는 앞과, 앞에서 가쪽으로 어깨의 통증을 호소
- 팔을 머리 위로 들어 올리는 동작이 대략 60° 일 때 통증이 생김
- 지속적인 통증
- 일반적으로 머리 위로 팔을 들어 올리는 활동과 함께 통증

손상기전

- 만성 손상의 기전
- 반복적인 과사용 기전
- 나쁜 자세와 나쁜 어깨뼈 기전은 충돌증후군 요인에 기여함

필수평가항목

- 위팔어깨뼈 관절의 동작과 근력(MMT)을 평가(어깨돌림근띠)
- 원위 어깨돌림근띠건 촉진
- 어깨뼈 기전과 자세 위치와 위팔어깨뼈 안정성을 평가
- 특수 검사(crossover, Neer's, Hawkins Kennedy, empty can)

중요소견

- 이차적인 충돌증후군은 위팔어깨뼈관절에서의 이차적인 문제
- 충돌증후군 징후와 증상을 가진 30세 이상의 환자는 고가동성을 가지고 있을 것이다.
- 불안정성, 약한 돌림근띠 근력과 어깨뼈 운동장애로 인한 동작 조절이 되지 않음
- 근본 원인을 결정하는 것이 중요

진단근거

- Neer's 검사(민감도 72%, 특이도 60%)
- Hawkins Kennedy 검사(민감도 80%, 특이도 56%)
- 아치가 손상되면서 생기는 통증(민감도 53%, 특이도 76%)[10]

앞어깨 통증 (Anterior Shoulder Pain)

흉곽출구증후군 (Thoracic Outlet Syndrome)

병력	손상기전	필수평가항목
● 환자는 신경학적 증상 또는 혈관 증상 또는 둘 다 호소할 수 있음 ● 종종 통증과 저림을 묘사 ● 심한 경우 피부 변색이 생길 수 있음 ● 오버헤드 활동에서 저림과 얼얼한 느낌	● 만성 손상의 기전 ● 목갈비근과 큰가슴근의 긴장에 이차적인 반복적인 움직임 또는 신경혈관 다발의 첫 번째 갈비뼈 압박	● 위팔어깨뼈 관절과 목뼈의 종합적 평가가 구별하는데 핵심 ● 동작과 근력과 움직임 패턴을 평가 ● 특수 검사: Roos, Allen's, Adson, Military brace test

중요소견	진단근거
● 압박되는 구조에 따라 신경학적 흉곽출구증후군(TOS) 또는 혈관 흉곽출구증후군으로 묘사되기도 함 ● 활동 기전과 자세 위치의 평가는 필수적 ● 종종 특수 검사의 위양성(false positives)을 배제한 진단 ● 목뼈는 상지의 신경학적 증상에 중요한 차이	● Adson 검사(민감도 79%, 특이도 76%) ● Roos 검사(민감도 84%, 특이도 30%)[14]

뒤어깨 통증 (Posterior Shoulder Pain)

관절순 파열 (Labral Tear)

병력

- 환자는 활동과 함께 어깨의 뒤에 통증이 생긴다.
- 야간통, 지속적인 통증, 또는 불안정성의 느낌을 보고한다.
- 특정 움직임과 함께 어깨가 '우두둑' 또는 잡히는 느낌을 묘사

손상기전

- 급성 손상의 기전
- 뻗은 손에 넘어지거나, 팔을 들고 상대방에게 뻗어나가는 것을 막거나 또는 다른 외상
- 만성적인 발병은 반복적인 활동과 불안정성과 관련될 수 있음

필수평가항목

- 위팔어깨뼈 관절의 모든 평가가 필요
- 능동적, 수동적 동작을 평가
- 도수근력 검사
- 위팔어깨뼈관절의 안정성 평가
- 관절순을 위한 특수 검사 (O'Brien's, crank 와 clunk 검사)

중요소견

- 활동과 함께 뒤에서 '우두둑' 소리 또는 잡히는 듯한 느낌은 관절순 병인의 지표
- 일반적으로 위팔어깨관절의 탈구와 관련

진단근거

- O'Brien's 검사 (민감도 53%에서 91%, 특이도 40%에서 92%)
- Crank 검사 (민감도 57.3%, 특이도 72.6%)[10]
- 자기공명영상(MRI) (민감도 76%, 특이도 87%)
- 자기공명혈관조영술(MRA) (민감도 88%, 특이도 93%)[15]

뒤어깨 통증 (Posterior Shoulder Pain)

뒤위팔어깨관절 탈구/아탈구 (Posterior Glenohumeral Dislocation/Subluxation)

병력	손상기전	필수평가항목
● 환자는 직접적으로 부딪히거나 또는 다른 외상과 같은 급성 손상을 보고 ● 뒤어깨에 통증 ● 위팔어깨관절에 기능의 감소를 묘사	● 급성 손상의 기전 ● 어깨 안쪽 돌림의 강력한 수축 또는 앞으로 굽힘된 팔과 함께 앞 위팔어깨관절이 직접적으로 부딪힘	● 어깨세모근 변형의 윤곽이 관찰 ● 가능하면 동작과 근력을 평가 ● 고유한 위팔어깨관절의 위치를 촉진 ● 방사선 촬영은 액와쪽 촬영의 확진 검사로 탈구를 확인할 수 있다

중요소견	진단근거
● 어깨위팔관절 탈구는 덜 일반적이며 뒤방향으로는 명확하지 않다; 이 진단을 놓칠 수 있음	● 뒤어깨 탈구는 전체 탈구의 2%에서 5% ● 초기 평가에서 60%에서 79%는 진단을 놓칠 수 있음 ● 65%가 손상과 관련 ● 방사선 촬영, 컴퓨터 단층촬영(CT), 자기공명영상에서 진단을 확진하는데 사용하고 구조물 주위를 평가할 수 있음[16]

뒤어깨 통증 (Posterior Shoulder Pain)

내적 또는 뒤충돌증후군 (Internal or Posterior Impingement Syndrome)

병력	손상기전	필수평가항목
● 환자는 뒤어깨 통증을 호소한다. ● 대략 90° 에서 팔을 머리 위로 들어 올릴 때 통증 ● 안쪽 돌림의 제한과 가능한 안쪽돌림을 할 때 통증을 묘사한다.	● 만성 손상의 기전 ● 과사용, 나쁜 어깨뼈 기전, 어깨위팔관절 불안정성과 안쪽돌림결핍(GIRD) 요인에 기여	● 통증의 위치를 정의 ● 동작, 도수근력(MMT)과 관절안정성의 모든 평가 ● 특수 검사 (뒤 충돌증후군 검사 [90/90° 에서 위팔뼈 앞전위 유발]

중요소견	진단근거
● 과도한 어깨 가쪽돌림과 안쪽 돌림 결핍(GIRD)를 가진 반복적인 오버헤드 선수와 일반인의 흔한 손상	● 뒤 충돌증후군 검사(민감도 75.5% 특이도 85%)[17]

뒤어깨 통증 (Posterior Shoulder Pain)

어깨위팔뒤 불안정성 (Posterior Glenohumeral Instability)

병력

- 환자는 어깨위팔관절의 뒤 불안정성 감각이 나타남; 어깨가 뒤로 '미끄러지는 느낌' 을 묘사
- 팔을 뻗는 활동과 어깨위팔관절의 수직의 힘과 함께 통증을 묘사 (예를 들어, 축구공을 막을 때)

손상기전

- 급성 손상 또는 만성 손상에서 발생(반복적인 힘)
- 만성 불안정성은 특수한 동작과 함께 증상이 발생될 수 있다.

필수평가항목

- 가능하면 동작과 근력을 평가
- 뒤 유발검사를 수행
- 관절 움직임(joint play) 평가(뒤 미끄러짐)
- 자기공명영상은 부리위팔뼈와 상부어깨위팔뼈인대의 완전한 평가가 필요하다.

중요소견

- 뒤 불안정성을 가진 환자는 더욱 광범위한 다방향 불안정성을 가진다–모든 방향에서 평가가 필수적
- 불안정성은 관절순 손상과 함께 병행될 수 있음
- 진단용 영상은 관절순 또는 위팔뼈 머리의 유전적 비정상을 밝힐 수 있음

진단근거

- 뒤 불안정성은 오직 불안정성 어깨의 2%에서 10% 발견
- 자기공명혈관조영술(MRA)은 뒤어깨 불안정성과 관절순 병인 평가에 90%에서 94%로 정확히 평가할 수 있다.[18]

뒤어깨 통증 (Posterior Shoulder Pain)

어깨뼈 운동장애 (Scapular Dyskinesis)

병력	손상기전	필수평가항목
• 환자는 어깨 통증을 호소 • 어깨 통증의 점진적인 발병을 호소할 가능성이 높음 • 반복적인 오버헤드 어깨 동작과 함께 활동에 참여할 때 발생	• 어깨뼈 운동장애는 보통 나쁜자세 또는 이차적인 외상과 관련됨 • 종종 다른 문제에 대한 평가의 일부로 발견됨 (예를 들어, 충돌증후군, 어깨돌림띠 좌상 손상)	• 환자 자세를 시진 • 어깨위팔관절의 모든 평가 • 능동적 가동범위 (AROM)와 수동적 가동범위 (PROM) • 어깨뼈 운동형상학 (위팔어깨뼈 리듬평가) • 양측 비교를 위해 척추와 관련하여 안쪽어깨뼈 모서리의 측정

중요소견	진단근거
• 어깨뼈 운동장애가 전반적인위팔어깨 관절기능에 미치는 영향을 결정하는데 필수적임 • 어깨뼈 운동장애는 일반적으로 다른 어깨 통증이 나타나는 2차적인 발견 • 예민한 관찰 기술과 연습은 정상적인 위팔어깨뼈 조절의 미묘한 편위를 기록하는데 필요	• 안쪽연(medial border)에서 척추까지의 거리를 측정할 때 좌우로 1.5cm이상 차이가 나는 것을 비정상으로 간주함[19]

뒤어깨 통증 (Posterior Shoulder Pain)

익상 어깨뼈 (Scapula Winging)

병력	손상기전	필수평가항목
● 환자는 보통 편측의 비정상적인 어깨뼈의 위치를 보고한다. ● 아마도 통증이 있다. ● 무겁거나 가벼운 물건을 들어올리기나 밀거나 또는 당기는 것에 영향	● 급성: 외상(예를 들어, 직접적으로 부딪히거나 목이 비틀리거나 앞톱니근을 지배하는 장흉신경(long thoracic nerve)의 손상 ● 반복적인 일상으로 인한 만성손상 ● 비역학적으로 발생할 수 있다(예를 들어, 바이러스성 질병, 약물 반응).	● 환자 자세와 근육을 시진 ● 어깨위팔관절의 모든 평가 ● 능동적 가동범위와 수동적 가동범위는 위팔어깨뼈 리듬평가와 어깨뼈 위치를 평가하기 위해 벌림의 움직임을 하지 않음 ● 앞톱니근 도수근력평가

중요소견	진단근거
● 신경기능과 관련된 전체적인 신경학적 평가가 필요 ● 전반적인 위팔어깨관절 기능에 대한 익상 어깨뼈의 영향을 결정하는데 필수적 ● 익상 어깨뼈는 다른 어깨 통증을 호소하는 환자의 2차적인 발견일 수 있음	● 진단 근거가 없음

뒤어깨 통증 (Posterior Shoulder Pain)

등세모근 좌상 (Trapezius Strain)

병력	손상기전	필수평가항목
● 환자는 어깨뼈와 관련된 뒤어깨 통증이 목으로 전이될 수 있다. ● 급성으로 사고 손상 또는 더 만성적으로 발생 ● 뒤어깨 통증은 무거운 물건을 들어 올리거나 물건을 이동할 때 확인된다.	● 급성 손상기전 또는 만성적으로 발생 ● 급성: 무거운 물건을 들 때 ● 만성: 몸의 한 쪽으로 무거운 가방이나 짐을 들고 이동 ● 만성적인 발생은 나쁜 자세와 관련(둥근 어깨와 앞머리자세); 장시간 구부정한 자세, 앉은 자세	● 등세모근의 모든 근섬유 구성을 도수근력 검사 (위, 중간, 아래 섬유) ● 환자의 자세와 근육을 시진

중요소견	진단근거
● 위팔 어깨 관절과 목뼈의 평가는 통증의 원인을 확진하는데 필요하다. ● 역도의 일반적인 손상, 최근에 무거운 수하물을 들어 올린 사람, 또는 어깨 위로 물건을 옮기는 것을 요구하는 직업(예를 들어, 우편 운송업체)	● 진단 근거가 없음

뒤어깨 통증 (Posterior Shoulder Pain)

등세모근 압통 유발점/ 연축 (Trapezius Trigger Points/Spasm)

병력	손상기전	필수평가항목
● 환자는 뻣뻣한 목, 중간 등 통증, 어깨뼈와 관련된 통증 또는 어깨의 아치에 대해 보고한다. ● 아마도 무거운 것을 들 때 급성으로 발생하거나 만성적으로 발생 ● 물건을 들거나 옮기는 것을 포함하여 일상의 활동과 함께 통증이 확인된다.	● 급성: 무거운 물건을 들 때 ● 만성: 물건을 이동하거나 반복적인 어깨 동작 (예를 들어, 카약) 또는 반복적인 편측 오버헤드 스포츠 ● 만성적인 발생은 나쁜 자세와 근육 불균형 ● 장시간 앉는 자세	● 등세모근의 모든 근섬유 구성을 도수근육 검사 (위, 중간, 아래 섬유) ● 환자의 선 자세와 근육을 시진 ● 전체 등세모근 근처의 압통유발점 촉진

중요소견	진단근거
● 압통유발점을 촉진할 수 있고 등세모근의 연관 패턴의 통증을 재현	● 전체 인구의 20%가 발병

안쪽어깨 통증

목갈비근 좌상 (Scalene Muscle Strain)

병력

- 환자는 목의 전면, 측면, 뒤에 통증을 보고
- 깊고 지속적인 통증(예를 들어, 치통); 야간에 종종 나타남
- 환자는 팔 아래로 무감각과 저림이 있을 수 있다.
- 야간통 증가

손상기전

- 급성 손상기전은 아마도 채찍질(whiplash) 손상을 포함한다.
- 목갈비근의 장기간의 뻣뻣함은 아마도 나쁜 자세에서 이차적으로 발생할 수 있다.

필수평가항목

- 목갈비근의 기시부와 정지부의 촉진
- 능동적 가동범위와 수동적 가동범위 검사
- 도수근력 검사 (측면 목 굽힘)
- 호흡 흡기 평가 (갈비뼈의 올림)

중요소견

- 목갈비근 그룹의 근육 연축과 지속적인 긴장은 만성 목 통증에 기여
- 목갈비근은 흉곽출구증후군 발생에 기여할 수 있다.
- 빗장뼈의 하강이 관찰

진단근거

- 진단 근거가 없음

안쪽어깨 통증

복장빗장관절 손상 (Sternoclavicular Joint Injury)

병력

- 환자는 근위 빗장뼈(복장빗장관절)의 통증을 목통증의 가능성으로 보고 있음을 보고한다.
- 염좌의 중증도에 따라 관절의 불안정성을 나타낼 수 있음
- 위팔어깨관절의 동작과 함께 복장빗장관절의 통증을 호소(오버헤드 동작과 수평모음)

손상기전

- 급성 손상기전이 가장 흔함
- 외상적 손상(예를 들어, 교통사고 또는 스포츠 손상)
- 일반적인 스포츠 손상기전: 어깨 지점에 떨어짐, 손이 과하게 늘어난 상태에서 떨어짐(FOOSH) 또는 직접적으로 부딪힘

필수평가항목

- 복장빗장관절의 촉진
- 위팔어깨관절과 어깨의 관절가동범위 평가
- 근위 빗장뼈에 움직임에 의해 관절 안정성이 평가
- 방사선 검사

중요소견

- 복장빗장관절은 탈구될 수 있음
- 안정적인 관절이라도 인대 또는 관절낭 손상과 함께 염발음과 귀에 거슬리는 소리 또는 '우두둑' 하는 소리와 함께 통증이 있을 수 있음
- 근위 빗장뼈는 종종 젊은 성인으로 잘 마무리될 마지막 골단판 중의 하나이다; 이것은 치료에 반응하는 환자에게서 느리게 회복된다는 것을 반드시 고려되어야 함

진단근거

- 컴퓨터 단층촬영은 복장빗장관절의 완전한 평가를 위해 사용
- 자기공명영상은 관절 내 추간판(intra-articular disc)과 연부조직 구조 주위를 평가하는데 사용

안쪽어깨 통증 (Medial Shoulder Pain)

목빗근 좌상 (Sternocleidomastoid Strain)

병력	손상기전	필수평가항목
● 환자는 채찍질 손상을 보고 ● 통증은 손상 부위의 근육에 있거나 목 뒤와 가쪽의 연관통일 수 있다. ● 환자는 두통을 호소할 수 있음	● 급성 손상기전이 가장 흔함 ● 외상적 손상(예를 들어, 교통사고 또는 스포츠 손상) ● 채찍질 손상기전	● 목빗근의 기시부와 정지부의 촉진 ● 능동적 관절가동범위와 수동적 관절가동범위 검사 ● 도수근력 검사(굽힘, 목 가쪽 굽힘과 회전)

중요소견	진단근거
● 목빗근의 근육연축과 지속적인 긴장감은 만성 목 통증에 기여할 수 있음 ● 반상출혈과 부송은 심삭한 경우 발생할 수 있음	● 진단 근거가 없음

바깥쪽어깨 통증 (Lateral Shoulder Pain)

봉우리빗장관절 염좌 (Acromioclavicular Joint Sprain)

병력

- 환자는 급성손상의 병력을 보고
- 뻗은 팔에 떨어지거나 또는 꼼짝 못하게 넘어진 것을 묘사
- 특히 수평 벌림 동작과 함께 통증을 호소

손상기전

- 급성 손상기전이 가장 흔함
- 어깨 한 지점에 직접적으로 부딪힘
- 손이 과하게 늘어난 상태에서 떨어짐 (FOOSH)

필수평가항목

- 봉우리빗장관절의 변형을 관찰
- 동작과 근력을 평가
- 특수 검사(spring 검사 [piano key 징후], 봉우리빗장관절의 압박 검사)
- 뼈 구조와 관련된 촉진
- 기능적 평가

중요소견

- 경미하거나 중대한 변형의 범위를 나타낼 수 있다; 최대 6등급의 분류(Rockwood 분류)
- 임상 결과와 일치하는 논리적인 병력
- 수평 벌림에서 통증은 고전적인 지표

진단근거

- 수평 벌림 검사(민감도 77%)
- Rockwood 분류
  - 유형 1: 봉우리빗장관절 염좌
  - 유형 2: 봉우리빗장인대 찢어짐
  - 유형 3: 봉우리빗장과 부리빗장인대(CC ligament) 찢어짐
  - 유형 4: 뒤빗장뼈 탈구
  - 유형 5: 인대, 어깨세모근/등세모근 찢어짐
  - 유형 6: 아래빗장뼈 탈구[22]

바깥쪽어깨 통증 (Lateral Shoulder Pain)

위팔어깨관절 유착성관절낭염 (Glenohumeral Adhesive Capsulitis)

병력

- 환자는 고문 받는 듯한 통증을 보고한다.
- 동작의 결핍이 나타남
- 전형적으로 나이든 환자에게 나타남
- 수술 후 환자, 당뇨 또는 폐경 전 · 후 여성은 위험요소가 높다.

손상기전

- 특발성
- 감소된 윤활액과 수축되거나 두꺼워진 관절낭이 특징

필수평가항목

- 평가는 관절움직임 평가에서 수동적이고 능동적인 제한을 가질 수 있다.
- 능동적이고 수동적인 동작의 제한
- 병력은 진단과 평가에서 필수적이다.

중요소견

- 환자는 극심한 통증
- 벌림 및 가쪽돌림의 상실과 함께 운동손실의 전형적인 패턴
- 동작의 감소와 통증은 관절낭염의 단계에 따라 다름
- 전형적으로 중년 여성 환자는 비우세 팔에 동작의 감소
- 대사성 문제가 있는 사람에게 흔함 (예를 들어, 당뇨).

진단근거

- 일반인구의 2%에 영향을 미치는 것으로 추정
- 일반적으로 40세에서 60세 사이에 발병
- 당뇨병 환자는 평생 동안 10~20%가 유착성 관절낭염으로 발전할 위험성을 가질 수 있음

바깥쪽어깨 통증 (Lateral Shoulder Pain)

어깨세모근 좌상 (Deltoid Muscle Strain)

병력

- 환자는 항상 어깨에 심각한 통증을 호소함
- 동작 감소의 관절낭 양상(벌림과 가쪽돌림)
- 통증은 어깨의 앞 굽힘, 벌림, 가쪽돌림에서 나타남

손상기전

- 급성 또는 만성 손상기전
- 직접 외상 또는 어깨의 부딪힘
- 충분한 휴식 없이 근육의 과사용
- 어깨의 편심성 수축의 힘

필수평가항목

- 어깨세모근 작용을 위한 어깨위팔 관절의 능동적 관절가동범위 평가 (어깨위팔관절의 굽힘, 벌림과 폄)
- 변형을 확인하기 위한 조직의 관찰과 촉진
- 세 부위 어깨세모근의 도수근력 검사

중요소견

- 세 가지 근육을 가지고 있기 때문에 앞쪽, 뒤쪽, 옆쪽 부분에 위치할 수 있음
- 어깨돌림띠근의 손상으로 인해 어깨세모근이 어깨위팔관절의 굽힘, 올림과 벌림으로 보상될 수 있음
- 다른 어깨 병리에 대한 통증의 흔한 부위(예를 들어, 어깨돌림띠 손상, 관절순 손상, 위팔두갈래근건, 봉우리빗장관절 손상, 어깨 탈구, 위팔뼈 골절 또는 연부조직 타박)

진단근거

- 진단 근거가 없음

바깥쪽어깨 통증 (Lateral Shoulder Pain)

파르소니지 터너증후군 (Parsonage Turner Syndrome)

병력	손상기전	필수평가항목
● 환자는 어깨나 위팔을 지나가는 심각한 통증이 갑자기 발생되었다고 보고할 수 있음 ● 가끔 팔 아래로 방사되는 증상 ● 환자의 상태에 따라 통증이 아닌 약화를 나타낼 수 있음	● 특발성 상태 ● 아마도 손상, 바이러스 감염 또는 면역주사 후 발생	● 파르소니지 터너증후군은 종종 진단에서 제외 ● 자기공명영상은 신경과 연부조직의 평가하는데 중요 ● 결과에 대한 병력의 연관성은 진단을 지시할 수 있음 ● 특수 약화를 위한 도수근력 검사 ● 통증 양상을 평가

중요소견	진단근거
● 어깨의 평가가 명확한 진단으로 이어지지 않으면, 파르소니 터너증후군을 의심해 볼 필요가 있음 ● 때로는 급성 위팔 신경병증(brachial neuropathy)과 급성 위팔 신경뿌리염(brachilal radiculitis)으로 불림 ● 감별진단은 필수적이다; 목뼈 신경뿌리병(cervical radiculopathy)으로부터 구별 ● 젊은 나이부터 중년의 성인 남성에게서 가장 자주 나타남	● 100,000명당 1.64명의 유병율 ● 25%는 바이러스성 질병에 선행 ● 근전도는 근육의 신경지배를 평가하는데 사용 ● 자기공명영상은 종종 신경 내 염증반응을 평가하는 것 사용됨에 나타낸다.[24]

바깥쪽어깨 통증 (Lateral Shoulder Pain)

어깨돌림근띠 좌상 (Rotator Cuff Strain)

병력

- 환자의 어깨 통증은 종종 측면 팔을 따라 이동한다고 보고
- 대부분의 환자들은 넘어지거나 들거나 당기는 손상을 보고
- 통증은 머리 위로 뻗거나 허리 뒤로 가거나, 무언가를 당기거나 또는 밀거나 손상당한 쪽으로 누워서 잘 때 나타남

손상기전

- 아마도 급성 또는 만성으로 손상이 발생
- 손이 과하게 늘어난 상태에서 떨어짐
- 반복적인 오버헤드 활동
- 무거운 것을 들거나 당김
- 만성적 발생은 자세와 관련 있거나 반복적인 스트레스

필수평가항목

- 어깨돌림근띠 특수 검사: 풀 캔 검사 (스캡션), 빈 깡통 검사, drop arm검사, lift off 검사
- 근위축 또는 변형을 평가
- 자세를 시진
- 어깨돌림근띠 각각의 근육의 근력을 평가

중요소견

- 환자의 나이에 따라 마모되거나 찢어지는 정도가 심할 수 있음 > 40세 이상
- 동작 감소와 위팔어깨관절 기능의 상실로 인한 심각한 좌상손상은 참조되어야 함
- 어깨돌림근띠를 위한 연관통 양상은 때때로 어깨세모근 정지부 측에서 팔 아래로 내려감

진단근거

- 빈 깡통 검사(민감도 53%에서 89%, 특이도 54%에서 82%)
- 풀 캔 검사(민감도 86%, 특이도 57%)
- Drop arm 검사(민감도 10%에서 35%, 특이도 88%에서 98%)
- Lift off 검사(민감도 17%에서 62%, 특이도 60에서 98%)[25]

바깥쪽어깨 통증 (Lateral Shoulder Pain)

어깨돌림근띠 건병증 (Rotator Cuff Tendinopathy)

병력

- 환자의 앞쪽/바깥쪽에 통증을 보고.
- 아마도 팔을 머리 위로 움직일 때 통증이 발생 (> 60° 벌림)
- 야간통
- 통증은 어깨세모근을 따라서 아래로 내려감.
- 아마도 '우두둑' 하고 갈라지는 소리가 남

손상기전

- 만성 손상 기전
- 반복적인 과사용 기전
- 나쁜 자세와 나쁜 어깨뼈 기전이 손상 요인에 기인.
- 봉우리뼈의 해부학적 변인은 어깨돌림근띠 건병증에 기인.

필수평가항목

- 위팔어깨관절 (어깨돌림근띠)의 동작과 근력을 평가
- 원위어깨돌림근띠의 건을 촉진
- 어깨뼈의 기전과 자세적 위치를 평가
- 특수 검사(풀 캔 검사 [견갑면과 Gerber lift off 검사]

중요소견

- 환자는 건병증이 진행됨에 따라 고통이 증가함
- 어깨돌림근띠의 약화
- 위팔어깨관절 불안정성
- 특히 위팔어깨관절의 손상에 대한 병력
- 봉우리뼈의 해부학적 변인의 지식(예를 들어, 갈고리모양의 봉우리뼈 유형2+)은 치료 계획을 세우는데 도움이 될 수 있음

진단근거

- 빈 깡통 검사(민감도 53%에서 89%, 특이도 54%에서 82%)
- 풀 캔 검사(민감도 86%, 특이도 57%)
- Lift off 검사(민감도 17%에서 62%, 특이도 60에서 98%)[25]

바깥쪽어깨 통증 (Lateral Shoulder Pain)

봉우리밑 윤활낭염 (Subacromial Bursitis)

병력	손상기전	필수평가항목
● 환자는 국소적인 봉우리밑 공간 통증을 묘사 ● 머리 위로 팔을 들어 올리는 동작에서 고통스러운 통증 ● 일반적인 머리 위로 올리는 활동에서 통증	● 만성 과사용 손상으로 발병 ● 나쁜 자세와 어깨뼈 기전은 만성적인 발병의 요인에 기여 ● 윤활낭은 아마도 외상에 이차적인 염증을 발생	● 위팔어깨관절 (어깨돌림근띠)의 동작과 근력을 평가 ● 봉우리밑 공간 구조를 촉진 ● 어깨뼈의 기전과 자세적 위치를 평가 ● 특수 검사(Neer's, Hawkins Kennedy, crossover검사)

중요소견	진단근거
● 어깨 검사와 함께 봉우리밑의 통증위치가 중요한 발견 ● 환자는 머리 위로 올리는 활동과 함께 극심한 통증 양상을 발생 ● 윤활낭 염증은 종종 '우두둑' 소리 또는 감각을 만들어 냄(염발음).	● Neer's 검사(민감도 72%, 특이도 60%) ● Hawkins Kennedy(민감도 80%, 특이도 56%)[10]

가상환자: 재검토

당신은 뒷쪽과 옆쪽 어깨에 어떤 구조가 있는지를 아는데 이차적인 몇 가지 조건을 제외할 수 있어야 한다. 감별은 다방향 불안정성에 이어서 뒤 충돌과 봉우리뼈 충돌이 있어야 한다.

학습 활동: 사례연습

부록에 제공된 빈 템플릿을 사용하여 아래 제공된 사례에 대한 감별진단 도식 및 임상 결과 개요를 작성하라. 가상환자를 작성할 때 '정답'으로 점프해서 진단으로 가라. 그러나 감별진단에 대한 시각적 학습방법은 제공된 정보의 모든 가능성을 고려하도록 설계되었다. 행운을 빈다.

가상환자: 대학생의 양측 어깨 증상

병력

안나는 24세의 수의대 학생으로 양측 어깨 통증과 무감각을 호소하고 팔과 손이 저리고 얼얼하다는 불만을 호소한다. 그녀는 해부를 할 때 도구를 떨어뜨렸기 때문에 실험실 수업에서 이 사실을 가장 잘 알 수 있었다. 그녀는 과운동성의 긴 병력을 가지고 있었고 고등학교 때 무릎의 문제가 있었다. 90° 각도에서 그녀의 팔을 유지할 힘이 없었다고 보고한다. 옆으로 팔을 움직일 수는 있지만, 증상이 없는 것은 아니다. 그녀는 오른팔(그녀가 주로 사용하는 팔)이 모든 것에 영향을 미치기 때문에 더 쇠약해지고 있다고 보고한다. 목에 통증이 있거나 목이나 어깨에 손상을 당했다는 사실을 부인한다.

신체검사

환자는 과운동성에 관한 Beighton Scale에서 9점을 가지고 있다. 그녀는 촉진에서 압통은 없다. 양측에서 약한 그립감을 가지고 있었다. 상지의 힘은 0° 벌림에서 안쪽 돌림과 가쪽돌림은 4/5였다; 이것은 그녀의 고통을 야기시켰다. 90° 의 벌림은 저림과 얼얼함의 증상과 함께 3/5였다. Allen's 과 Adson's 검사는 양성이다. 10초 이내에 Roos 검사로 증상을 보인다. 환자는 Neer's, Hawkins Kennedy와 cross-over 검사와 함께 통증이 있으며, 또한 동작의 90° 에서 저림과 얼얼함을 기록한다.

그녀의 피부분절 양상의 검사는 좌우의 차이를 보였지만, 양쪽의 접촉에 민감하지 않았다고 느꼈다. 그녀의 반사(reflexes)는 상지에 대한 정상범위 내에 있다.

상부 관찰에서 그녀의 근육분절은 감소되어 있고 왼쪽보다 오른쪽이 약해져 있다.

참고문헌

1. Wilk KE, Meister K, Andrews JR. Current concepts in the rehabilitation of the overhead throwing athlete. *Am J Sports Med.* 2002;30:136-151.
2. Levine WN, Prickett WD, Prymka M, Yamaguchi K. Treatment of the athlete with multidirectional shoulder instability. *Orthop Clin North Am.* 2001;32(3): 475-484.
3. Cowderoy GA, Lisle DA, O'Connell PT. Overuse and impingement syndromes of the shoulder in the athlete. *Magn Reson Imaging Clin North Am.* 2009;17(4): 577-593.
4. Cassas KJ, Cassettari-Wayhs A. Childhood and adolescent sports-related overuse injuries. *Am Fam Physician.* 2006;73(6):1014-1022.
5. Reinold MM, Gill TJ. Current concepts in the evaluation and treatment of the shoulder in overhead-throwing athletes, part 1: Physical characteristics and clinical examination. *Sports Health.* 2010;2(1): 39-50.
6. Wolf JM, Cameron KL, Owens BD. Impact of joint laxity and hypermobility on the musculoskeletal system. *J Am Acad Orthop Surg.* 2011;19(8):463-471.
7. Tyler TF, Nicholas SJ, Lee SJ, Mullaney M, McHugh MP. Correction of posterior shoulder tightness is associated with symptom resolution in patients with internal impingement. *Am J Sports Med.* 2010;38(1): 114-119.
8. Myers JB, Laudner KG, Pasquale MR, Bradley JP, Lephart SM. Glenohumeral range of motion deficits and posterior shoulder tightness in throwers with pathologic internal impingement. *Am J Sports Med.* 2006;34(3):385-391.
9. Zuckerman JD, Cuomo F, Rokito S. Definition and classification of frozen shoulder: A consensus approach. *J Shoulder Elbow Surg.* 1994;3(1): S72.
10. Hegedus EJ, Goode AP, Cook CE, et al. Which physical examination tests provide clinicians with the most value when examining the shoulder? Update of a systematic review with meta-analysis of individual tests. *Br J Sports Med.* 2012;46(14):964-978.
11. Simão MN, Nogueira-Barbosa MH, Muglia VF, Barbieri CH. Anterior shoulder instability: Correlation between magnetic resonance arthrography, ultrasound arthrography and intraoperative findings. *Ultrasound Med Biol.* 2012;38(4):551-560.
12. Harwood MI, Smith CT. Superior labrum, anterior-posterior lesions and biceps injuries: Diagnostic and treatment considerations. *Prim Care.* 2004;31(4):831-855.
13. de Castro Pochini A, Ejnisman B, Andreoli CV, et al. Pectoralis major muscle rupture in athletes: A prospective study. *Am J Sports Med.* 2010;38(1):92-98.
14. Gillard J, Pérez-Cousin M, Hachulla E, et al. Diagnosing thoracic outlet syndrome: Contribution of provocative tests, ultrasonography, electrophysiology, and helical computed tomography in 48 patients. *Joint Bone Spine.* 2001;68(5):416-424.
15. Smith TO, Drew BT, Toms AP. A meta-analysis of the diagnostic test accuracy of MRA and MRI for the detection of glenoid labral injury. *Arch Orthop Trauma Surg.* 2012;132(7):905-919.

16. Rouleau DM, Hebert-Davies J. Incidence of associated injury in posterior shoulder dislocation: Systematic review of the literature. *J Orthop Trauma.* 2012;26(4):246-251.
17. Meister K, Buckley B, Batts J. The posterior impingement sign: Diagnosis of rotator cuff and posterior labral tears secondary to internal impingement in overhand athletes. *Am J Orthop (Belle Mead NJ).* 2004;33(8):412-415.
18. Tannenbaum E, Sekiya JK. Evaluation and management of posterior shoulder instability. *Sports Health.* 2011;3(3):253-263.
19. Forthomme B, Crielaard JM, Croisier JL. Scapular positioning in athlete's shoulder: Particularities, clinical measurements and implications. *Sports Med.* 2008;38(5):369-386.
20. Grieve R, Barnett S, Coghill N, Cramp F. The prevalence of latent myofascial trigger points and diagnostic criteria of the triceps surae and upper trapezius: A cross sectional study. *Physiotherapy.* 2013;99(4): 278-284.
21. Sewell MD, Al-Hadithy N, Le Leu A, Lambert SM. Instability of the sternoclavicular joint: Current concepts in classification, treatment and outcomes. *Bone Joint J.* 2013;95-B(6):721-731.
22. Rios CG, Mazzocca AD. Acromioclavicular joint problems in athletes and new methods of management. *Clin Sports Med.* 2008;27(4):763-788.
23. Robinson CM, Seah KT, Chee YH, Hindle P, Murray IR. Frozen shoulder. *J Bone Joint Surg Br.* 2012;94(1):1-9.
24. Feinberg JH, Radecki J. Parsonage-turner syndrome. *HSS J.* 2010 Sep;6(2):199-205.
25. Hegedus EJ, Goode A, Campbell S, et al. Physical examination tests of the shoulder: A systematic review with meta-analysis of individual tests. *Br J Sports Med.* 2008;42(2):80-92.

8

팔꿈치

The Elbow

팔꿈치는 몸쪽 위팔뼈, 몸쪽 노뼈 및 자뼈를 연결하는 경첩 관절이다. 팔꿈치 영역은 고려해야 할 세 가지 별개 관절로 이루어져 있다: 먼쪽 위팔뼈의 가쪽 작은머리와 노뼈머리는 관절을 이루고, 위팔뼈 도르래와 몸쪽 자뼈 그리고 몸쪽 노자 관절과 함께 관절을 이룬다. 이 관절은 팔꿈치 굽힘, 폄, 그리고 아래팔의 엎침과 뒤침의 움직임을 위해 작용한다. 팔꿈치의 안 · 가쪽 측면은 안쪽(자뼈), 가쪽(노뼈)의 곁가지 인대에 의해 지지된다. 이 인대는 뼈 구조와 함께 내반과 외반을 지원한다. 팔꿈치는 머리 위 활동에서 주어지는 팔꿈치 스트레스와 자연 운반각에 근거한 안쪽 불안정성에 특히 취약하다.

팔꿈치를 횡단하는 근육과 손목에 작용하는 근육은 일반적인 팔꿈치 손상에서 중요한 역할을 한다. 굴근-엎침근은 위팔뼈의 안쪽 위관절융기에서 시작하고, 신전-뒤침근은 위팔뼈의 가쪽위관절융기에서 시작한다. 종종 골퍼스 및 테니스 엘보우라고 불리는 과사용 손상(위관절 융기염)과 관련이 있다. 위팔두갈래근과 세갈래근은 팔꿈치의 굴곡과 신전 운동을 할 수 있도록 한다. 아래팔의 세 개의 주요 신경(자뼈, 중앙, 그리고 노뼈)은 팔꿈치 관절을 가로지르며 외상과 과사용에 쉽게 영향을 받는다. 팔꿈치와 관련된 3개의 주요 동맥은 위팔동맥, 노뼈동맥, 자뼈동맥이다. 위팔동맥은 팔꿈치 오목에 있다. 임상의는 부상을 차별화 할 때 이러한 신경 및 혈관의 위치와 기능을 인식하고 있어야 한다; 이들은 골절과 탈구와 같은 외상성 손상을 고려할 때 중요성을 가지고 있다.

미국에는 매년 약 3천 5백만 명의 어린이와 청소년들이 스포츠에 참가하고 있으며, 2백만 명이 넘는 아이들이 리틀리그 활동에 참여하고 있는 것으로 추산된다. 그리고 15세 미만의 어린이 중 350만 명 이상이 스포츠 관련 부상으로 치료를 받고 있다. 특히, 상지와 팔꿈치 부상은 9~12세 야구 선수의 20~40%, 그리고 청소년 선수의 50~70% 팔꿈치 통증이 매년 증가한다. 팔꿈치 손상은 머리 위로 던지는 운동 선수뿐만 아니라 체조와 같은 체중 부하 스포츠에 참여하는 사람들에게서도 발생한다. 골절과 탈구는 충돌 스포츠에서 흔히 발생하는 반면 연골,

연골하골, 인대 및 골단 손상은 충격이 적고 과사용 활동에서 발생한다. 성장하는 어린이의 부상은 성인의 부상과 다르며, 이는 골격이 미성숙한 팔꿈치에서 더욱 두드러진다. 골연골염 및 다른 퇴행성 문제는 어린이 인구집단에서 흔하지 않다.

임상의들은 성인과 어린이 모두에게서 급성 및 만성 팔꿈치 손상이 나타날 수 있는 가능한 범위를 알아야 하고 진단을 차별화 할 때 발생할 수 있는 다양한 상해에 대한 이해와 더불어 기본 해부학에 대한 지식이 필요하다. 활동 중인 임상의와 학생들은 진단도식을 활용하여 팔꿈치 평가에 의해 크게 도움받을 수 있다.

가상환자: 축구 선수에서 팔꿈치 통증

병력

로버트는 17세의 축구 선수로, 원정 경기에서 다른 선수와 충돌하여 왼쪽 팔꿈치로 바닥에 착지했다. 그는 부상 당시 팔꿈치 끝 부분에 심한 통증을 호소했다. 이틀 후 다소 개선되었다. 로버트는 즉시 아이스 처치를 하였지만 여전히 팔꿈치에는 상당한 부기가 있다.

신체검사

신체검사에서 환자 왼쪽 팔꿈치 머리 위에 압통이 있다. 환자는 왼쪽에서 깊은 굽힘에서 폄에 이르기까지 통증이 있다. 굽힘과 폄에 대한 도수근력검사(MMT)는 굽힘보다 폄에서 통증이 더 많이 나타난다. 악력은 양쪽 5/5 이다. 인대검사에서는 부정적이다. 관찰했을 때 팔꿈치 뒤에 변형이 있지만 홍반이 보여지진 않는다.

임상결정

임상 시험의 정보를 이용하여 스스로 질문하여 임상적 의사결정을 하시오:

- 당신의 감별진단은 무엇인가?
- 당신의 차별화를 도울 수 있는 중요한 요소는 무엇인가?
- 팔꿈치 뒤 통증과 관련된 가능한 부상은 무엇인가?

해부도를 살펴보고 팔꿈치의 흔한 부상과 상황에 대한 철저한 검토를 시작해야 한다. 감별진단 도식을 사용하여 생각하는 과정을 안내하고 가능성을 구성한다. 이 정보의 조직적인 합성은 임상의사 결정의 본질이다. 우리는 이 장의 마지막 부분에서 이 사례를 다시 검토할 것이다.

해부도: 팔꿈치 (Anatomy Map: Elbow)

앞 (ANTERIOR)

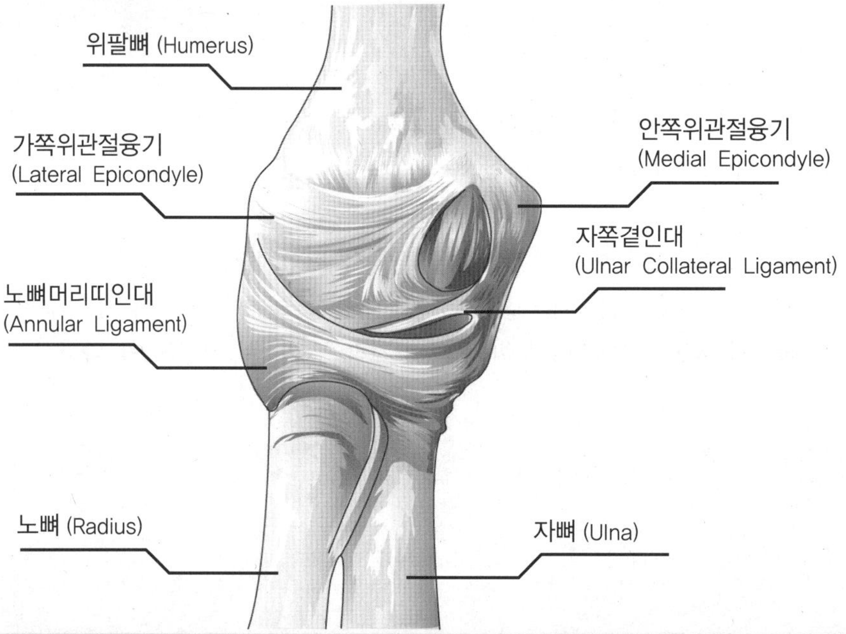

뒤 (POSTERIOR)

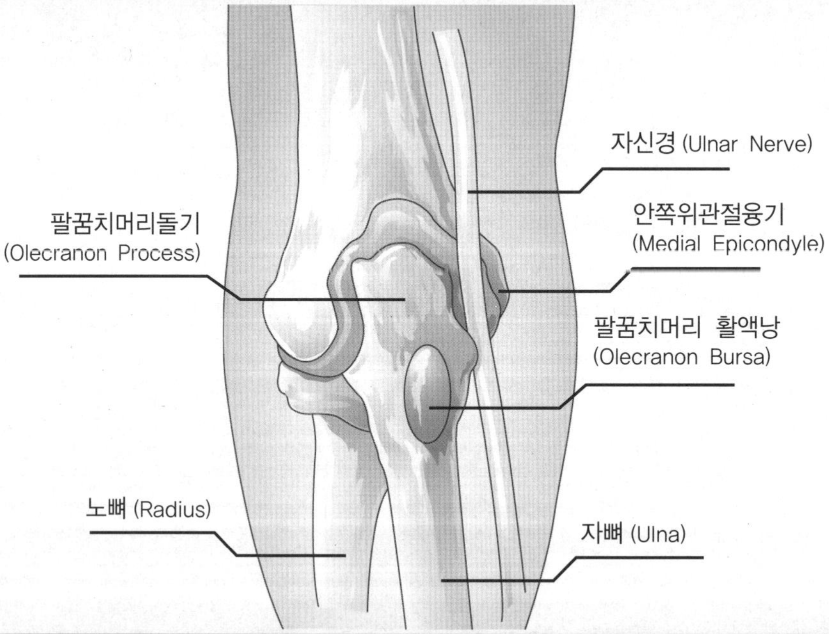

해부도: 팔꿈치 (Anatomy Map: Elbow)

안쪽 (MEDIAL)

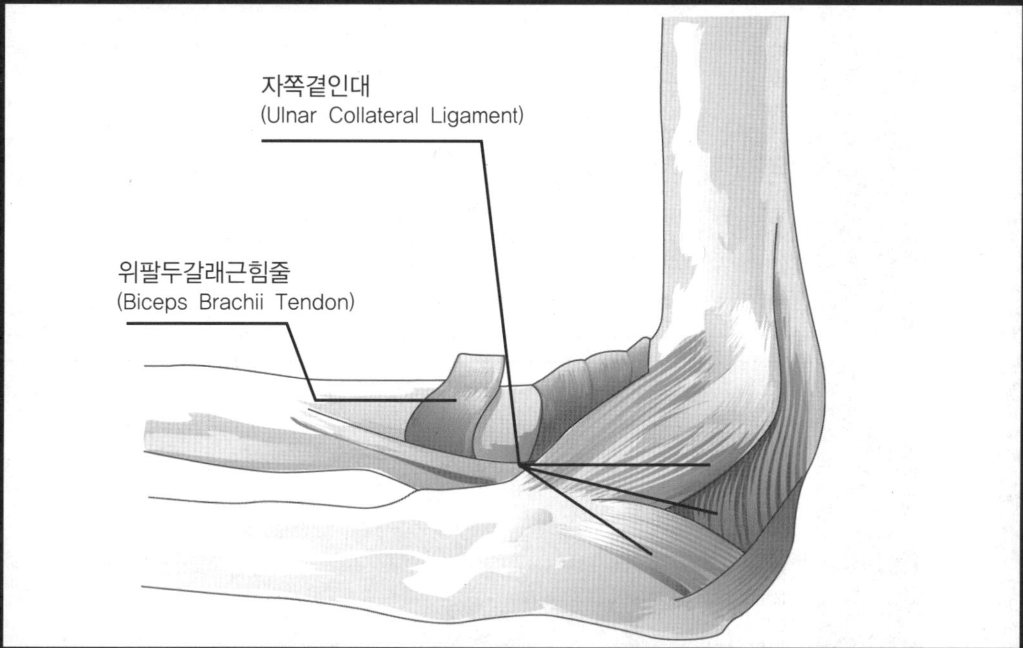

가쪽 (LATERAL)

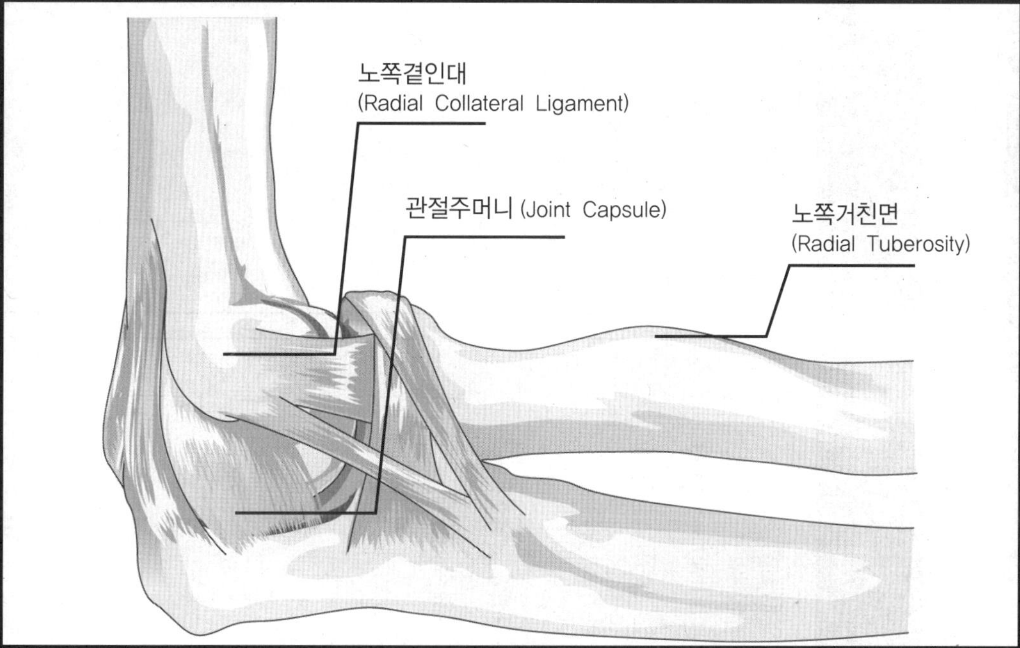

팔꿈치 통증 도식: 부위/연부조직 감별진단

앞

- 앞캡슐염좌/안쪽 위관절융기염 (climber's elbow)
- 앞 탈구
- 먼쪽 위팔두갈래근 힘줄염
- 위팔두갈래근 염좌
- 원엎침근증후군

뒤

- 팔꿈치머리 활액낭염
- 뒤 탈구
- 세갈래근파열
- 세갈래근 염좌
- 세갈래근 힘줄염

안쪽

- 손목굴증후군
- 안쪽곧단염 (리틀리그엘보우)
- 안쪽 탈구
- 안쪽 위관절융기염
- 자쪽곁인대 염좌

가쪽

- 노뼈머리띠인대 염좌
- 아래팔구획증후군
- 바깥쪽위관절융기염
- 바깥 탈구
- 박리뼈연골염
- 노쪽곁인대 염좌
- 노뼈머리 탈구
- 노뼈신경 손상

팔꿈치 통증 (Elbow Pain)

뼈 손상/ 관절 표면 (Injuries to Bone/Joint Surfaces)

일반적인 골절

- 바깥위관절융기 골절
- 안쪽위관절융기 골절
- 팔꿈치머리 골절
- 박리뼈연골염
- 관절경 분류
    - 1등급: 매끄럽지만 부드러운, 떠오르는 관절 연골
    - 2등급: 연골의 균열 또는 잔떨림
    - 3등급: 골 연골조각과 노출된 뼈
    - 4등급: 느슨하지만 비전위성 골절조각
    - 5등급: 전위성 골절조각과 관절 내 유리체
- 노뼈머리 탈구
- 노뼈머리 골절
- 노뼈몸통 골절
- 자뼈 골절

팔꿈치 부상의 임상 평가

앞팔꿈치 통증 (Anterior Elbow Pain)

앞관절주머니/안쪽위관절융기염 (Anterior Capsule Sprain/Climber's Elbow)

병력	손상기전	필수평가항목
● 팔꿈치앞 통증 ● 환자의 구부린 팔꿈치에 저항을 주고 팔꿈치를 똑바로 펴려고 하면 통증이 악화된다. ● 환자는 다음 활동 중 하나에 참여할 것이다: 암벽 등반, 볼링, 등산 등	● 훈련 증가 ● 팔꿈치앞 직접 타격 ● 만성 팔꿈치 굽힘 ● 신전 힘/과신전	● 위팔근 평가하고 통증뿐만 아니라 염발음도 있다. ● 앞 부종 검사 ● 팔꿈치 근력 평가

중요소견	진단근거
● 환자는 팔꿈치를 완전히 똑바로 펼 수 없다. ● 힘줄이나 팔꿈치 움직임 또는 당을 때 팔꿈치 염발음이 있을 것이다. ● 힘과 유연성이 부족할 것이다.	● 사용 가능한 진단 증거가 없다

팔꿈치앞 통증 (Anterior Elbow Pain)

앞 탈구 (Anterior Dislocation)

병력

- 넘어짐과 함께 팔의 굽힘 그리고 뒤쪽
- 즉시 확인된 통증

손상기전

- 넘어지며 아래팔 굽힘 자세에서 뒤로 충격이 가해진다.

필수평가항목

- 팔꿈치 신경혈관 검사 평가
- 관절변형 검사
- 의뢰서와 방사선 검사 필요성

중요소견

- 이것은 팔꿈치 골절이 동반되는 드문 탈구이다.
- 신경과 혈관 손상은 자주 발생할 수 있다.
- 먼쪽 위팔뼈는 뒤에서 눈에 띄고 피부 앞두갈래근힘줄이 튀어나온다.
- 팔이 짧아지고 뒤침이 나타난다.

진단근거

- 앞 탈구는 모든 전위의 약 15%를 차지하며, 종종 팔꿈치와 아래팔의 복합 골절과 연관된다.

앞팔꿈치 통증 (Anterior Elbow Pain)

먼쪽두갈래근힘줄염 (Distal Biceps Tendinopathy)

병력	손상기전	필수평가항목
● 노뼈거친면 촉진 시 통증 ● 뒤침과 굽힘 시 통증 확인	● 갑작스런 활동 증가 ● 반복적인 뒤침과 굽힘	● 두갈래근 MMT평가 ● 먼쪽 두갈래근 힘줄 부종을 위한 앞팔꿈치 검사

중요소견	진단근거
● 환자는 두갈래근의 MMT 검사와 팔목의 뒤침 시 통증이 있을 것이다. ● 선념이 급성인 경우, 먼쪽두갈래근의 부종이 나타날 것이다. ● 급성인 경우, 염발음이 나타날 것이다.	● MRI와 초음파는 진단을 보조하지만 종종 결과가 나타나지 않는다.

앞팔꿈치 통증 (Anterior Elbow Pain)

두갈래근힘줄 염좌/파열 (Biceps Tendon Strain/Rupture)

병력

- 팔꿈치에서 '우두둑' 소리가 난다.
- 근육 결손으로 통증
- 팔꿈치가 약하다.

손상기전

- 급작스럽게 팔꿈치 수직 힘에 반대되는 저항, 신장성 부하
- 팔을 폄상태로 갑작스러운 넘어짐
- 역도의 역사에서 들을 수 있다.

필수평가항목

- 두갈래근 전체의 촉진
- 부분적 또는 완전히 찢어짐이 있는지 두갈래근의 장력을 평가

중요소견

- 반상 출혈이 보일 것이다.
- 근육 반동이 있었다면 팔의 윗부분에 혹과 함께 두갈래근 결손이 검사 시 보일 것이다.
- 환자는 두갈래근 수축 시 어려움 또는 약해질 것이다.

진단근거

- MRI와 비교하여 먼쪽두갈래근힘줄 파열에 대해 100% 민감도와 특이도를 갖는 세 가지 스페셜 테스트에 발견된다: 후크 검사, 수동 아래팔 엎침, 두갈래근 주름 간격

앞팔꿈치 통증 (Anterior Elbow Pain)

원엎침근증후군 (Pronator Teres Syndrome)

병력

- 환자는 무감각 증상, 저림 및/또는 엄지, 검지, 중지 및 약지의 절반에서 찌르는듯한 아픔
- 손목을 돌리고 잡는데 문제를 가지고 있는 환자 기록

손상기전

- 정중 신경의 포착은 원엎침근 부종을 야기
- 원엎침근의 비대는 정중신경 포착의 원인이다.
- 만성이며 반복적인 손목 엎침

필수평가항목

- 팔꿈치 굽힘과 엎침을 위해 저항관절가동범위 검사(RROM test)
- 정중신경에 대한 상지신경 긴장을 평가
- 아래팔 굴곡 부위의 위축 검사
- 티넬 징후 검사(Tinel's sign), 팔렌 검사(Phalen' s), 역팔렌 검사(reverse Phalen' s sign)

중요소견

- 손목터널증후군과 원엎침근증후군의 차이는 정중신경 압박위치 (원엎침근증후군은 팔꿈치 근처)
- 악력과 엄지와 집게 손가락으로 집는 힘이 약함
- 상지신경 긴장 검사는 팔꿈치 부위에서 증상을 유발할 수 있음
- MMT는 증상을 재현한다.

진단근거

- 근전도 검사는 진단을 보조할 수 있다.
- 문헌에서 많은 특별한 검사가 언급되었으나 민감성과 특이성은 보고되지 않았다.

뒤팔꿈치 통증 (Posterior Elbow Pain)

팔꿈치머리 활액낭염 (Olecranon Bursitis)

병력	손상기전	필수평가항목
• 뒤팔꿈치 위에 부기에 대한 환자기록 • 뒤팔꿈치 위 통증 확인	• 팔꿈치 머리의 직접적인 외상 • 팔꿈치 끝에 가해지는 지속적인 압력 • 감염	• 뒤팔꿈치에서 부기와 부종 관찰 • 열감 있는지 촉진 • 감염에 대한 환자 평가 • 근 장력 평가

중요소견	진단근거
• 팔꿈치 머리 위 압통이 있을 것이다. • 부종을 볼 수 있다. • 팔꿈치머리에 열감이 있다. • 심각한 부기	• 방사선 촬영은 팔꿈치 골절을 배제한 급성 외상을 나타낼 수 있으나, 보통 이 상태로는 수행하지 않는다.

뒤팔꿈치 통증 (Posterior Elbow Pain)

팔꿈치 뒤탈구 (Posterior Dislocation)

병력

- 뻗은 팔로 넘어진 환자 기록
- 급성 통증
- 즉시 기능 상실

손상기전

- 편 팔꿈치의 충격은 손을 편 상태로 넘어짐(FOOSH) 역학기전이 적용된다.

필수평가항목

- 팔꿈치 신경혈관검사 평가
- 관절 결손 검사
- 의뢰서와 방사선 필요성

중요소견

- 팔꿈치 탈구에서 가장 흔하다.
- 신경과 혈관 손상이 자주 발생한다.
- 잠재적인 무맥박 환자를 찾을 수 있다.
- 굽힘 시 뒤 융기로 팔이 짧아 보인다.

진단근거

- 방사선 사진 또는 CT는 골절과 관련되어 있는지 결정하여 사용한다.[8]

뒤팔꿈치 통증 (Posterior Elbow Pain)

세갈래근 파열 (Triceps Rupture)

병력

- 팔꿈치에서 '우두둑' 소리와 통증에 대한 환자 기록
- 팔꿈치 뒤에서의 통증이 확인된다.

손상기전

- 강한 신장성 수축
- 팔을 뻗은 채 넘어짐

필수평가항목

- 중력에 반대하여 ROM평가
- 결손 확인을 위한 먼쪽 세갈래근의 촉진
- 부기와 반상출혈을 확인을 위한 검사

중요소견

- 대부분 세갈래근 안쪽과 가쪽에 결손을 가지고 있을 것이다.
- 환자는 중력에 반대하여 팔꿈치를 신전하는 기능을 상실할 것이다.
- 부기와/ 또는 반상출혈 시점에 따라 검사를 해야 한다.

진단근거

- MRI는 부분인지 완전한 파열인지 여부를 결정하는데 사용될 수 있다.
- 연구에서는 팔꿈치머리 활액낭염을 위한 코르티코 스테로이드 주사를 받은 후, 세갈래근힘줄 파열의 발생률이 증가하는 것으로 나타나있다.

뒤팔꿈치 통증 (Posterior Elbow Pain)

세갈래근 염좌 (Triceps Strain)

병력	손상기전	필수평가항목
• 활동중과 휴식 시 통증에 대한 환자기록 • 뒤팔꿈치의 통증 확인	• 과사용 손상(예, 역도) • 반복적인 팔꿈치 폄 • 과부하 조직(예, 너무 무거운 것을 미는 것)	• 세갈래근에 대한 저항관절가동범위(RROM) 평가 • 먼쪽세갈래근의 촉진 • 능동관절가동범위(AROM)와 저항관절가동범위(RROM) 측정

중요소견	진단근거
• 세갈래근 닿는곳에 통증을 겪을 것이다. • 염좌의 중증도에 따라 환자는 움직임에 제한을 가질 것이다. • 신전과 저항 신전 시 통증이 있을 것이다.	• 이 염좌의 중증도는 MRI로 평가할 수 있지만, 관리의 기준으로 고려되지는 않는다.

뒤팔꿈치 통증 (Posterior Elbow Pain)

세갈래근 힘줄염 (Triceps Tendinopathy)

병력	손상기전	필수평가항목
● 뒤팔꿈치 통증에 대한 환자기록 ● 환자는 팔꿈치의 움직임 시 염발음을 호소한다.	● 역도와 같이 강력한 전형적인 신장성 수축 ● 반복적으로 미는 행위에서 만성으로 나타날 수 있다.	● 능동관절가동범위(AROM)와 저항관절가동범위(RROM) 측정 ● 통증 확인을 위한 먼쪽세갈래근의 촉진 ● 부기의 검사 ● 세갈래근의 MMT 검사

중요소견	진단근거
● 환자는 세갈래근 끝부분의 통증이 느껴질 것이다. ● 세갈래근의 MMT 검사 시 통증 그리고/또는 약해짐을 보여줄 것이다. ● 만약 심각한 힘줄염은 부기가 있을 것이다.	● 초음파와 MRI는 힘줄 변화를 발견할 수 있다.

안쪽팔꿈치 통증 (Medial Elbow Pain)

팔굽굴증후군 (Cubital Tunnel Syndrome)

병력

- 환자는 안쪽팔꿈치 방사통 불편을 호소한다.
- 환자는 4번째와 5번째 손가락에 찌르는듯한 통증을 경험할지도 모른다.
- 마지막 두 손가락에 따끔거림으로 일어날 수 있다.
- 팔꿈치 과굴곡으로 확인되는 통증

손상기전

- 외반팔꿉은 자신경의 아탈구 또는 마찰을 일으킨다.
- 반복적인 굴곡 활동으로 자신경에 자극
- 외반력에 의한 견인 손상
- 잘못된 터널

필수평가항목

- 적절한 경우 던지기 기전 평가
- 해부학적 자세에서 팔꿈치 확인
- 자신경 위 티넬 징후 검사
- 능동관절가동범위(AROM)와 저항관절가동범위(RROM) 측정
- 근장력 측정

중요소견

- 환자는 바깥굽은 변형을 나타낼 수 있다.
- 환자는 팔꿉치 신전과 굽힘 시 '우두둑' 소리를 경험하게 될 것이다.
- 환자는 네 번 및 다섯 번째 손가락에 아림 및/ 또는 따끔거림을 경험할 것이다.
- 환자는 감각의 변화를 알 수 있다.

진단근거

- 이 증후군은 병력과 신체검사 만으로 충분하지만, 전기진단 검사를 통해 확인할 수 있다.

안쪽팔꿈치 통증 (Medial Elbow Pain)

안쪽 골단염(리틀리그엘보우) (Medial Apophysitis (Little League Elbow))

병력

- 팔꿈치의 움직임 감소와 걸림 또는 잠김에 대한 환자 기록
- 만성적이고 느린 발병
- 던질 때 통증 확인

손상기전

- 던지는 양으로부터 비정상적인 스트레스 (투구의 종류와 관계없이)
- 반복적이고 안좋은 던지기 역학

필수평가항목

- 팔꿈치 ROM측정
- 능동관절가동범위 (AROM)와 저항관절가동범위 (RROM) 측정
- 팔꿈치관절 검사와 촉진
- 근장력 측정

중요소견

- 세갈래근의 약함을 가질 수 있다.
- 걸림 또는 잠김을 호소할 것이다.
- 환자는 굴곡 구축 또는 팔꿈치앞의 타이트함을 호소할 것이다.
- 엎침과 뒤침의 감소

진단근거

- 방사선과 MRI를 이용하여 골단판 손상, 박리뼈연골염, 또는 초기 관절염 여부를 판정할 수 있다.

안쪽팔꿈치 통증 (Medial Elbow Pain)

안쪽 탈구 (Medial Dislocation)

병력	손상기전	필수평가항목
● 팔을 뻗은 채 넘어진 기록 ● 즉시 확인된 통증	● 외반력과 함께 급성 외상 ● 외반자세와 부분 굽힘과 함께 넘어짐 ● 손을 펼친 상태로 떨어짐(FOOSH)과 팔꿈치 신전과 회전 충격이 가해졌을 때	● 신경혈관검사와 팔꿈치 평가 ● 관절 변형 검사 ● 의뢰서 및 방사선의 필요성

중요소견	진단근거
● 이것은 드문 팔꿈치 탈구이다. ● 신경과 혈관 손상이 자주 일어난다. ● 안쪽팔꿈치융기가 팔에 나타날 것이다.	● 안쪽팔꿈치 탈구는 종종 불안정한 결과를 초래할 수 있으며, 연조직 손상 및 수술이 필요성을 판단하기 위해 추가적인 영상이 필요할 수 있다.

안쪽팔꿈치 통증 (Medial Elbow Pain)

안쪽 위관절융기염 (Medial Epicondylitis)

병력	손상기전	필수평가항목
● 잠재적으로 팔을 아래로 향하게 하면 통증을 야기한다. ● 팔꿈치와 손목뿐만 아니라 잡기같은 동작에서 통증 확인	● 골프, 테니스, 수영과 노 젓기와 같은 안좋은 기전 ● 만성적인 손목 굽힘근의 과사용 ● 페이팅, 망치 또는 드라이버를 지나치게 많이 사용하는 활동	● 능동관절가동범위(AROM)와 저항관절가동범위(RROM) 측정 ● 부기를 위한 안쪽팔꿈치 검사 ● 엎침과 저항 굽힘을 통해 근 장력을 평가

중요소견	진단근거
● 통증은 이따금 발생하기 시작하고, 심각한 경우에는 지속적으로 진행된다. ● 심각하면 부기를 볼 수 있다. ● 손목 저항 굴곡과 엎침 시 통증이 있다; 통증은 수동적인 움직임이라기 보다는 오히려 능동적이고 저항적일 것이다.	● 영상은 보존치료가 실패한 경우에만 사용된다. ● 초음파(민감도 64% – 82%) ● MRI(민감도 90% – 100%)[15]

안쪽팔꿈치 통증 (Medial Elbow Pain)

자쪽곁인대 염좌 (Ulnar Collateral Ligament Sprain)

병력

- 넘어지거나 반복적인 던지기에 대한 환자 기록
- 환자는 팔꿈치의 강직과 통증(활동 시)을 말한다.
- 환자는 전속력으로 던질 수 없고, 통제력 상실 및 꽉 쥐기가 약하다.

손상기전

- 갑자기 편 상태로 넘어짐(FOOSH)
- 부적절한 던지기
- 던지기로부터 반복적인 스트레스

필수평가항목

- 능동관절가동범위(AROM)와 저항관절가동범위(RROM) 수행
- 0°에서 외반검사 평가
- 반상출혈과 부기를 위한 검사
- 근장력 평가

중요소견

- 환자는 외반검사에서 양성의 나타날 것이다.
- 환자는 손상의 심각도에 따라 손상 시 '우두둑' 소리 또는 당기는 느낌이 있을 것이다.
- 팔꿈치에서 최대 신전 동작을 하지 않는 환자
- 검사 시기에 따라 반상출혈과 부기를 볼 수 있을 것이다.
- 환자는 악력 감소와 MMT가 약해질 것이다.

진단근거

- 전체층 찢어짐을 위한 MRI (민감도 100%, 특이도 100%)
- 부분층 찢어짐을 위한 MRI (민감도 57%, 특이도 100%)
- UCL에 대한 압통(민감도 81% – 94%, 특이도 100%)
- 외반 검사(민감도 66%, 특이도 60%)

가쪽팔꿈치 통증 (Lateral Elbow Pain)

고리인대 염좌 (Annular Ligament Sprain)

병력

- 가쪽팔꿈치와 손에 통증 호소
- 던지기, 포핸드 테니스 또는 여러 회전 동작에서 통증 확인

손상기전

- 회전에 의한 던지기가 필요한 스포츠에서 높은 수요
- 소프트볼 또는 야구에 연중 스포츠 참여로 인해 발생할 수 있는 부적절한 스트레칭 및 던지기 기전

필수평가항목

- 고리인대의 이완 평가
- 심부 윤상인대의 촉진
- 근 장력 평가

중요소견

- 통증은 바깥쪽위관절융기의 촉진과 고리형 인대가 나빠지면 유발된다.
- 손목터널증후군처럼 엄지 손가락, 집게 손가락, 가운데 손가락에 통증을 느낀다.
- 가쪽위관절융기염처럼 자주 오진된다.

진단근거

- MRI는 고리 인대를 평가하기 위한 가장 정확한 진단 검사이다.

가쪽팔꿈치 통증 (Lateral Elbow Pain)

아래팔구획증후군 (Forearm Compartment Syndrome)

병력

- 활동 시와 활동 없을 때 아래팔에 통증에 대한 환자 기록
- 통증은 또한 기전에 따라 활동 없음이 확인된다.

손상기전

- 골절에서 가장 흔한 2차 합병증이다.
- 타이트한 캐스트 또는 압박 붕대로부터
- 동맥 손상, 출혈 장애, 또는 과도한 부기
- 으깸 손상/타박상
- 총상으로부터

필수평가항목

- 능동관절가동범위(AROM)와 저항관절가동범위(RROM) 평가
- 맥박 및 신경검사
- 아래팔에서 출혈, 부기, 반상출혈 검사
- 근 장력 평가
- 골절 및 압력 검사를 배제하기 위한 방사선 사진 참조

중요소견

- 환자는 아래팔의 근육 검사 또는 활동 시 통증이 증가한다.
- 활동에 비례하는 통증
- 검사의 시기와 중증도에 따라 환자는 감각 이상 또는 감각 저하, 그리고 말초 맥박 저하를 가진다.
- 으깸 손상의 병력 등, 신체검사의 결과와 일치

진단근거

- 성인에서 아래팔구획증후군의 가장 흔한 원인은 먼쪽 노뼈 골절이다; 그러므로 방사선 사진은 증상의 원인을 알아내는데 도움이 된다.
- 진단을 확정하기 위해 구획 내 압력 검사가 완료될 때가 많다.
- 감각장애는 가장 흔한 증상으로 보고되고 있다.

가쪽팔꿈치 통증 (Lateral Elbow Pain)

가쪽 탈구 (Lateral Dislocation)

병력	손상기전	필수평가항목
● 손을 뻗은채 넘어진 환자 기록 ● 즉시 확인되는 통증	● 충격에 대한 회전/내반력 위치를 갖는 신전된 팔꿈치를 이용한 FOOSH 기전	● 신경 혈관 검사로 팔꿈치 평가 ● 관절변형 검사 ● 의뢰서 및 방사선 사진 필요

중요소견	진단근거
● 드문 팔꿈치 탈구 ● 신경 및 혈관의 손상이 자주 발생할 수 있다. ● 가쪽팔꿈치융기가 나타난다.	● 몇 가지 사례가 문헌에서 보고되고 있으며, 추정 발생률은 0.7% ● 정확한 평가를 위해 방사선 사진 필수

가쪽팔꿈치 통증 (Lateral Elbow Pain)

가쪽위관절융기염 (Lateral Epicondylitis)

병력

- 가쪽팔꿈치의 통증에 대한 환자 기록
- 잡기와 손목 신전 시 확인되는 통증

손상기전

- 아래팔 신전근의 반복적인 과사용
- 나무 자르기와 같이 반복적인 활동을 하루 종일하고 난 후
- 라켓 스포츠의 경우 백핸드 스트로크가 가장 자극적이다.

필수평가항목

- 가쪽위관절융기 촉진
- MMT와 손목 신전 움직임, 엎침, 뒤침, 그리고 잡기를 평가
- 가쪽팔꿈치에 조직의 장력과 부기를 검사
- 어깨 장력과 생체역학 확인

중요소견

- 가쪽위관절융기에 통증이 있을 것이다.
- 신근을 통해 나타나는 조직 장력
- 잡을 때 통증
- 팔꿈치 굴곡의 0° 및 / 또는 90° 와 손목 신근, 엎침근, 뒤침근에 대한 MMT 시 통증

진단근거

- 영상은 보존적 치료가 실패한 경우에만 사용된다.
- 초음파(민감도 64% – 82%)
- MRI(민감도 90% – 100%)[15]

가쪽팔꿈치 통증 (Lateral Elbow Pain)

박리뼈연골염 (Osteochondritis Dissecans)

병력

- 환자는 10대 이전 또는 10대 초반(10세~15세)
- 가쪽팔꿈치 통증과 잠김에 대한 환자 기록
- 만성 발병
- 던지기 또는 라켓 스포츠로 확인된 통증

손상기전

- 반복적인 팔꿈치 신전, 회전과 회반 스트레스
- 외상에서 기인
- 외반력의 불안정과 과도한 사용은 팔꿈치 측에 압박을 일으킬 수 있다.

필수평가항목

- 능동관절가동범위(AROM)와 저항관절가동범위(RROM) 평가
- 외반 안정성 평가
- 방사선 사진과 의뢰서
- 근 장력 평가

중요소견

- 팔꿈치에 둔한 통증을 동반한 지속적인 통증이 있다.
- 위팔뼈 작은머리 변형
- 위팔뼈 작은머리 연골증은 판너병(Panner' s disease)이라고 불린다.
- 방사선 사진에서 관절 내 유리편이 발견이 되고 상완소골두의 연골하골에서 흡수될 것이다.

진단근거

- 방사선 사진과 MRI는 종종 평가를 위해 사용되지만 정확성에 대한 논란이 있다.
- 관절경 검사는 종종 OCD 조각의 안정성 평가를 위한 최적표준으로 간주된다.[21]
- 방사선 사진은 판너병(panner's disease)을 식별할 수 있지만, MRI는 위팔뼈작은머리 평가보다 민감하다.[22]

가쪽팔꿈치 통증 (Lateral Elbow Pain)

노뼈곁인대(RCL) 염좌 (Radial Collateral Ligament (RCL) Sprain)

병력	손상기전	필수평가항목
● 가쪽팔꿈치 통증에 대한 기록 ● 팔꿈치 신전 시 걸림 및 딸각거림과 같은 기계적 증상을 호소한다. ● 의자에서 밀어올릴 때 통증 확인	● 탈구로 보이는 외상 ● 가쪽팔꿈치의 수술로 인한 합병증으로 보일 수 있다. ● 이차에서 만성적인 내반주 부정유합이 된다.	● 팔꿈치 내반 검사 ● 가쪽 축 이동 검사(pivot shift test)를 평가 ● RCL 촉진 ● 외상 기전이라면 방사선 사진을 참조할 필요가 있다. ● 근 장력 평가

중요소견	진단근거
● 환자는 내반 및 축 이동 검사(pivot shift test)로 이완될 것이다. ● 환자는 의자에서 밀어올리면서 통증과 기계적 증상을 나타낸다. ● 환자는 RCL 위로 가쪽팔꿈치를 만져서 통증을 느끼게 된다.	● 축 이동 검사(pivot shift test)와 의자에서 팔굽혀펴기 검사는 87%의 민감도가 보고되고, 경합된 경우에는 100% 민감도가 보고되고 있다.[25]

가쪽팔꿈치 통증 (Lateral Elbow Pain)

노뼈머리 탈구 (Radial Head Dislocation)

병력

- 팔꿈치 통증에 대한 기록
- 환자의 병력에 따라 급성 또는 만성이 될 것이다.
- 팔꿈치 움직임 시 통증 확인

손상기전

- 외상성 손상으로 노뼈머리가 앞으로 탈구된다.
- 팔 엎침과 바깥으로 뻗은 채 넘어짐
- 뇌성 마비나 신경 손상의 결과로 노뼈머리가 뒤가쪽 탈구가 될 수 있다.
- 선천성 장애로 노뼈머리가 뒤 탈구가 있고 종종 양쪽으로 나타난다.
- 엘러스단로스증후군

필수평가항목

- 능동관절가동범위(AROM)와 저항관절가동범위(RROM) 평가
- 노뼈머리 검사
- 방사선 사진과 의뢰서
- 근 장력 평가

중요소견

- 급성 기전은 신체검사 병력을 가지게 될 것이며, 또한 비외상성 경우 양쪽에 나타날 것이다.
- 눈에 띄는 변형
- 어린 환자는 아탈구를 가지고 있을 것이며, 손목을 잡고 팔을 흔들거나 들 때 병력이 있다.

진단근거

- 노뼈머리 탈구와 임상적 제시가 일치한다면, 방사선 사진은 고려될 필요가 없다.
- 첫 번째 시도 감소율이 높다.[23]

가쪽팔꿈치 통증 (Lateral Elbow Pain)

노뼈신경 손상 (Radial Nerve Injury)

병력

- 아래팔 통증에 대한 기록
- 환자는 열감이나 마비, 따끔거림을 보고
- 반복적인 아래팔 엎침 시 확인되는 통증

손상기전

- 노뼈신경의 압박
- 가쪽팔꿈치의 타격
- 반복되는 엎침과 뒤침

필수평가항목

- 노뼈신경 위쪽의 티넬 검사
- 노뼈신경을 위한 상지신경 긴장 검사
- 어퍼쿼터스크린 평가
- 근장력 평가

중요소견

- 환자는 노뼈신경을 위한 상지신경 긴장 검사에서 양성을 가질 것이다.
- 티넬 테스트에서 양성
- 노뼈신경 위 촉진 시 통증
- 일반적으로 손이 약하다.
- 손목의 약함과 손가락 신전이 있을 것이다.

진단근거

- 사진 및 전기 진단 검사는 종종 결정적이지 않다.
- 국소 마취주사는 가쪽위팔융기염으로부터 구분하는데 도움이 될 수 있다.

가상환자: 재검토

팔꿈치 뒤에 어떤 구조가 있는지 알기 위해 몇 가지 조건을 배제할 수 있어야 한다. 이 장의 처음에 제시된 사례의 감별진단은 팔꿈치머리윤활낭염 대 골절이다.

학습 활동: 사례연습

별지에 제공된 빈 모형을 사용하여 아래에 제공된 케이스에 대한 감별 진단 맵 및 임상 소견서를 작성한다. 가상환자 작성 시 '응답'을 건너뛰도록 시도하고 진단이 되도록 한다. 그러나, 감별 진단에 대한 시각적 학습 접근법은 제공된 정보에 대한 모든 가능성을 고려하도록 설계되었다. 행운을 빈다.

가상환자: 중년 남성의 팔꿈치 통증

병력

Fred는 직장에서 마우스를 사용할 때 오른쪽 팔꿈치 통증을 보고하는 50세의 변호사이다. 그는 하루에 1시간, 일주일에 다섯 번씩 기타를 치며 통증을 느낀다. 그는 하루에 1–1.5 시간씩 피아노를 치는데 통증이 있다. 그는 규칙적으로 정원을 가꾸고 삽질을 이용하면 바로 통증을 느낀다. 그는 어떠한 목 통증 병력이나 이전의 팔꿈치에 대한 상처를 부인한다. 그는 일상 생활의 활동에서 통증이 있지만 모든 활동에서 그렇지는 않다. 예를 들어, 그는 침대에서 덮개를 잡아 당기거나 통증 없이 냉장고에서 우유 한 갤런을 쥘 수는 있지만, 문 손잡이를 돌리면 통증이 있다.

신체검사

신체검사 시 환자는 가쪽위관절융기와 신전근 덩어리의 촉진 시 압통이 느껴진다. 신근 덩어리는 촉진 시 왼쪽 측면에 비해 타이트하다. 그는 손목뿐만 아니라 엎침과 뒤침 시 MMT검사를 통해 통증이 있다. 세 번째 손가락의 신전 저항 시 가쪽팔꿈치에 통증이 있다. 위팔근의 MMT는 통증에 대해 음성이고 위팔노근은 통증에 대해 양성이다. 힘은 통증에 의해 제한된다. 그의 상지신경 긴장 검사는 노쪽 및 중앙신경 모두에서 양성 반응을 보였다.

참고문헌

1. Ireland ML, Hutchinson MR. Upper extremity injuries in young athletes. *Clin Sports Med.* 1995;14(3):533-569.
2. Greiwe MR, Comron S, Ahmad CS. Pediatric sports elbow injuries. *Clin Sports Med.* 2010;29(4):677-703.
3. de Haan J, Schep N, Tuinebreijer W, den Hartog D. Complex and unstable simple elbow dislocations: A review and quantitative analysis of individual patient data. *Open Orthop J.* 2010;4:80-86.
4. Hobbs MC, Koch J, Bamberger HB. Distal biceps tendinosis: Evidence-based review. *J Hand Surg Am.* 2009;34(6):1124-1126.
5. Devereaux MW, ElMaraghy AW. Improving the rapid and reliable diagnosis of complete distal biceps tendon rupture: A nuanced approach to the clinical examination. *Am J Sports Med.* 2013;41(9):1998-2004.
6. Presciutti S, Rodner CM. Pronator syndrome. *J Hand Surg Am.* 2011;36(5):907-909.
7. Del Buono A, Franceschi F, Palumbo A, Denaro V, Maffulli N. Diagnosis and management of olecranon bursitis. *Surgeon.* 2012;10(5):297-300.
8. McCabe MP, Savoie FH 3rd. Simple elbow dislocations: Evaluation, management, and outcomes. *Phys Sportsmed.* 2012;40(1):62-71.
9. Rineer CA, Ruch DS. Elbow tendinopathy and tendon ruptures: Epicondylitis, biceps and triceps ruptures. *J Hand Surg Am.* 2009;34(3):566-576.
10. Koplas MC, Schneider E, Sundaram M. Prevalence of triceps tendon tears on MRI of the elbow and clinical correlation. *Skeletal Radiol.* 2011;40(5):587-594.
11. Fedorczyk JM. Tendinopathies of the elbow, wrist, and hand: Histopathology and clinical considerations. *J Hand Ther.* 2012;25(2):191-200.
12. Kroonen LT. Cubital tunnel syndrome. *Orthop Clin North Am.* 2012;43(4):475-486.
13. Wei AS, Khana S, Limpisvasti O, Crues J, Podesta L, Yocum LA. Clinical and magnetic resonance imaging findings associated with Little League elbow. *J Pediatr Orthop.* 2010;30(7):715-719.
14. Jockel CR, Katolik LI, Zelouf DS. Simple medial elbow dislocations: A rare injury at risk for early instability. *J Hand Surg Am.* 2013;38(9):1768-1773.
15. Walz DM, Newman JS, Konin GP, Ross G. Epicondylitis: Pathogenesis, imaging, and treatment. *Radiographics.* 2010;30(1):167-184.
16. Kijowski R, Tuite M, Sanford M. Magnetic resonance imaging of the elbow. Part II: Abnormalities of the ligaments, tendons, and nerves. *Skeletal Radiol.* 2005;34(1):1-18.
17. Hariri S, Safran MR. Ulnar collateral ligament injury in the overhead athlete. *Clin Sports Med.* 2010;29(4):619-644.
18. Husarik DB, Saupe N, Pfirrmann CW, Jost B, Hodler J, Zanetti M. Ligaments and plicae of the elbow: Normal MR imaging variability in 60 asymptomatic subjects. *Radiology.* 2010;257(1):185-194.
19. Kalyani BS, Fisher BE, Roberts CS, Giannoudis PV. Compartment syndrome of the forearm: A systematic review. *J Hand Surg Am.* 2011;36(3):535-543.
20. Zaraa M, Saied W, Bouchoucha S, Ben Ghachem M. [Purely lateral elbow dislocation in a child, case report and literature review]. *Chir Main.* 2012;31(1):38-40.

21. Heywood CS, Benke MT, Brindle K, Fine KM. Correlation of magnetic resonance imaging to arthroscopic findings of stability in juvenile osteochondritis dissecans. *Arthroscopy*. 2011;27(2):194-199.
22. Stoane JM, Poplausky MR, Haller JO, Berdon WE. Panner's disease: X-ray, MR imaging findings and review of the literature. *Comput Med Imaging Graph*. 1995;19(6):473-476.

9

손목과 손

The Wrist and Hand

손목과 손 부상은 스포츠 활동 중 흔히 발생한다. Rettig[1]에 보고에 의하면, 스포츠 활동 중 발생한 부상 중 3~9%는 손목과 손관련 부상이다. 손목과 손 부상은 크게 두 가지 유형으로 분류할 수 있는데 첫째, 외상성과 둘째, 과용성(overuse)이다. 외상성 부상은 골절, 탈골, 인대손상 등을 포함하며 주로 신체접촉(몸싸움)을 동반하는 스포츠 종목에서 흔히 발생한다. 과용성 부상은 체조, 라켓종목, 골프 등에서 빈번히 발생한다.[1,2] Swensen et al[3]이 실시한 고등학교 운동 선수의 스포츠 활동 중 부상에 관련된 설문 조사에 의하면, 손목과 손 골절이 가장 흔한 골절이며 특히, 손목뼈 골절이 가장 흔한 골절이라고 보고되었다(전체 손목골절 중 약 70% 차지).[4] 손목뼈 골절은 만15세에서 30세에 흔히 발생한다. 반복적인 움켜쥐기, 잡기, 던지기 동작, the FOOSH(손을 뻗은 상태에서 넘어지는) 등이 주된 부상을 발생시키는 기전(원인)이며 이러한 부상의 기전을 이해하면 왜 외상성과 과용성등 다양한 종류의 부상이 손목과 손에 발생하게 되는지 알 수 있다. 손목과 손의 부상은 극한 스포츠에서 또한 흔히 발생하는데 한 가지 예를 들어, 암벽등반가들이 겪는 손가락 힘줄부상이 있다.[5]

손목은 손의 위치와 움켜쥐는 동작 등 다양한 기능적 역할을 한다. 손목과 손의 적절한 진단 및 평가를 위해선 해부학적 이해가 중요한데, 손목과 손의 해부학이 이해하기 복잡하지만, 중요 해부학적 구조는 겉표면에 위치하고, 쉽게 촉진할 수 있어, 정확한 진단이 용이하다. 스포츠 활동에 참여하는 어린이와 청소년이 증가하고 베이비 붐 세대 또한 여전히 많은 스포츠 활동에 참여하고 있어 손목과 손 부상에 대한 정확한 정보제공, 검사 및 평가 그리고 올바른 재활 계획 등이 요구된다.[6] 9장을 통해 손목과 손 부상에 대한 적절한 진단 및 검사 계획 수립을 위하여 두 개의 감별진단 도식이 제공되었다. 각 부상은 손가락과 엄지 손가락에 관련된 부상이며 이 감별진단 도식을 이용하여 손목과 손의 외상성과 과용성 부상에 대해 상세하게 설명한다.

가상환자: 암벽등반가의 엄지손가락 통증

병력

오른손 잡이 48세 여성 Jolene이 왼손의 엄지와 손 통증 때문에 당신의 클리닉을 방문했다. 그녀는 사무직으로 일하며 여가시간에 암벽등반에 푹 빠져 있다. 지난 한달 동안 통증이 있었으며 점점 심해졌다. 특히 최근 손목과 손의 근력이(암벽등반 시) 예전 같지 않다는 점이 통증보다 더 큰 걱정이라고 한다.

신체검사

신체검사를 통해 엄지 손가락, 검지 손가락 그리고 손바닥에 압통을 발견하였으며 왼쪽 손목을 굽히거나 펴는 능동적 움직임이 통증을 유발하였다. 환자의 왼손 악력이 오른손에 비해 약해졌으며 촉진 검사 시 환자는 왼쪽 엄지와 검지 손가락에 저림과 쑤심을 호소하였다. 오른쪽 엄지손가락의 벌림 악력은 5/5인 반면 왼쪽은 4/5였다. 인대 검사와 Finkelstein's test는 음성이었으나 안쪽신경(median nerve)의 Tinel's tap test와 신경긴장 검사는 양성으로 나타났다.

임상 결정

임상 결정을 통한 정보를 이용해 다음 질문을 바탕으로 임상 결정을 하시오.

- 당신의 감별진단은 무엇인가?
- 무엇이 당신의 감별진단을 위한 가장 중요한 정보인가?
- 손 그리고 손목과 관련된 다른 가능성 있는 부상은 무엇인가?

해부도를 시작으로 손목과 손의 가능한 부상을 찾아보고 감별진단 도식을 바탕으로 구체적으로 계획된 진단과정을 정리된 정보를 바탕으로 임상 결정을 하시오.

9장 끝에서 계속된다.

해부도: 손목 (Anatomy Map: Wrist)

앞 (ANTERIOR)

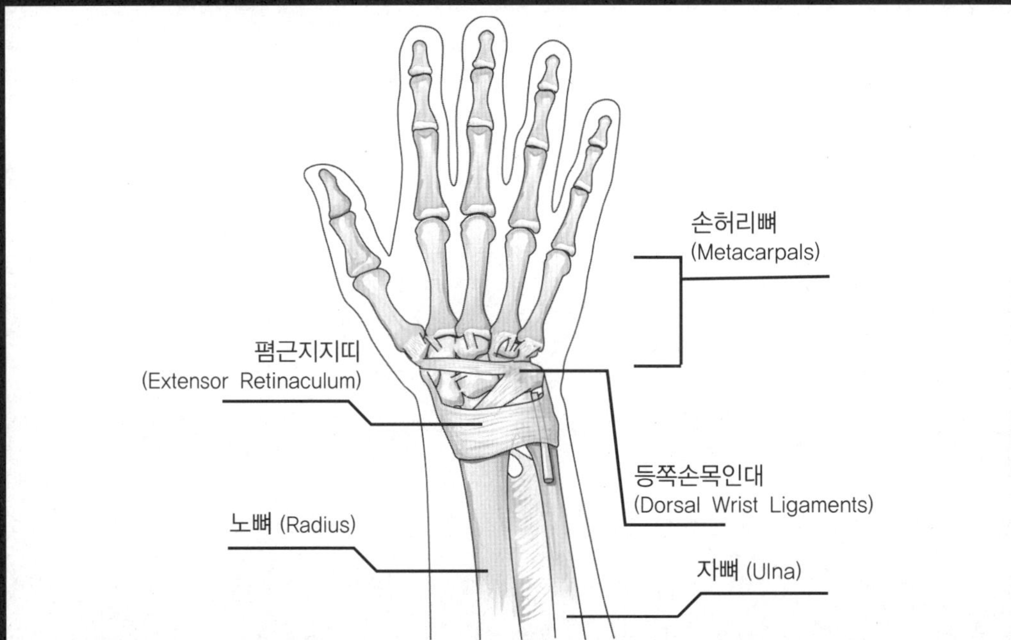

손바닥 (Palmar)

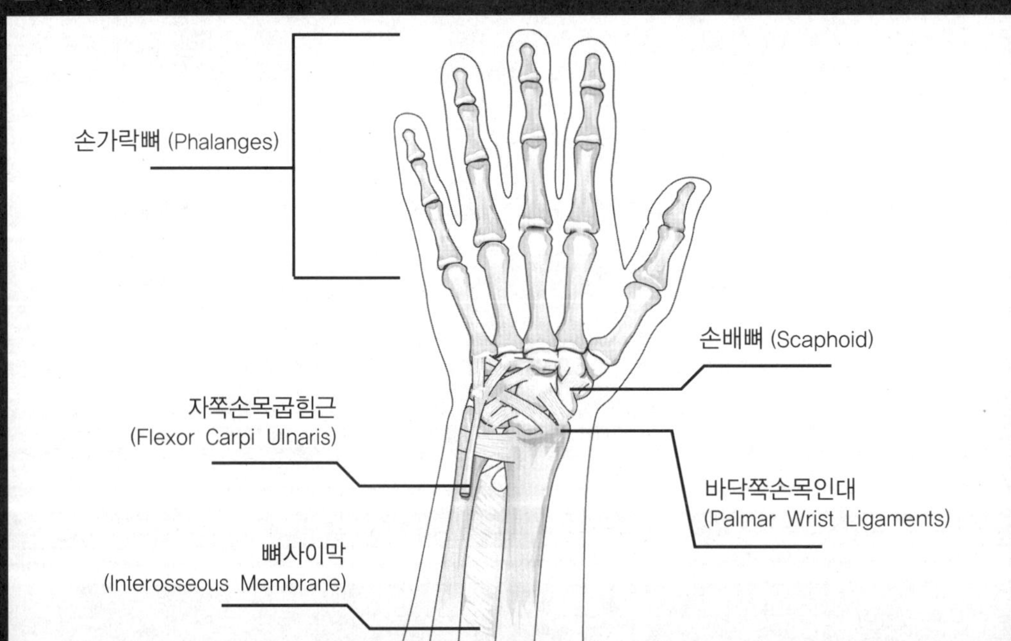

해부도: 손목 (Anatomy Map: Wrist)

손등 (Dorsal)

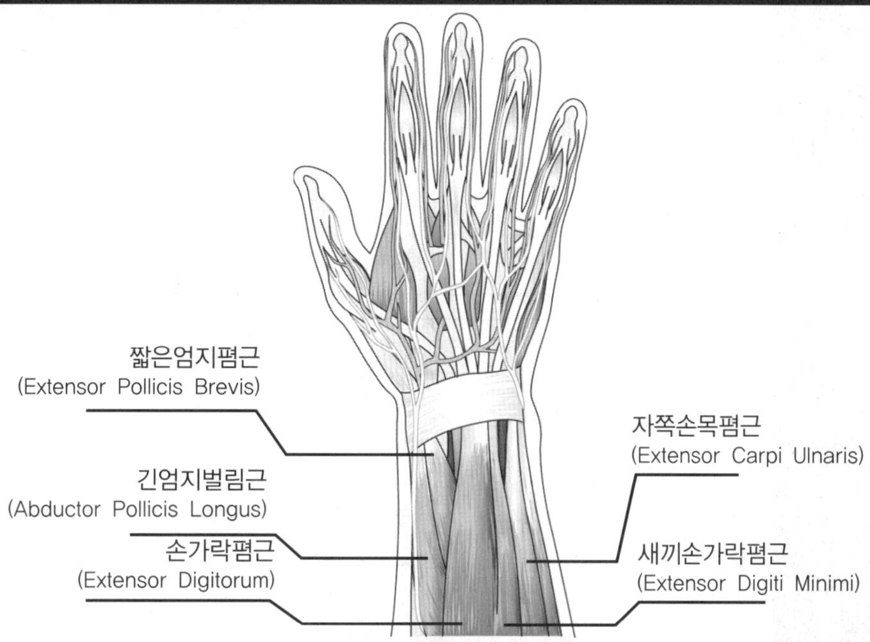

손바닥 (Palmar)

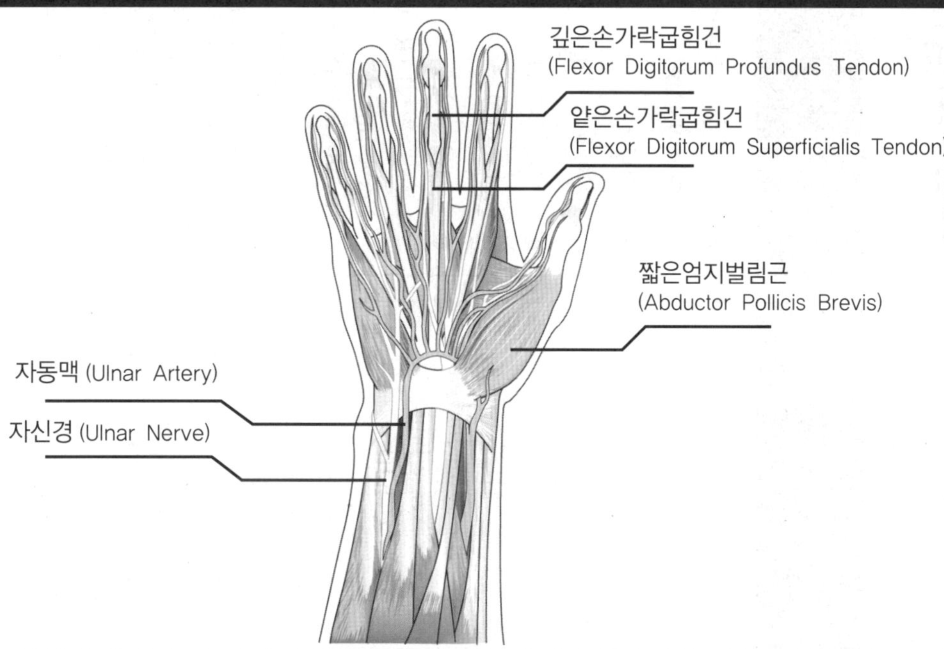

손목 도식: 부위/연부조직 감별진단

손바닥

- 손목터널증후군 [수근관증후군] (Carpal Tunnel Syndrome)
- 굽힘근육건염 (Flexor Tendinopathy)
- 정중신경과 자신경 손상 [갈퀴손] (Median and Ulnar Nerve Injury [Claw Hand])
- 정중신경 손상 [유인원손 변형증] (Median Nerve Injury [Ape Hand Deformity])
- 노손목인대 염좌 (Radiocarpal Ligament Sprain)
- 자손목인대 염좌 (Ulnocarpal Ligament Sprain)

손등

- 신전근건염 (Extensor Tendinopathy)
- 결절낭종 (Ganglion Cyst)
- 반달뼈탈구 (Lunate Dislocation)
- 노신경 손상 [수하수변형] (Radial Nerve Injury [Drop-Wrist Deformity])
- 바닥쪽노손목인대 염좌 (Radiocarpal Ligament Sprain)
- 바닥쪽자손목인대 염좌 (Ulnocarpal Ligament Sprain)

자뼈

- 삼각섬유연골복합 손상 (Triangular Fibrocartilage Complex [TFCC] Injury)
- 자측측부인대 염좌 (Ulnar Collateral Ligament Sprain)
- 자측신경 손상 [축도손 변형] (Ulnar Nerve Injury [Benediction or Bishop's Deformity])

노뼈

- 노측측부인대 염좌 (Radial Collateral Ligament Sprain)

손목과 손 손상 (Wrist and Hand Injury)

뼈와 관절 손상 (Injuries to Bone/Joint Surface)

일반적인 골절

- 손목 (Wrist)
    - 첫번째손허리뼈 (First metacarpal into CMC joint [Bennett' s])
    - 권투선수 골절 (Fifth metacarpal [Boxer' s])
    - 굽힘근/폄근힘줄 박리 (Avulsion of flexor/extensor tendons)
    - 손목뼈 (Carpals)
        - 갈고리골고리 골절 (Hook of the hamate)
        - 손배뼈 골절 (Scaphoid)
    - 노뼈원위부 골절 (Distal radius)
    - 노뼈골간단부 골절 [콜리스 골절]
(Distal radius with dorsal displacement [Colles'])
    - 자뼈원위부 골절 (Distal ulna)

- 손 (Hand)
    - 끝마디지골 (Distal phalanx)
    - 손허리뼈 골절 [손허리뼈 골절] (Metacarpal)
    - 손가락뼈 골절 (Phalanges)
        - 끝마디 (Distal phalanx)
        - 중간마디(Middle phalanx)
        - 첫마디 (Proximal phalanx)

손목부상을 위한 임상평가

손바닥쪽 손목 통증 (Palmar Wrist Pain)

손목터널증후군 (Carpal Tunnel Syndrome)

병력	손상기전	필수평가항목
● 물건을 쉽게 떨어뜨린다. ● 엄지손가락의 근력이 약해지며, 손이 저리고 아린감을 호소 ● 타자치기 또는 컴퓨터 마우스 사용이 통증을 유발	● 정중신경의 압박과 이차적으로 굽힘근 힘줄윤활막염이 발생한다. ● 당뇨병 또는 알콜중독의 합병증 ● 만성적 원인(Chronic describe nature) 예) 반복적 충격 (repetitive impact)	● 관절가동범위 평가 (능동가동범위와 수동가동범위) (AROM and PROM) ● 손의 시진과 촉진 검사 ● 정중신경 긴장 검사 ● 팔렌 검사(Phalen' s test), 역 팔렌 검사 (reverse, Phalen' s test), 티넬 검사(Tinel' s) ● 신경전도, 근전도 검사 ● 근력평가(MMT)

중요소견	진단근거
● 팔렌 검사, 역팔렌 검사, 정중신경 긴장 검사에 양성 반응 ● 손의 감각 둔화 (정중신경) ● 엄지 손가락 힘의 약화 그리고 만약 증상이 오랜기간 지속될 경우 엄지두덩이 위축증이 관찰된다.	● 팔렌 검사(민감도 46~48%, 특이도 51~91%) ● 티넬 검사(민감도 28~73%, 특이도 44~95%)

손바닥쪽 손목 통증 (Palmar Wrist Pain)

굽힘근육건염 (Flexor Tendinopathy)

병력

- 손목과 손이 쑤시고 뻣뻣해짐
- 점진적 징후
- 시간이 지남에 따라 일상생활 활동을 통한 통증 호소

손상기전

- 굽힘근 (flexor)의 반복적 또는 강하게 움켜쥐는 동작의 사용
- 갑작스러운 손 사용의 증가
- 넘어짐에 의한 외상

필수평가항목

- 관절가동범위 검사 (능동가동범위 AROM 와 수동가동범위 PROM)
- 손목과 손의 시진과 촉진 검사
- 손목과 손의 근력 검사

중요소견

- 손목굽힘근 검사 시 통증 호소
- 바늘로 찌르는 듯한 느낌 또는 감각 둔화
- 움켜쥐는 동작으로 인한 통증과 힘의 감소

진단근거

- 진단은 주로 신체검사에 의해 이루어지지만 MRI와 초음파 또한 힘줄의 상태를 검사하기 위해 사용된다.

손바닥쪽 손목 통증 (Palmar Wrist Pain)

정중신경 및 척골신경 손상[갈퀴손] (Median and Ulnar Nerve Injury(Claw Hand)

병력	손상기전	필수평가항목
• 손목과 손가락을 펴기가 어렵다. • 날카롭고 타는 듯한 통증 동반	• 신경에 대한 직접적 외상(타격) • 정중신경과 척골신경에 대한 압박	• 관절가동범위 검사(능동가동범위 AROM와 수동가동범위 PROM) • 손목과 손의 시진 검사 • 근력 검사

중요소견	진단근거
• 모든 손가락의 신전근 마비 및 엄지 손가락을 포함한 모든 손가락이 굽거나 펴진 상태 • 날카롭고 심한 통증을 동반함	• 확진을 위해 전기진단 검사가 사용된다.[7]

손바닥쪽 손목 통증 (Palmar Wrist Pain)

정중신경 손상 [유인원손변형증]) (Median Nerve Injury [Ape Hand Deformity])

병력

- 엄지 손가락을 다른 손가락으로부터 멀어지게 하는 움직임(Abduction)에 어려움을 겪는다.
- 엄지 손가락이 약해진다.

손상기전

- 손목의 열창(찢긴 상처)
- 위팔뼈 과상부 골절
- 정중신경의 압박과 외상(타격)에 의한 마비

필수평가항목

- 관절가동범위(능동가동범위 AROM와 수동가동범위 PROM)
- 손의 촉진 및 신전 검사
- 신경전도 및 근전도 검사
- 근력 검사

중요소견

- 엄지 손가락의 벌림 운동 시 어려움 호소
- 신전근에 의한 엄지 손가락이 뒤쪽으로 당겨짐 현상
- 움켜지는 운동능력 상실

진단근거

- 확진을 위한 전기진단 검사가 사용된다.
- 증상을 확인하기 위해 MRI를 포함한 방사선 검사를 사용할 수 있다.

손바닥쪽 손목 통증 (Palmar Wrist Pain)

바닥쪽 노손목인대 염좌 (Ulnocarpal Ligament Sprain)

병력	손상기전	필수평가항목
● 부기와 통증으로 인해 손목 사용의 어려움을 겪는다. ● 노뼈쪽 손목의 통증 호소	● 관절가동범위 검사 (능동가동범위 AROM 와 수동가동범위 PROM) ● 손목의 압통 촉진 및 부기 신전 검사	● 관절가동범위 검사 (능동가동범위 AROM 와 수동가동범위 PROM) ● 손목의 압통 촉진 및 부기 신전 검사 ● 손목 근력 검사

중요소견	진단근거
● 손목굽힘 검사를 통한 통증 호소 ● 노뼈쪽 손목과 손의 통증 호소 ● 움켜쥐는 동작으로 인한 통증과 힘의 감소	● 손목인대에 대한 자기공명혈관조영술(MRA)을 이용한 진단은 핵사기공명영상(MRI) 보다 높은 정확성을 보인다.[8]

손바닥쪽 손목 통증 (Palmar Wrist Pain)

자손목인대 염좌 (Ulnocarpal Ligament Sprain)

병력

- 부기와 통증으로 인해 손목 사용의 어려움을 겪는다.
- 자뼈쪽 손목의 통증 호소

손상기전

- 손목의 비정상적으로 가해진 힘에 의한 손상
- 넘어지며 발생하는 손목 신전에 의한 외상

필수평가항목

- 관절가동범위 검사 (능동가동범위 AROM와 수동가동범위 PROM)
- 손목의 압통 촉진 및 부기 신전 검사
- 손목 근력 검사

중요소견

- 손목굽힘 검사를 통한 통증 호소
- 자뼈쪽 손목과 손의 통증 호소
- 움켜쥐는 동작으로 인한 통증과 힘의 감소

진단근거

- 손목인대에 대한 자기공명혈관조영술(MRA)을 이용한 진단은 핵자기공명영상(MRI)보다 높은 정확성을 보인다.[8]

손등쪽 손목 통증 (Dorsal Wrist Pain)

폄근 건병증 (Extensor Tendinopathy)

병력

- 손목과 손이 쑤시고 뻣뻣해짐
- 점진적 징후
- 시간이 지남에 따라 일상생활 활동을 통한 통증 호소

손상기전

- 폄근의 반복적 또는 강하게 움켜쥐는 동작의 사용
- 갑작스러운 손 사용의 증가
- 넘어짐에 의한 외상

필수평가항목

- 관절가동범위 검사 (능동가동범위 AROM 와 수동가동범위 PROM)
- 손목과 손의 시진과 촉진 검사
- 손목과 손의 근력 검사

중요소견

- 손목폄근 검사 시 통증 호소
- 바늘로 찌르는 듯한 느낌 또는 감각 둔화
- 손의 뒤침 동작(문을 여는 동작과 손가락을 펴는 동작으로 인한 통증 호소

진단근거

- 자쪽손목폄근(Extensor Carpi Ulnaris)에 가장 흔히 발생한다
- 진단은 주로 신체검사에 의해 이루어지지만 MRI와 초음파 또한 힘줄의 상태를 검사하기 위해 사용된다.[8]

손등쪽 손목 통증 (Dorsal Wrist Pain)

결절낭종 (Ganglion Cyst)

병력

- 손목의 통증을 유발하는 덩이(덩어리; mass) 발생
- 나타났다 사라졌다를 반복하며 크기 또한 변한다.
- 손목사용의 증가와 함께 통증 또한 증가한다.

손상기전

- 원인불명
- 만15세에서 40세 사이의 여성에게서 주로 발생한다.

필수평가항목

- 손목 뒤쪽의 육안 검사
- 관절가동범위 검사 (능동가동범위 AROM 와 수동가동범위 PROM)
- 근력과 기능 검사

중요소견

- 덩이(덩어리)또는 종괴가 손목 뒷쪽에서 발견된다.
- 촉진 검사를 통해 부드럽거나 (고무처럼) 단단한 덩어리를 느낄 수 있다.
- 통증의 유무는 덩이의 크기나 상태에 따라 다르다.

진단근거

- 초음파를 이용한 진단이 주로 이용되지만 신경혈관계 증상을 보일 경우 MRI를 이용한 진단이 사용된다.

손등쪽 손목 통증 (Dorsal Wrist Pain)

반달뼈 탈구 (Lunate Dislocation)

병력

- 손목의 급성 부기 및 통증
- 정중신경의 손상 여부에 따라 무감각과 저림(자통)을 호소한다.

손상기전

- 급성 손상 (Acute Injury)
- 자쪽 굴곡(ulnar deviation)과 손목신전(wrist extended) 일으키는 강한 힘에 의한 외상

필수평가항목

- 관절가동범위 검사(수동가동범위 PROM)
- 손목 변형 시전 검사
- 진단방사선 검사

중요소견

- 반달뼈에 통증을 호소하며, 외상에 의한 병력
- 발달뼈 주변에 통증과 부기

진단근거

- 반달뼈 탈구의 증상은 방사선 검사를 통해서도 쉽지 않다(약 25%의 오진이 발생).
- MRI를 통한 검사는 일반 방사선 검사보다 높은 민감도를 보인다.

손등쪽 손목 통증 (Dorsal Wrist Pain)

노신경 손상 (수하수 변형) Radial Nerve Injury (Drop-Wrist Deformity)

병력	손상기전	필수평가항목
● 손목 또는 손가락 펌에 어려움을 호소한다. ● 날카롭고 타는 듯한 (작열통) 통증을 호소한다.	● 신경에 직접적인 외상 ● 노신경에 압박	● 관절가동범위 검사 (능동가동범위 AROM 와 수동가동범위 PROM) ● 손목과 손의 시진 ● 근력 검사

중요소견	진단근거
● 폄근의 마비로 인해 손목과 손가락을 펌할 수 없다. ● 날카롭고 극심한 통증 호소	● 팔꿈치, 아래팔 등 노신경에 대한 압박은 여러 부위에서 일어날 수 있으며 증상도 다양하다. ● 전기 진단 검사를 통해 확진할 수 있다.[7]

손등쪽 손목 통증 (Dorsal Wrist Pain)

노수근인대 염좌 (Radiocarpal Ligament Sprain)

병력

- 손목 움직임의 어려움, 부기, 통증을 호소한다.
- 손목의 노뼈쪽 통증 호소

손상기전

- 비정상적 힘이 손목에 가해질 때
- 넘어지며 발생하는 손목 신전에 의한 외상(타격)

필수평가항목

- 관절가동범위 검사 (능동가동범위 AROM 와 수동가동범위 PROM)
- 손목의 압통 촉진 및 부기 신전 검사
- 손목 근력 검사

중요소견

- 폄근 검사를 통한 통증 호소
- 손목의 노뼈쪽과 손 뒤쪽의 부기(Swelling)
- 손의 뒤침동작(문을 여는 동작[Supination 또는 Opening])과 손목을 펴는(Extending) 동작으로 인한 통증 호소

진단근거

- 손목인대에 대한 자기공명혈관조영술 MRA를 이용한 진단은 핵자기공명영상 MRI보다 높은 정확성을 보인다.[8]

손등쪽 손목 통증 (Dorsal Wrist Pain)

자손목인대 염좌 (Ulnocarpal Ligament Sprain)

병력	손상기전	필수평가항목
● 손목의 움직임의 어려움, 부기, 통증을 호소한다. ● 손목의 자뼈쪽 통증 호소	● 비정상적 힘이 손목에 가해질 때 ● 넘어지며 발생하는 손목 굽힘에 의한 외상(타격)	● 관절가동범위 검사 (능동가동범위 AROM 와 수동가동범위 PROM) ● 손목의 압통 촉진 및 부기 신전 검사 ● 손목 근력 검사

중요소견	진단근거
● 폄근 검사를 통한 통증 호소 ● 손목의 자뼈쪽과 손 뒤쪽의 부기 (Swelling) ● 손의 뒤침동작 (문을 여는 동작 [Supination 또는 Opening]) 과 손목을 펴는 (Extending) 동작으로 인한 통증 호소	● 손목인대에 대한 자기공명혈관조영술 MRA를 이용한 진단은 핵자기공명영상 MRI보다 높은 정확성을 보인다.[8]

자쪽손목 통증 (Ulnar Wrist Pain)

삼각섬유연골 복합체 손상 (Triangular Fibrocartilage Complex Injury)

병력	손상기전	필수평가항목
• 손목의 통증을 동반한 염발음과 걸리는 느낌 호소(clicking and catching) • 손목의 신전, 비틀기(twist), 돌림(회전; rotation) 움직임 시 통증 호소	• 외상(trauma) • 아래팔(forearm) 회전 시 힘이 자쪽손목에 가해짐 • 손목에 힘에 의한 과다 힘(hyperextension) 발생 시 • 삼각섬유연골 복합체(TFCC) 통증은 퇴행성에 의해 발생한다(TFCC는 혈액 공급이 어렵다)	• 손목의 편위(deviation), 손목의 신전 그리고/또는 아래팔의 회전 검사 • 손목의 부기 검사 • 삼각섬유연골 복합체(TFCC) 부하(load) 검사 • 근력 검사

중요소견	진단근거
• 초기에 부기(swelling)는 나타나지 않는다. • 자쪽손목의 통증을 호소 • 삼각섬유연골 복합체(TFCC) 부하 검사 시 통증과 증상 호소 • 자쪽(측부인대(ulnar collateral ligament) 염좌와 관련이 있으며, 원위요골 골절(distal radial fracture)로 인해 발생할 수 있다.	• 자기공명혈관조영술 (MRA)(민감도 84%, 특이도 95%)[8]

자쪽손목 통증 (Ulnar Wrist Pain)

자쪽측부인대 염좌 (Ulnar Collateral Ligament Sprain)

병력

- 손목 안쪽 통증 호소
- 손목 편위 시 통증 동반

손상기전

- FOOSH (Fall on Outstretched Hand) 시 노쪽 편위 (radial deviation)
- 반복되는 손목의 회전과 편위 동작

필수평가항목

- 노쪽(radial)과 자쪽(ulnar) 편위 동작
- 관절가동범위 검사(능동가동범위 AROM와 수동가동범위 PROM)
- 손목 안쪽의 부기 검사
- 손목 근력 검사

중요소견

- 촉진 시 손목 안쪽의 통증 호소
- 노쪽과 자쪽편위 동작 시 통증 호소
- 손목 안쪽의 부기

진단근거

- 손목인대에 대한 자기공명혈관조영술 MRA를 이용한 진단은 핵자기공명영상 MRI보다 높은 정확성을 보인다.[8]

자쪽손목 통증 (Ulnar Wrist Pain)

자쪽신경 손상(축도손 변형 또는 비숍 변형) (Ulnar Nerve Injury)

병력	손상기전	필수평가항목
● 손목 또는 손가락 폄에 어려움을 호소한다. ● 날카롭고 타는 듯한(작열통) 통증을 호소한다.	● 신경에 직접적인 외상 ● 자신경에 압박	● 관절가동범위 검사(능동가동범위 AROM와 수동가동범위 PROM) ● 손목과 손의 시진 ● 근력 검사

중요소견	진단근거
● 새끼두덩(hypothenar)와 네번째, 다섯번째 손가락의 내재근육 마비 ● 날카롭고 극심한 통증 호소	● 손목의 손목굴(the cubital tunnel)과 기용굴(Guyon canal)에 주로 압박(compression)이 일어난다. ● 임상 소견과 함께 전기진단 검사를 통해 확진할 수 있다.[7]

노쪽손목 통증 (Radial Wrist Pain)

노쪽측부인대 염좌 (Radial Collateral Ligament Sprain)

병력	손상기전	필수평가항목
● 손목 가쪽 통증 호소 ● 손목 편위 시 통증 동반	● FOOSH 시 자쪽편위 (ulnar deviation) ● 반복되는 손목의 회전과 편위 동작	● 노쪽과 자쪽편위 동작 ● 관절가동범위 검사 (능동가동범위 AROM 와 수동가동범위 PROM) ● 손목 안쪽의 부기 검사 ● 손목 근력 검사

중요소견	진단근거
● 촉진 시 손목 가쪽의 통증 호소 ● 노쪽과 자쪽편위 동작 시 통증 호소 ● 손목 가쪽의 부기	● 손목인대에 대한 자기공명혈관조영술 MRA를 이용한 진단은 핵자기공명영상 MRI보다 높은 정확성을 보인다.[8]

해부도: 손목과 손 (Anatomy Map: Wrist and Hand)

엄지 (Thumb)

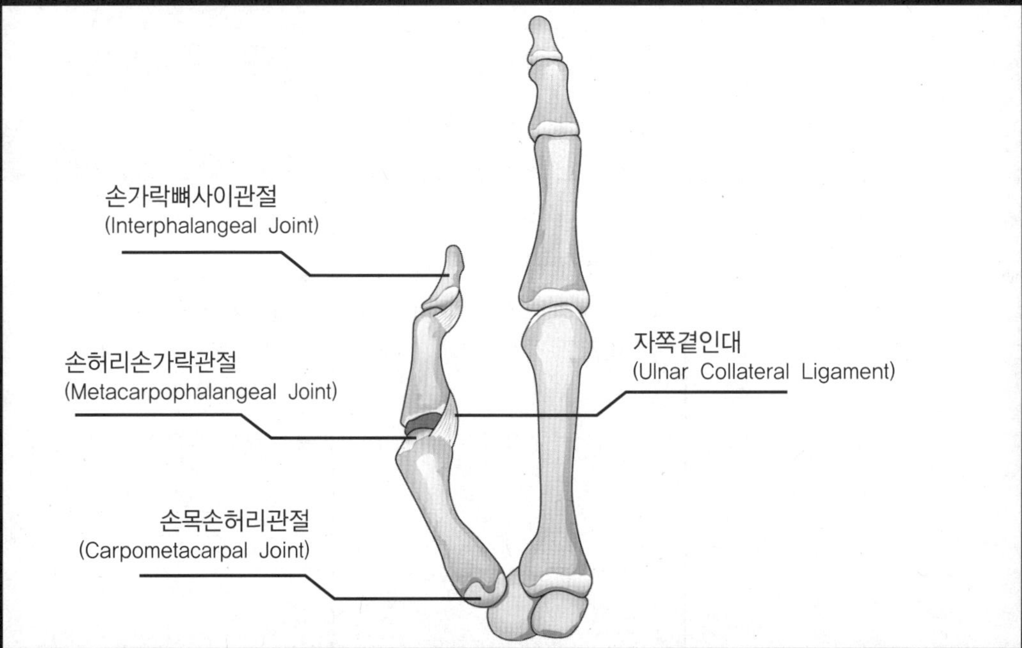

손목굴 (Carpal Tunnel)

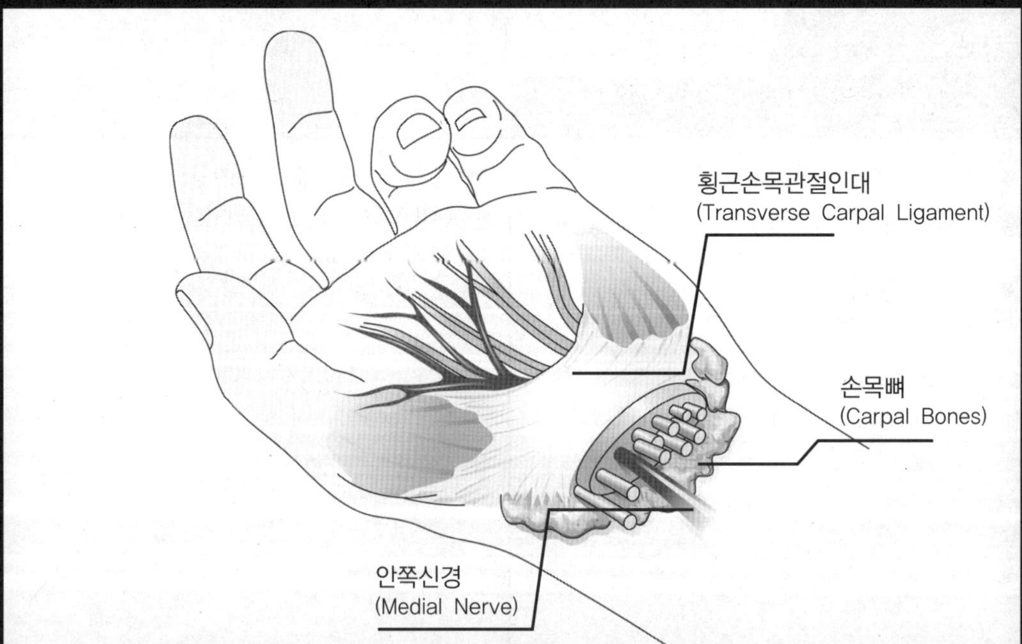

손 도식: 부위/연부조직 감별진단

손바닥 (Palmar)

손/손가락 (Hand/Fingers)

- 굽힘힘줄 파열, 굴곡건 손상 (Jersey Finger)
- 굽힘힘줄집윤활막염 [방아쇠수지증후군] (Trigger Finger)
- 손바닥쪽(몸쪽) 손가락뼈사이관절 [근위지절간관절 탈구] (PIP Palmar Dislocation)

엄지 (Thumb)

- 손가락뼈사이관절 피막[capsule] 염좌 (IP Joint Capsule Sprain)
- 손허리손가락관절 피막[capsule] 염좌 (MCP Joint Capsule Sprain)

손등 (Dorsal)

손/손가락 (Hand/Fingers)

- 중수지 신전근 파열 Central Slip Rupture (단추구멍 변형 Boutonniere Deformity)
- 원위지간관절(낭) 염좌 (DIP Joint Capsule Sprain)
- 근위지간관절(낭) 염좌 (PIP Joint Capsule Sprain)
- 손가락펴짐근 파열 [망치손가락] (Extensor Tendon Rupture) (Mallet Finger)
- 손바닥파열 Volar Plate Rupture (거짓 단추구멍 변형 Boutonniere Deformity)
- 손바닥파열 [백조목변형] Volar Plate Rupture (Swan-Neck Deformity)

엄지(Thumb)

- 지절관절(낭) 염좌 (IP Joint Capsule Sprain)
- 손허리손가락관절 염좌 (MCP Joint Capsule Sprain)
- 근위지간관절 손등쪽 탈구 (PIP Dorsal Dislocation)
- 손허리손가락관절 탈구 (MCP Dislocation)

자뼈 (Ulnar)

손/손가락 (Hand/Fingers)

- 손목굴증후군 Cubital Tunnel Syndrome (Distal Presentation)
- 원/근위지간관절 자쪽 측부인대 염좌 (DIP/PIP Ulnar Collateral Ligament Sprain)
- 자신경 손상 [축도손 변형] Ulnar Nerve Injury (Bishop' s Deformity)

엄지 (Thumb)

- 손허리손가락과절 자쪽 측부인대 염좌 [게임키퍼 엄지] (MCP Ulnar Collateral Ligament (UCL) Sprain (Gamekeeper' s Thumb)

노뼈 (Radial)

손/손가락 (Hand/Fingers)

- 원/근위지간관절 노쪽측부인대 염좌 (DIP/PIP Radial Collateral Ligament Sprain)

엄지 (Thumb)

- 드퀘르뱅증후군 (deQuervain' s Syndrome)

손 손상을 위한 임상평가

손바닥쪽 손 통증 (Palmar Hand Pain)

굽힘힘줄 파열 (Flexor Tendon Rupture (Jersey Finger))

병력	손상기전	필수평가항목
• 손가락 끝 마디의 통증 • 상대 선수의 옷깃을 붙잡다 발생한다. • 손가락 끝 마디를 굽힐 수 없다.	• 깊은손가락굽힘근이 박리되며 종종 힘줄파열을 동반한다. • 깊은손가락굽힘근에 강하게 펴는 힘이 가해짐 • 네번째 손가락에 흔히 발생한다.	• 각 손가락 관절의 굽힘 평가 • 원위지절관절의 펴기 검사 • 관절가동범위 평가 (능동가동범위와 수동가동범위) (AROM and PROM) • 박리 여부를 확인하기 위해 방사선 검사 실시 • 근력 검사

중요소견	진단근거
• 환자의 원위지절관절이 휴식 상태에서 펴지며 스스로 굽힐 수 없다. • 얕은손가락굽힘근이 여전히 붙어있다면 환자는 손허리손가락관절(MCP) 와 근위지절관절 (PIP)을 굽힐 수 있다 • 부기와 통증을 동반한다.	• 75% 손상의 경우 네번째 손가락에 발생한다. • 방사선 검사를 통해 원위지골의 열리골절을 볼 수 있다.[11]

손바닥쪽 손 통증 (Palmar Hand Pain)

(굽힘힘줄집 유착/힘줄윤활막염) [방아쇠수지증후군]

병력

- 통김소리와 손가락이 굽혀진 상태로 움직이지 못함을 호소한다.
- 손가락을 펼 때 통증을 호소한다.

손상기전

- 힘줄 부위에 부기가 발생하며 손가락이 굽혀진 상태에서 움직일 수 없다.
- 손가락도르래 비대증 (Thickening of the A1 pulley area)
- 반복적인 움직임과 과도한 사용
- 엄지를 포함한 모든 손가락에서 발생한다.

필수평가항목

- 관절가동범위 평가 (능동가동범위 와 수동가동범위) (AROM and PROM)
- 모든 손가락 검사
- 근력 검사

중요소견

- 비빔소리(염발음)과 통증을 동반함
- 굽힘힘줄집 바닥부분에 촉진 가능한 덩이가 발생하며 염발음을 느낄 수 있다.

진단근거

- 방아쇠수지증후군은 주로 영상검사를 필요로 하지 않는다
- 확실한 진단을 위해 굽힘근집에 Idocain주사 후 통증과 굽힘과 폄 동작이 가능한지 확인할 수 있다.[12]

손바닥쪽 손 통증 (Palmar Hand Pain)

손바닥쪽 손가락뼈사이관절 (PIP Palmar Dislocation)

병력	손상기전	필수평가항목
● 부기와 통증을 호소 ● 손상 직후 통증이 시작되어 계속 이어진다.	● 손가락을 반 정도 굽힌 상태에서 뒤틀림	● 수동가동범위 (PROM) 평가 ● 촉진으로 변형을 검사한다. ● 부목으로 고정 후 교정을 위해 의뢰한다. ● 근력 검사

중요소견	진단근거
● 다양한 방면의 변형을 쉽게 확인할 수 있다. ● 손가락 장애	● 방사 전 검사가 종종 골절과 관절의 안정성을 확인하기 위해 사용된다.[2]

손바닥쪽 손 통증 (Palmar Hand Pain)

엄지손가락뼈사이관절 피막 염좌 (Thumb IP Joint Capsule Sprain)

병력	손상기전	필수평가항목
● 엄지손가락의 Jamming을 보고한다. ● 엄지를 움직이거나 움켜쥐는 동작에 통증 호소	● 공 또는 네트에 의해 과다 폄 발생 ● 엄지를 벌린(abduction) 상태에서 FOOSH (예: 스키타다 넘어질 때)	● 관절가동범위 평가 (능동가동범위와 수동가동범위) (AROM and PROM) ● Axial loading을 통한 압박과 P/A glide 를 통해 잡아당김 검사 ● 통증, 부기, 반상출혈 검사 ● 근력 검사

중요소견	진단근거
● 앞쪽 손가락뼈사이관절 부위에 통증 ● 환자는 대부분 P/A glide를 통해 이완증을 호소한다. ● 환자는 통증과 병력을 가지게 된다.	● 진단상의 증거 유효하지 않음

손바닥쪽 손 통증 (Palmar Hand Pain)

손허리손가락관절 피막[capsule] 염좌 (Thumb MCP Joint Capsule Sprain)

병력	손상기전	필수평가항목
• 엄지손가락의 Jamming을 보고한다. • 엄지를 움직이거나 움켜쥐는 동작에 통증 호소	• 공 또는 네트에 의해 과다 폄 발생 • 엄지를 벌린(abduction) 상태에서 FOOSH (예: 스키타다 넘어질때)	• 관절가동범위 평가 (능동가동범위 와 수동가동범위) (AROM and PROM) • Axial loading을 통한 압박과 P/A glide 를 통해 잡아당김 검사 • 통증, 부기, 반상출혈 검사 • 근력 검사

중요소견	진단근거
• 앞쪽 손허리손가락관절 부위에 통증 • 한자는 대부분 P/A glide를 통해 이완증을 호소한다. • 환자는 통증과 병력을 가지게 된다.	• 진단상의 증거 유효하지 않음

손등쪽 손 통증 (Dorsal Hand Pain)

단추구멍 변형 [Central Slip Rupture (Boutonniere Deformity)]

병력	손상기전	필수평가항목
• 원위지간관절(DIP) 펴기에 어려움을 호소한다. • 손가락 외상 병력 • 극심한 통증이 손가락 움직임과 발생한다.	• 손등에서 손가락 중간 손가락 폄 힘줄의 파열 • 강한 힘에 의한 원위지간관절(DIP)이 펴지며 근위지간관절(PIP)가 굽혀지며 외상 발생	• 수동가동범위(PROM) 평가 • 원/근위지간관절 변형 검사 • 부기 및 압통 검사 • 근력 검사

중요소견	진단근거
• 부기와 압통을 동반한 극심한 통증 • 원위지간관절을 펼 수 없다. • 뚜렷한 변형이 관찰된다.	• 방사선 검사 그리고 MRI는 수술적 치료를 위해 사용된다.[11]

손등쪽 손 통증 (Dorsal Hand Pain)

원위지간관절낭 염좌 (DIP Joint Capsule Sprain)

병력

- 손가락의 Jamming을 보고한다.
- 손가락을 움직이거나 움켜쥐는 동작에 통증 호소

손상기전

- 공 또는 네트에 의해 과다 폄 발생
- 손가락을 구부린 상태와 완전히 펴진 팔로 넘어짐

필수평가항목

- 관절가동범위 평가 (능동가동범위와 수동가동범위) (AROM and PROM)
- Axial loading을 통한 압박과 P/A glide 를 통해 잡아당김 검사
- 부기 또는 반상출혈 및 통증 검사
- 근력 검사

중요소견

- 뒷쪽 원위지간관절 부위에 통증
- 환자는 대부분 P/A glide를 통해 이완증을 호소한다.
- 환자는 통증과 병력을 가지게 된다.

진단근거

- 박리골절을 배제하기 위해 방사선 검사가 사용된다.[13]

손등쪽 손 통증 (Dorsal Hand Pain)

근위지간관절낭 염좌 (PIP Joint Capsule Sprain)

병력	손상기전	필수평가항목
● 손가락의 Jamming을 보고한다. ● 손가락을 움직이거나 움켜쥐는 동작에 통증 호소	● 공 또는 네트에 의해 과다 폄 발생 ● 손가락을 구부린 상태와 완전히 펴진 팔로 넘어짐 ● 강한 내반과 외반 스트레스	● 관절가동범위 평가 (능동가동범위와 수동가동범위) (AROM and PROM) ● Axial loading을 통한 압박과 P/A glide 를 통해 잡아당김 검사 ● 부기 또는 반상출혈 및 통증 검사 ● 근력 검사

중요소견	진단근거
● 뒷쪽 근위지간관절 부위에 통증 ● 환자는 대부분 P/A glide를 통해 이완증을 호소한다. ● 환자는 통증과 병력을 가지게 된다.	● 박리골절을 배제하기 위해 방사선 검사가 사용된다.[13]

손등쪽 손 통증 (Dorsal Hand Pain)

손가락펴짐근 파열 [망치손가락] (Extensor Tendon Rupture [Mallet finger])

병력	손상기전	필수평가항목
● 원위지간관절에 통증 호소 ● 손가락을 펼 수 없음에 불편을 호소 ● 아마 환자가 손가락 끝 부분을 공에 맞았음을 보고할 것이다.	● 펴진 상태의 손가락이 갑자기 강하게 원위지간관절이 굽혀지며 발생 ● 손등 원위부 손가락의 찢긴 상처(열창) 발생 ● 원위지간관절 과다 펴짐에 의한 손가락 끝마디 바닥에 골절과 원위부 손가락에 외상 발생	● 손가락의 모든 관절 검사 ● 수동가동범위 (PROM) 검사 ● 의사에게 보내 방사선 검사 필수 ● 근력 검사

중요소견	진단근거
● 환자는 손가락을 펼 수 없다. ● 박리골절이 발생했을 경우, 뼈가 촉진된다.	● 방사선 검사 또는 CT를 통해 끝마디뼈의 박리골절 여부를 검사해야 한다.[11]

손등쪽 손 통증 (Dorsal Hand Pain)

손바닥 파열 [거짓단추구멍변형] (Volar Plate Rupture [Pseudo-Boutonniere Deformity])

병력	손상기전	필수평가항목
● 환자는 과도한 펴짐에 의한 외상을 보고한다. ● 손가락을 움직이면 통증 호소	● 극도의 과도 신전 힘이 가해진 경우 발생 ● Volar plate가 손끝마디로부터 박리됨	● 손가락의 관절 검사 ● 변형 검사 ● 수동가동범위 (PROM) 검사 ● 의사에게 보내 방사선 검사 필수 ● 근력 검사

중요소견	진단근거
● 환자는 손바닥쪽 근위지간관절에 부기와 통증을 호소 ● 백조목 변형과 다른 점은 Volar plate의 박리와 꼭 의사에게 검진을 받아야 한다.	● 방사선 검사는 종종 골절과 관절 안정성을 확인하기 위한 필수

손등쪽 손 통증 (Dorsal Hand Pain)

손바닥 파열 [백조목변형] (Volar Plate Rupture [Swan-Neck Deformity])

병력	손상기전	필수평가항목
● 환자는 과도한 펴짐에 의한 외상을 보고한다. ● 손가락을 움직이면 통증 호소	● 극도의 과도 신전 힘이 가해진 경우 발생 ● 원위부 volar plate가 중간마디뼈로부터 박리됨	● 손가락의 관절 검사 ● 변형 검사 ● 수동가동범위(PROM) 검사 ● 근력 검사

중요소견	진단근거
● 환자는 손바닥쪽 근위지간관절에 부기와 통증을 호소 ● 근위지간관절이 수동적으로 펴기를 통해 다른 근위지간관절과 비교할 수 있다.	● 방사선 검사는 종종 골절과 관절 안정성을 확인하기 위한 필수

손등쪽 손 통증 (Dorsal Hand Pain)

엄지지절관절(낭) 염좌 (Thumb IP Joint Capsule Sprain)

병력

- 엄지에 Jamming을 보고한다.
- 엄지를 움직이거나 움켜쥐는 동작에 통증 호소

손상기전

- 공 또는 네트에 의해 과다 폄 발생
- 엄지를 구부린 상태와 완전히 펴진 팔로 넘어짐
- 강한 내반과 외반 스트레스

필수평가항목

- 관절가동범위 평가 (능동가동범위와 수동가동범위) (AROM and PROM)
- Axial loading을 통한 압박과 A/P glide 를 통해 잡아당김 검사
- 부기 또는 반상출혈 및 통증 검사
- 근력 검사

중요소견

- 뒷쪽 지절관절 부위에 통증
- 환자는 대부분 P/A glide를 통해 이완증을 호소한다.
- 환자는 통증과 병력을 가지게 된다.

진단근거

- 박리골절을 배제하기 위해 방사선 검사가 사용된다.[13]

손등쪽 손 통증 (Dorsal Hand Pain)

손허리손가락관절 염좌 (Thumb MCP Joint Capsule Sprain)

병력	손상기전	필수평가항목
• 엄지에 Jamming을 보고한다. • 엄지를 움직이거나 움켜쥐는 동작에 통증 호소	• 공 또는 네트에 의해 과다 굽힘 발생 • 엄지를 구부린 상태와 완전히 펴진 팔로 넘어짐 • 강한 내반과 외반 스트레스	• 관절가동범위 평가 (능동가동범위와 수동가동범위) (AROM and PROM) • Axial loading을 통한 압박과 A/P glide 를 통해 잡아당김 검사 • 부기 또는 반상출혈 및 통증 검사 • 근력 검사

중요소견	진단근거
• 뒷쪽 손허리손가락관절 부위에 통증 • 환자는 대부분 P/A glide를 통해 이완증을 호소한다. • 환자는 통증과 병력을 가지게 된다.	• 진단상의 증거가 유효하지 않음

손등쪽 손 통증 (Dorsal Hand Pain)

근위지간관절 손등쪽 탈구 (Thumb PIP Dorsal Dislocation)

병력	손상기전	필수평가항목
● 근위지간관절 부위의 통증과 부기 호소 ● 손상 직후 통증이 시작되어 계속 이어진다.	● 극도의 과도 신전 힘에 의해 중간마디뼈의 Volar plate가 파열됨 ● 탈골이 흔히 발생한다.	● 수동가동범위(PROM) 평가 ● 촉진으로 변형을 검사한다. ● 부목으로 고정 후 교정을 위해 의뢰한다. ● 근력 검사

중요소견	진단근거
● 박리에 의한 변형을 쉽게 볼 수 있다. ● 손가락 장애 동반	● 방사선 검사는 종종 골절과 관절 안정성을 확인하기 위한 필수[2]

손등쪽 손 통증 (Dorsal Hand Pain)

손허리손가락관절 탈구 (Thumb MCP Dislocation)

병력

- 손허리손가락관절의 부기 및 통증 그리고 경직을 호소한다.
- 손상 직후 통증이 시작되어 계속 이어진다.

손상기전

- 강한 뒤틀림 및 전단(Shear) 힘

필수평가항목

- 수동가동범위(PROM) 평가
- 촉진으로 변형을 검사한다.
- 부목으로 고정 후 교정을 위해 의뢰한다.
- 근력 검사

중요소견

- 박리에 의한 변형을 쉽게 볼 수 있다.
- 엄지 손가락끝마디가 약 60~90° 손등쪽으로 위치한다.
- 손가락 장애

진단근거

- 방사선 검사는 종종 골절과 관절 안정성을 확인하기 위한 필수[2]

자쪽손 통증 (Ulnar Hand Pain)

손목굴증후군 [원위부] (Cubital Tunnel Syndrome (Distal Presentation))

병력

- 안쪽 팔꿈치부터 자쪽 손까지 방사통을 호소
- 네번째, 다섯번째 손가락에 타는 듯한 통증 및 저림 호소
- 두 손가락의 저림으로 인해 잠에서 깬다.
- 과도 굽힘이 통증을 유발한다.

손상기전

- 뚜렷한 팔꿈치의 외반으로 인해 자신경(ulnar nerve)에 마찰과 부분탈구가 발생한다.
- 반복 굽힘은 자신경을 마찰을 일으킨다.
- 외반으로 인해 당김 현상이 발생한다.
- 손목굴에 불규칙성을 가져온다.

필수평가항목

- 가능하다면 던지기 검사가 필요하다.
- 해부학적 자세에서 발꿈치의 자세 검사
- Tinel' s 검사
- 관절가동범위 평가(능동가동범위와 수동가동범위)(AROM and PROM)
- 근력 검사

중요소견

- 환자는 손의 자측에 증상을 자주 느낀다.
- 발꿈치의 외반
- 펴기와 굽힘을 통한 염발음
- 네번째 그리고 다섯번째 손가락의 타는 듯한 통증과 저림 느낀다.
- 감각의 변화를 느낀다.

진단근거

- 병력과 신체검사를 통해 충분한 진단을 할 수 있지만 확인을 위해 전기진단 검사를 사용할 수 있다.[14]

자쪽손 통증 (Ulnar Hand Pain)

원/근위지간관절 자쪽 측부인대 염좌 (DIP/PIP Ulnar Collateral Ligament Sprain)

병력	손상기전	필수평가항목
● 엄지에 Jamming을 보고한다. ● 손가락의 통증과 부기를 호소한다 ● 엄지를 움직이거나 움켜쥐는 동작에 통증 호소	● 강한 Axial 힘으로 외반 스트레스가 관절에 가해졌을 때 발생	● 근위지간관절에 외반 스트레스 검사 ● 관절가동범위 평가 (능동가동범위와 수동가동범위) (AROM and PROM) ● 관절에 촉진 검사 ● 근력 검사

중요소견	진단근거
● 외반 스트레스 검사에 의한 이완증 호소 ● 만약 외반 검사 중 end point가 느껴지지 않는다면, 의사의 진료를 필요로 한다. ● 자측측부인대에 극심한 압통을 느낀다.	● 진단상의 증거가 유효하지 않음

자쪽손 통증 (Ulnar Hand Pain)

자신경 손상 [축도손변형] (Ulnar Nerve Injury [Bishop' s Deformity])

병력

- 손목 펴기가 불가능하다.
- 예리하고 타는듯한 통증을 동반

손상기전

- 신경에 직접적 외상
- 압박에 의한 자신경 손상

필수평가항목

- 관절가동범위 평가 (능동가동범위와 수동가동범위) (AROM and PROM)
- 손목과 손 검사
- 근력 검사

중요소견

- 네번째와 다섯번째 손가락의 새끼두덩과 내재근육에 마비 발생
- 예리하고 타는 듯한 통증 동반

진단근거

- 전기 진단 검사 (민감도 37~86%, 특이도 95%)[15]

자쪽손 통증 (Ulnar Hand Pain)

손허리손가락관절 자쪽 측부인대 염좌 (게임키퍼 엄지)

병력	손상기전	필수평가항목
● 손허리손가락관절에 통증 호소 ● 꼬집는 동작이 통증으로 인해 약해진다. ● 환자는 논리적인 손상기전을 설명한다.	● 강한 힘에 의한 원위부 엄지가 내전되며 과도하게 펴짐 ● 스키 pole에 의한 강한 내전 발생	● 손허리손가락관절 검사 ● 부기와 압통 검사 ● 외반 스트레스 검사 ● 관절가동범위 평가 (능동가동범위 와 수동가동범위) (AROM and PROM) ● 근력 검사

중요소견	진단근거
● 엄지에 중간부위에 압통과 부기 발생 ● 만약 외반 스트레스 검사에 양성반응 또는 end point가 느껴지지 않는다면 빠른 시간 내 의사의 진료를 필요로 한다.	● 박리골절 확인을 위해 자측 첫번째 손허리뼈의 바닥부분의 방사선 검사[11]

노쪽손 통증 (Radial Hand Pain)

원/근위지간관절 노쪽측부인대 염좌 (DIP/PIP Radial Collateral Ligament Sprain)

병력	손상기전	필수평가항목
● 엄지에 Jamming을 보고한다. ● 통증과 부기 호소 ● 엄지를 움직이거나 움켜쥐는 동작에 통증 호소	● 강한 Axial 힘으로 내반 스트레스가 관절에 가해졌을 때 발생	● 지절관절에 외반 스트레스 검사 ● 관절가동범위 평가 (능동가동범위와 수동가동범위) (AROM and PROM) ● 관절에 촉진 검사 ● 근력 검사

중요소견	진단근거
● 내반 스트레스 검사에 의한 이완증 호소 ● 만약 내반 검사중 end point가 느껴지지 않는다면 의사의 진료를 필요로 한다. ● 요측측부인대에 극심한 압통을 느낀다.	● 진단상의 증거가 유효하지 않음

노쪽손 통증 (Radial Hand Pain)

드퀘르뱅증후군 (deQuervain' s Syndrome)

병력

- 통증을 동반한 퉁김소리 (snapping)
- 엄지를 움직일 때 걸리는 듯한 느낌 호소
- 아래팔에서부터 엄지까지 쑤시는 방사통을 호소

손상기전

- 힘줄윤활막염이 엄지에 협착되며 발생
- 힘줄의 염증으로 인해 손목굴이 좁아져 발생
- 힘줄이 손목굴을 통해 움직이며 통증을 유발한다.

필수평가항목

- 관절가동범위 평가 (능동가동범위와 수동가동범위) (AROM and PROM)
- 촉진을 통한 염발음과 통증 검사
- Finkelsten' s test
- 근력 검사

중요소견

- 엄지 펴기와 벌림 움직임이 압통과 약해짐을 유발한다.
- 움직임은 통증을 동반한 퉁김소리를 유발한다.

진단근거

- 진단은 주로 임상검사에 의해 이뤄지는데 힘줄의 염증을 찾기 위해 MRI나 초음파 검사를 이용할 수 있다.
- Finkelstein' s 검사의 민감성과 특이성을 열려지지 않았다.[16]

가상환자: 재검토

엄지와 손의 해부학적 지식을 바탕으로 이차적인 여러 가능성 있는 부상을 배제할 수 있다. 손목굴증후군과 드퀘르뱅증후군으로 좁혀졌을 것이다.

학습활동: 사례연습

부록을 이용해 아래 제공된 병력과 신체검사 내용을 바탕으로 감별진단 도식과 임상 소견을 작성하시오. 가상환자를 진단하는 것은 쉽지 않은 일이지만 감별진단을 위한 시각적 학습 접근법은 제공된 정보를 통해 당신이 모든 가능성을 고려할 수 있도록 도와줄 것이다.
행운을 빈다.

가상환자: 생활체육 농구선수의 엄지손가락 통증

병력

22세 대학생인 Ricardo는 5일 전 농구를 하던 중 오른손 엄지 손가락에 부상을 입었다. 공을 블락(block)하기 위해 손을 뻗을 때 공에 의해 그의 엄지가 꺽였다고 한다. 그는 오늘쯤 통증이 가라앉을 줄 알았지만 여전히 움직일 때 통증을 느낀다고 한다. 그는 하루 동안 얼음찜질과 소염재를 복용하였지만, 여전히 부기와 통증(약 4/10)을 호소하고 있다. Ricardo는 오른손잡이며 그는 외야수와 투수로도 학교 야구팀에서 활동 중이지만 손가락 부상 이후 야구팀 훈련에는 참가하지 않고 있다. 엄지 손가락의 손가락뼈사이관절에 통증을 호소하고 있다.

신체검사

신체검사를 통해 엄지의 첫번째 손가락뼈사이관절과 손허리손가락관절의 능동가동범위 및 수동가동범위는 정상범위 내였지만 환자는 통증(능동가동범위[5/10]; 수동가동범위[4/10])을 호소하였다. 내/외번 스트레스 검사는 음성이었으며 손허리손가락관절의 인대검사 또한 정상이었다. 뼈에 어떤 압통도 발견되지 않았으며 엄지 손가락의 감각과 모세혈관 재보충은 정상이었다.

참고문헌

1. Rettig AC. Athletic injuries of the wrist and hand. Part I: Traumatic injuries of the wrist. *Am J Sports Med.* 2003;31:1038–1048.
2. Rettig AC. Athletic injuries of the wrist and hand. Part II: Overuse injuries of the wrist and traumatic injuries to the hand. *Am J Sports Med.* 2004;32(1):262-273.
3. Swenson DM, Yard EE, Collins CL, et al. Epidemiology of US high school sports-related fractures, 2005–2009. *Clin J Sport Med.* 2010;20:293-299.
4. Rettig AC, Patel DV. Epidemiology of elbow, forearm, and wrist injuries in the athlete. *Clin Sports Med.* 1995;14:289 -297.
5. Logan AJ. Acute hand and wrist injuries in experienced rock climbers. *Br J Sports Med.* 2004;38(5):545-548.
6. Fufa DT, Goldfarb CA. Sports injuries of the wrist. *Curr Rev Musculoskelet Med.* 2013;6(1):35-40.
7. Popinchalk SP, Schaffer AA. Physical examination of upper extremity compressive neuropathies. *Orthop Clin North Am.* 2012;43(4):417-430.
8. Bancroft LW. Wrist injuries: A comparison between high- and low-impact sports. *Radiol Clin North Am.* 2013;51(2):299-311.
9. Freire V, Guérini H, Campagna R, et al. Imaging of hand and wrist cysts: A clinical approach. *AJR Am J Roentgenol.* 2012;199(5):W618-628.
10. Jones DB Jr, Kakar S. Perilunate dislocations and fracture dislocations. *J Hand Surg Am.* 2012;37(10):2168-2173.
11. Peterson JJ, Bancroft LW. Injuries of the fingers and thumb in the athlete. *Clin Sports Med.* 2006;25(3):527-542.
12. Makkouk AH, Oetgen ME, Swigart CR, Dodds SD. Trigger finger: Etiology, evaluation, and treatment. *Curr Rev Musculoskelet Med.* 2008;1(2):92-96.
13. Leggit JC, Meko CJ. Acute finger injuries: Part I. Tendons and ligaments. *Am Fam Physician.* 2006;73(5):810-816.
14. Kroonen LT. Cubital tunnel syndrome. *Orthop Clin North Am.* 2012;43(4):475-486.
15. Werner RA. Electrodiagnostic evaluation of carpal tunnel syndrome and ulnar neuropathies. *PMR.* 2013;5(5 Suppl):S14-21.
16. Batteson R, Hammond A, Burke F, Sinha S. The de Quervain's screening tool: Validity and reliability of a measure to support clinical diagnosis and management. *Musculoskeletal Care.* 2008;6(3):168-180.

10

머리와 얼굴

The Head and Face

미국에서 스포츠와 여가시간 신체활동의 인기는 부인할 수 없다. 매년 거의 4천만 어린이들과 1억 5천만명의 어른들은 조직화된 스포츠나 신체활동에 참여한다. 이러한 스포츠 중의 대부분은 머리 손상을 입을 확률이 높다. 미국에서는 스포츠나 여가활동에서 연간 약 160만에서 380만 건의 뇌진탕이 발생하며 그 중 대부분은 즉각적인 의료적 관심을 받지 못한다. 운동에 참여하는 남성의 수가 훨씬 많다는 연구 결과 때문에 모든 스포츠 활동 중 뇌진탕은 여성보다 남성에게서 훨씬 많이 발생하였다. 그러나 뇌진탕의 위험과 성별의 관계는 스포츠에 따라 다르다. 연구 결과 축구나 농구에 참여하는 여자 선수들의 경우 뇌진탕의 위험이 더 크다고 하였다. 외상성 뇌손상 (Traumatic brain injuries; TBI)은 연간 170만명에게 발생하는 것으로 추정되며 130만명은 응급실을 방문하며 275,000명은 입원치료를 받는 것으로 알려진다. 이러한 손상들의 비용은 연간 직·간접적으로 60억 달러 정도로 추산된다. 이런 추산은 약하거나 중간 정도의 외상성 뇌손상이나 의료적 치료를 받지 않는 경우는 제외한 것이다.

최근 뇌진탕의 평가, 관리, 치료에 대한 의식은 매우 높아졌다. 이렇게 높아진 의식에도 불구하고 뇌진탕의 진단과 그것의 관리의 어떤 측면은 스포츠의학 팀에게 도전 과제를 제시한다. 임상의들은 가능한 뇌손상을 다룰 때 최신의 평가 기법, 측점평가 도구, 증상 체크리스트 도구에 정통해야 한다. 또한 임상의들은 가장 최신의 뇌진탕 가이드라인과 임상 실습을 안내하는 포지션 스테이트먼트를 나란히 갖고 있어야 한다.

뇌진탕뿐만 아니라 얼굴과 관련 구조의 손상들도 재활운동사에게 특별한 도전이다. 임상의들은 동시에 항상 뇌의 손상 가능성이 있다는 것을 잊지 않으면서 얼굴과 관련 구조물(눈, 코, 입 등)에서 발생할 수 있는 손상들에 대해서 폭넓게 알고 있어야 한다. 얼굴에 손상을 가져오는 같은 손상기전이 근본적인 충돌력을 뇌에 발생시킨다. 이 장을 위한 다른 진단 도식은 영역이 아니라 구조에 의해 나누어지며, 외상성 뇌손상에 대한 별도의 정보가 제공된다. 트레이닝중인 학생들은 명확한 손상에 의해 호도되지 않도록 기억하는 것을 잘 해야 할 것이며 머리와 얼굴의 손상을 다룰 때에는 뇌를 충분히 평가해야 한다.

가상환자: 아이스하키선수의 머리 손상

병력

케이시는 18살의 하키 선수로 보드에 전속력으로 밀쳐지며 넘어져서 얼음에 머리를 부딪쳤다. 초기 평가에서 심판에 따르면 그는 20-30초간 의식을 잃었다. 그러나 이름을 부르자 재빨리 의식을 되찾았다.

신체검사

빙판에서 신체검사에서는 경추에 부드러움이 없었다. 그는 사건 후 기억상실은 없었으나 경미한 두통을 호소했다. 동공은 같았으며 빛에 반응했다. 뇌신경 검사 또한 음성이었다.

10분 후 증상은 어지러움, 구역질, 졸림, 심한 두통과 함께 악화되었다.

임상 결정

임상 결정으로부터의 정보를 사용하면 스스로에게 임상 결정을 위한 몇 가지 질문을 해야 할 것이다:

- 너만의 감별진단은 무엇인가?
- 너의 감별진단을 돕기 위해 보이는 주요 발견은 무엇인가?
- 머리의 손상과 관련된 어떤 손상이 가능한가?

해부도를 검토하는 것으로 시작하여 머리와 얼굴에 흔하게 일어나는 가능한 손상과 상태를 철저하게 고려해 보아라. 당신의 생각과정을 안내하고 가능성을 조직화하기 위해서 감별진단 도식을 사용하라. 이런 정보들의 구조화된 합성은 임상 결정을 내리는 데 필수적이다. 우리는 이 장의 마지막에서 이 케이스에 대해 다시 다룰 것이다.

해부도: 머리 (Anatomy Map: Head)

앞 (ANTERIOR)

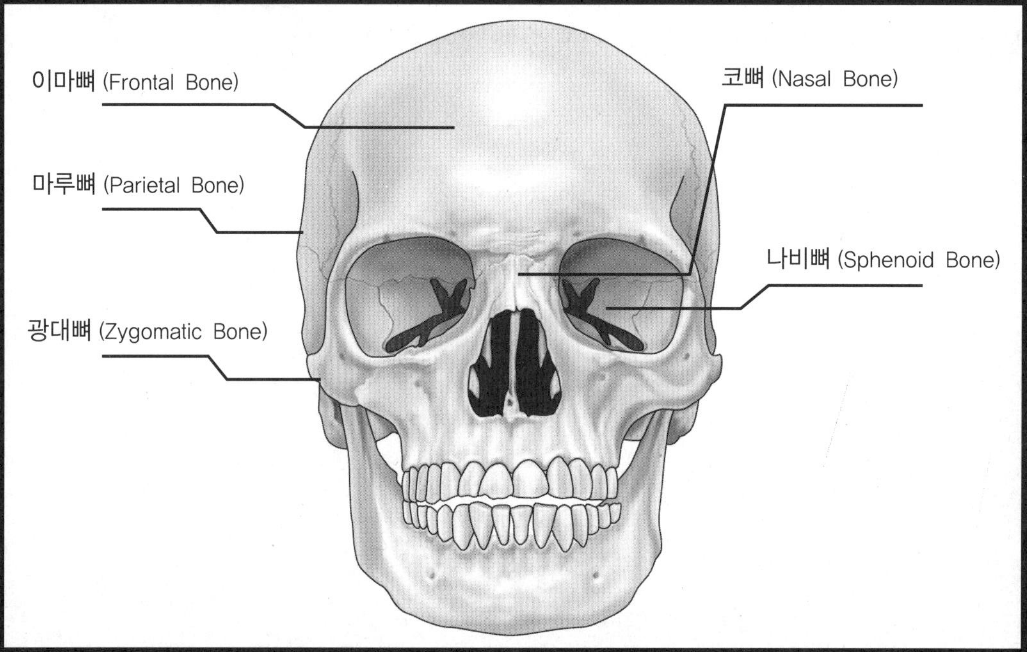

뒤 (POSTERIOR)

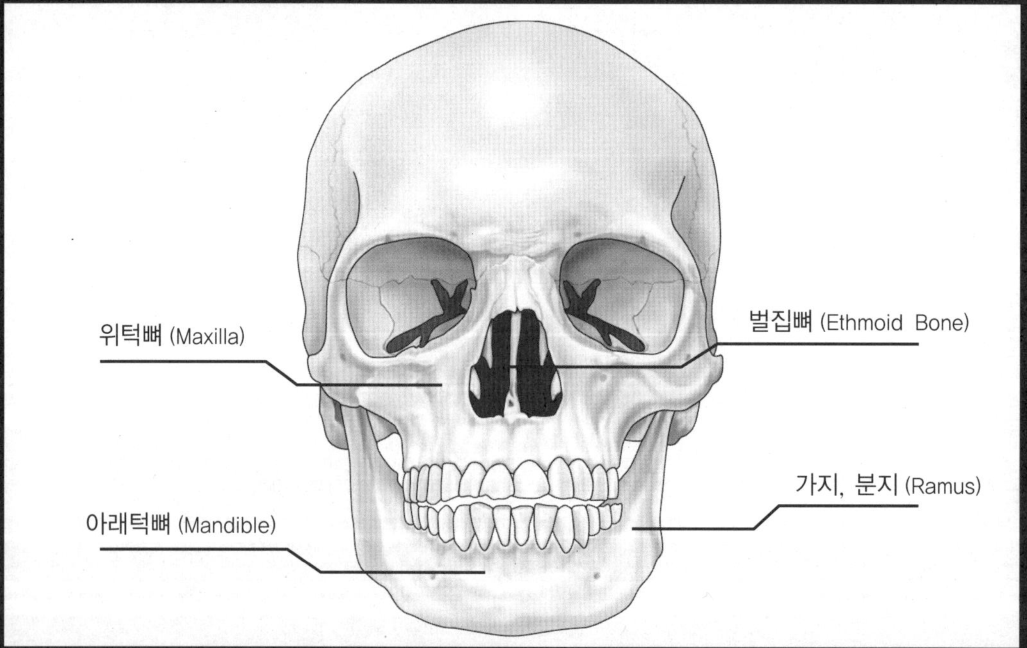

해부도: 머리 (Anatomy Map: Head)

귀 (EAR)

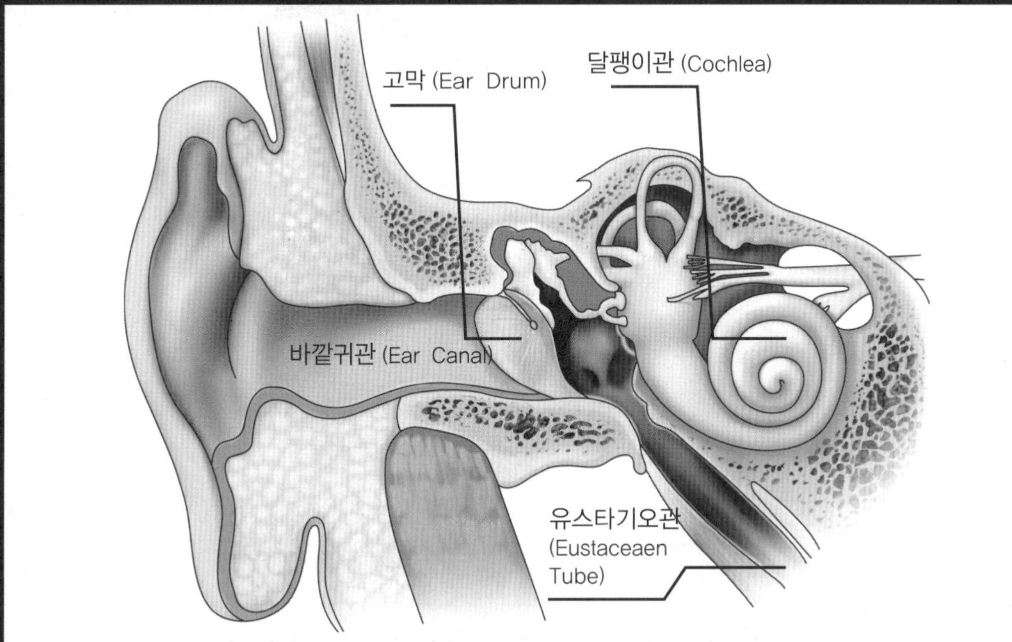

눈 (EYE)

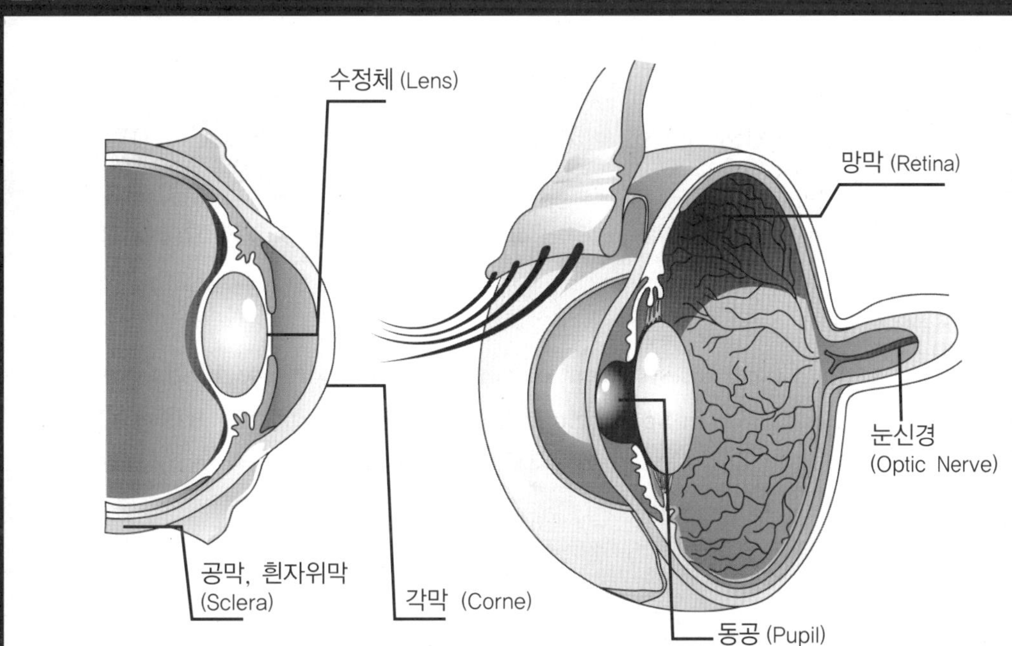

경도 외상성 뇌손상/뇌진탕
(Mild Traumatic Brain Injury/Concussion)

뇌진탕 (Concussic

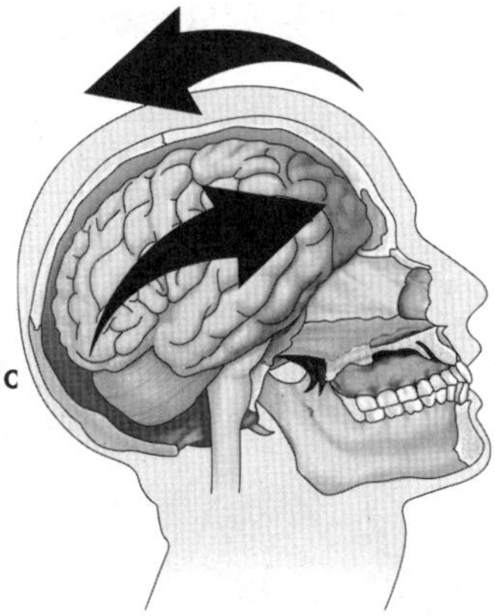

● 뇌진탕은 뇌의 손상이며 역학적 힘에 의해 발생하는 뇌에 영향을 미치는 복잡한 병리생리학 과정으로 정의된다. 몇몇 일반적인 형태의 머리의 진탕 손상은 다음과 같다.

○ 뇌진탕은 머리, 얼굴, 목에 직접적인 힘이 가해지거나 또는 신체의 다른 부위에 "충격적인"힘이 머리로 전달되어 발생할 수 있다.

○ 뇌진탕은 일반적으로 즉각적으로 사라지는 신경학적 기능의 짧은 장애를 초래한다. 그러나 어떤 케이스에서는 징후와 증상이 몇 분에서 몇 시간까지 발생될 수 있다.

○ 뇌진탕은 신경병리생리학적 변화를 가져올 수도 있다. 그러나 급성 임상 증상은 주로 구조적 손상보다는 기능적 장애를 반영한다.

○ 뇌진탕은 의식의 상실이 있거나 없을 수 있는 여러 단계의 임상적 증상들을 초래한다. 임상적 또는 인지적 증상들의 해결은 전형적으로 순차적인 과정을 따른다. 그러나 어떤 케이스에서는 증상이 오래갈 수 있다는 것을 잊지 말아야 한다.

McCrory P, et al. "Consensus statement on concussion in sport: the 4th International Conference on Concussion in Sport held in Zurich, November 2012." BJSM 47.5 (2013): 250-258. 참고

뇌손상 (Brain Injury)

외상성과 경도 외상성 뇌손상 (Traumatic and Mild Traumatic Brain Injury)

용어 및 정의

- **외상성 뇌손상** (Traumatic Brain Injury)

  외상성 뇌손상은 두개 내 손상이라고도 알려져 있으며 대단히 충격적인 외부의 힘이 뇌에 손상을 입히는 것이다. 외상성 뇌손상은 중증도나 손상기전(폐쇄 또는 관통)에 따라 분류된다.

- **경도외상성 뇌손상** (Mild Traumatic Brain Injury)

  경도외상성 뇌손상과 뇌진탕은 주로 같은 말로도 쓰이며, 경도외상성 뇌손상은 외상성 뇌손상과 부분집합을 이룬다(326페이지의 뇌진탕 정의 박스 참고).

- **경막하혈종** (Subdural Hematoma)

  ○ 경막하혈종은 주로 정맥의 혈액이 뇌의 경질막(dura matar)와 거미막(arachnoid mater)사이의 가장 바깥 수막안에 모일 때 형성된다. 이처럼 혈액이 모이게 되면 추가적인 뇌손상을 발생시킬 수 있는 머리뼈 안의 압력을 증가시킬 수 있다.

  ○ 급성, 아급성, 만성 세가지의 유형이 발생할 수 있다.

- **경막외혈종** (Epidural Hematoma)

  ○ 경막외혈종은 혈액이 머리뼈와 경질막 사이에 축적될 때 발생하며, 두꺼운 막이 뇌를 덮는다.

  ○ 경막외혈종은 머리뼈의 골절이 안쪽의 혈관(동맥)을 파열시켰을 때 주로 발생한다.

  ○ 사망을 방지하기 위해서는 즉각적인 진단과 외과적 중재가 필요하다.

뇌손상 (Brain Injury)

평가

- 급성 뇌진탕의 진단은 주로 임상적 증상, 신체적 징후, 인지 장애, 신경행동적 특징과 수면장애를 포함한 영역 범위를 평가하는 것을 포함한다. 세부적인 뇌진탕 병력은 손상을 입은 선수나 참여 전 진단을 수행할 때 모두 평가의 중요한 부분이다.
- 임상의들은 평가에 도움을 주기 위하여 스포츠 뇌손상 평가 도구(SCAT3)와 같은 증상 체크리스트를 사용할 것을 권장한다.
- 뇌진탕이 의심되는 진단은 다음의 임상적 영역 중 하나 또는 이상을 포함할 수 있다
    - **증상:** 신체(예, 두통), 인지(예, 안개속에 있는 것처럼 느낌) 그리고/또는 감정적 증상(예, 불안정)
    - **신체적 징후** (예, 의식상실, 기억상실)
    - **행동적변화**(예, 과민성)
    - **인지장애**(예, 느린 반응시간)
    - **수면장애**(예, 불면증)
- 이 중 하나 또는 이상의 요소들이 존재한다면 뇌진탕을 의심해봐야 하며 적절한 관리 전략이 세워져야 한다.

McCrory P, et al. “Consensus statement on concussion in sport: the 4th International Conference on Concussion in Sport held in Zurich, November 2012.” BJSM 47.5 (2013): 250-258. 참고

뇌손상 (Brain Injury)

뇌진탕/경도 외상성 뇌손상 (Concussion/Mild Traumatic Brain Injury)

병력

- 환자는 머리의 타격을 입었거나 머리를 맞았다고 할 것이다.
- 두통, 구역질, 신체의 불균형, 감정적 변화에 대해 설명할 것이다.
- 기억상실이 있다면 병력을 어렵게 만들 것이다.

손상기전

- 선수의 머리가 움직일 때 머리에 직접적인 타격이 뇌의 감속(deceleration of brain)을 초래한다.
- 다른 움직이는 물체에 의한 머리의 직접적 타격 때문에 발생한다.
- 갑작스런 흔들림이나 회전 움직임은 뇌의 머리뼈내의 움직임을 야기한다.

필수평가항목

- 체크리스트(예, SCAT3)를 사용한다.
- 뇌신경을 평가한다.
- 다른 손상을 위한 점검/병력과 촉진을 통해 목을 해결한다.
- 선행과 후행 기억상실을 평가한다.
- 평형성, 운동기능, 협응성, 인지기능을 평가한다.

중요소견

- 환자는 구역실, 두통, 눈부심, 목통증, 평형상실, 선행 또는 후행 기억상실, 뇌신경 테스트에서 하나 또는 몇가지에서 양성과 같은 하나 또는 여러 뇌진탕 증상들을 갖고 있을 것이다.
- 뇌손상 박스를 참고하라: 자세한 내용을 위해서는 328페이지의 평가를 참고하라.

진단근거

- 비록 어린이와 청소년에서 회복시간은 길긴하지만 뇌손상의 대부분(80~90%)은 짧은기간(7~10일)내에 사라진다.
- 뇌진탕의 10~15%는 10일 이후에도 잔류증상이 있는 것으로 보고된다. 일반적으로 증상은 뇌진탕에 특정적이지는 않으며 다른 병리학을 고려하는 것도 중요하다.

뇌손상 (Brain Injury)

경막하혈종 (Epidural Hematoma)

병력	손상기전	필수평가항목
● 환자는 머리의 타격이 있다. ● 급성으로 발병한다.	● 머리의 타격 또는 머리뼈 골절이 동맥의 출혈을 야기한다. ● 동맥압 때문에 혈액의 축적과 혈종의 발생이 수분에서 수 시간 동안 빨리 발생한다.	● 부모님의 뇌신경을 평가한다. ● 타격을 입은 머리 부분을 점검한다. ● 인지와 평형성을 평가한다. ● CT촬영을 참고한다.

중요소견	진단근거
● 짧은 시간 동안은 명료하다가 증상이 나타나며 어지러움, 구역질, 손상입은 쪽과 같은 방향의 동공확장, 졸음 등의 증상이 급속도로 악화된다. ● 마지막에는 의식이 악화되고, 목의 경직, 맥박과 호흡의 감소뿐만 아니라 경련 등이 나타난다. 이는 생명을 위협한다.	● CT스캔은 경막하혈종 선택을 위한 영상기법이다. ● 경막하혈종을 갖고 있는 환자들의 90%는 머리뼈 골절과 관련이 있다.

뇌손상 (Brain Injury)

경막외혈종 (Subdural Hematoma)

병력

- 환자들은 머리에 타격을 입은 후 방문한다.
- 급성으로 발병한다.

손상기전

- 머리의 타격은 정맥의 출혈을 야기한다.
- 경막하혈종보다 더 빈번하게 발생하며 선수들의 사망 원인이 되기도 한다.

필수평가항목

- 뇌신경을 평가한다.
- 머리의 타격당한 부위를 검사한다.
- 인지와 평형성을 평가한다.
- CT 스캔을 참고한다.

중요소견

- 환자들은 대부분 의식상실은 없다. 증상은 어지러움 구역질, 졸음을 포함한다. 경막외혈종 합병증이 있는 경우 환자들은 무의식이며 일반적으로 손상을 입은 쪽 한쪽 동공의 확장이 있을 수 있다.
- 이것은 생명을 위협한다.

진단근거

- CT스캔은 경막외혈종을 선택하기 위한 영상기법이다.
- MRI는 보다 광범위한 손상을 위해 바람직하다.

뇌손상 (Brain Injury)

뇌진탕 후 증후군 (Post-Concussive Syndrome)

개요

- 일반적으로 보고되는 뇌진탕의 증후는 두통, 구역질, 어지러움, 평형성 문제, 흐릿한 시야, 혼란, 기억장애, 정신적으로 "흐릿함", 피곤이다.
- 기존 연구결과 성인에게 발생하는 뇌진탕이나 경도 외상성 뇌손상의 대부분은 손상 10일 이내에 사라진다고 하였다. 10일 이후에도 지속적으로 발생하는 뇌진탕은 때때로 "까다로운 뇌진탕(difficult concussion)"이라고 불린다.
- 뇌진탕 이후에 임상적 회복기간이 길어지는 경우는 다양하다.
- 일반적인 잔류 증상은 두통, 우울감, 집중곤란, 피곤, 또는 기력없음, 수면곤란 또는 정상이 아니라고 느끼거나 흐릿함 또는 느려짐을 포함한다.
- 이런 증상들은 뇌진탕을 겪은 건강한 선수나 다른 손상이나 질병 신경정신병적 상태에 있는 환자들에게서 보고될 수 있다.
- 회복기간이 예상보다 길어지는 경우(예, 10일)는 스포츠 뇌진탕 경험이 있는 전문가로부터 여러 전문분야별 접근 방법에서 관리되어야 한다.

Makdissi M, Cantu R, Johnston K, McCrory P, Meeuwisse W. The difficult concussion patient: what is the best approach to investigation and management of persistent (> 10days) Postconcussive symptoms? Br J Sports Med. 2013;47(5):308-313. 참고

머리/얼굴 도식: 부위/연부조직 감별진단

눈 (EYE)

- 동공부등(Anisocoria)
- 결막염(Conjunctivitis)
- 각막찰과상 (Corneal Abrasion)
- 각막열상 (Corneal Laceration)
- 망막박리 (Detached Retina)
- 앞방 출혈, 앞 출혈 (Hyphema)
- 홍채염(Iritis)
- 혈종(Hematoma)
- 안구(Globe)
- 다래끼, 맥립종(Stye), 눈꺼풀염, 안검염(Stye and Blepharitis)
- 결막밑출혈, 결막하출혈 (Subconjunctival Hematoma)

귀 (EAR)

- 귀혈종(양배추귀) Auricular Hematoma (Cauliflower Ear)
- 외이염(수영자 외이염) Otitis Externa (Swimmer' s Ear)
- 중이염(Otitis Media)
- 고막파열(Tympanic Membrane Rupture)

코 (NOSE)

- 삐뚠코 (Deviated Septum)
- 코피(Epistaxis)

입/턱 (MOUTH/JAW)

- 아래턱뼈 탈구 (Mandibular Luxation)
- 턱관절 기능장애 (Temporomandibular Joint (TMJ) Dysfunction)
- 치아 탈구 (Tooth Luxations)
- 삼차 신경통(Trigeminal Neuralgia)

머리/얼굴 (Head/Face)

뼈 손상 (Injuries to Bone)

일반적인 골절

- 르포르 골절(LeFort fractures)
- 아래턱뼈 골절(Mandibular fracture)
- 위턱뼈 골절(Maxillary fracture)
- 코 골절 (Nasal fracture)
- 눈확바깥 파열 골절(Orbital blow-out fracture)
- 머리뼈 골절(Skull fracture)
- 치아 골절(Tooth fracture)
- 광대뼈 골절 (Zygoma fracture)

메모: 머리와 얼굴에 골절을 일으킬 수 있는 높은 속도의 힘은 뇌의 손상도 같이 일으킬 수 있다. 환자들은 조심스럽게 다뤄져야 하며 골절의 잠재성과 뇌진탕의 가능성을 진단하기 위해서 철저한 평가를 받아야 한다.

머리와 얼굴의 부상에 대한 임상적 진단

눈 (Eye)

동공부동 (Anisocoria)

병력	손상기전	필수평가항목
• 환자는 환자의 동공 사이즈가 다르다고 말한다. • 환자는 눈에 힘이 없는 것을 경험할 수 있다. • 환자는 가까이 있는 물체에 초점을 맞추는 것이 어렵다고 호소할 수 있다.	• 약 20%의 인구에서 생리학적으로 두 눈동자의 동공사이즈는 1mm 이내에서 날마다 다를 수 있다. • 내재적인 의학적 상태 때문일 수 있다. • 동공이 비정상적으로 크다면 이는 외상 때문이거나 뇌신경과 관련성이 있을 수 있다. • 동공이 비정상적으로 작다면 이는 염증이나 외상 때문이다.	• 동공의 크기를 평가한다. • 동공은 빛에 반응을 느리게 할 수 있다. • 환자는 깊은힘줄반사가 약해질 수 있다. • 전체적이고 철저한 시력 검사를 의사에게 의뢰할 필요가 있다.

중요소견	진단근거
• 동공의 크기가 다르다. • 병력과 검사로 생리학적 문제인지 의학적 문제인지 판단할 것이다.	• 동공부동이 머리의 외상 후에 나타난다면, 환자는 CT나 MRI를 통해 뇌내출혈이 있거나 골절이 있는지를 판단하기 위해여 응급실로 이송되어야 한다.

눈 (Eye)

결막염 (Conjunctivitis)

병력	손상기전	필수평가항목
• 환자는 눈꺼풀이 붙어서 열리지 않는다고 말한다. • 환자는 눈이 부었다고 호소한다. • 눈이나 눈들이 간지럽고 따가울 수 있다.	• 알레르기항원 • 세균 • 감기 또는 다른 상기도 문제와 관련 있을 수 있다.	• 눈의 분비물을 평가한다. • 결막을 검사한다. • 다른 증상이나 건강병력을 통해 평가한다.

중요소견	진단근거
• 환자는 눈이 충혈되거나, 가렵거나 따갑다. • 눈의 분비물이 있고 아침에 눈이 붙어서 뜨기가 어렵다. • 알레르기나 상기도의 문제와 같은 결막염의 원인은 병력이 증거가 될 것이다.	• 진단적 증거 없음

눈 (Eye)

각막찰과상 (Corneal Abrasion)

병력

- 환자는 눈에 물이 차고 눈부심이 있다고 말한다.
- 급성으로 발병한다.
- 눈을 뜨거나 감을 때 통증이 있다.

손상기전

- 이물질이 눈에 들어가고 환자가 눈을 비비면 각막의 찰과상이 발생한다.

필수평가항목

- 각막에 찰과상이 있는지는 형광물질 염색과 흑광을 통해 평가한다.
- 이물질이 있는지 검사한다.
- 눈물이 나게 하기 위해서 환자가 아래쪽을 보고 있는 동안 위쪽 눈꺼풀을 살짝 들어서 아래 눈꺼풀 위로 덮는다.

중요소견

- 환자는 눈에 긁히는 느낌이 난다고 호소한다.
- 눈에는 눈물이 많을 것이며 환자는 빛에 민감해진다.
- 흑광에서 긁힘이나 찰과상을 볼 수 있다.

진단근거

- 20/40 이상의 시력저하가 발생하면 더 심한 손상을 방지하기 위해 안과의에게 의뢰해야 한다.[13]

눈 (Eye)

망막분리 (Detached Retina)

병력

- 환자는 눈에 작은 알갱이가 떠다니고 빛이 눈부시며 시야가 흐릿하다고 말한다.

손상기전

- 눈에 타격을 입었을 때
- 분리는 아프지는 않다.
- 망막분리는 근시가 있는 선수들에게서는 흔히 나타난다.

필수평가항목

- 환자의 시력을 평가한다.
- 눈을 검사한다
- 수술이 필요한지 판단하기 위해서는 즉각적으로 의사에게 의뢰하는 것이 필요하다.

중요소견

- 환자는 시력의 변화를 겪을 것이다.
- 병력은 눈의 타격과 논에 이물질이 떠다니는 증상을 나타낼 것이며, 빛에 눈이부시거나 시야가 흐릿한 점이 존재할 것이다.

진단근거

- 진단적 증거 없음

눈 (Eye)

앞 출혈 (Hyphema)

병력	손상기전	필수평가항목
● 환자는 그나 그녀의 눈이 부분적으로 또는 전체적으로 안보인다고 말한다. ● 급성으로 발병한다.	● 눈의 앞쪽에 직접적인 타격으로 발생한다. ● 일반적으로 보호안경을 끼지 않은 상태에서 공을 맞았을 때 발생한다.	● 2시간 이내에 눈의 앞쪽에 붉은기가 있는지 평가한다. ● 앞쪽에 혈흔이 보이거나 전체 눈에 피가 차는지를 검사한다. ● 수정체(lens)나 얼킴막(choroids), 망막(retina)에 심각한 문제를 피하기 위해 철저한 눈 검사를 의사에게 의뢰해야 한다.

중요소견	진단근거
● 눈은 처음에 붉은기가 있거나 피가 맺히나 아래쪽이나 눈 전체가 황록색으로 바뀐다.	● 진단적 증거 없음

눈 (Eye)

홍채염 (Iritis)

병력	손상기전	필수평가항목
• 환자는 붉게 변한 눈이나 작거나 이상한 모양의 동공, 흐릿한 시야를 말한다. • 일반적으로 한쪽 눈에 급성으로 발생한다. • 밝은 빛에 노출될 때 통증을 느낀다. • 환자는 눈이나 눈썹부분에 통증을 느끼며 두통이 있다.	• 눈의 외상이 있다. • 강직척추염, 라이터증후군, 사르코이드증, 염증성 창자병, 건선, 마른 비늘증과 같은 다른 질병의 2차적 증상이다. • 라임병, 결핵, 톡소포자충증, 매독, 단순 헤르페스, 대상포진 와 같은 감염성 질병의 2차적 증상이다. • 모든 케이스는 원인불명이다.	• 병력을 평가한다. • 눈을 검사한다. • 철저한 눈 검사를 의사에게 의뢰한다.

중요소견	진단근거
• 환자는 설명할 수 없는 통증을 경험할 것이다. • 환자는 시야가 흐릿할 것이다. • 환자는 염증 주변이 붉을 것이며 이상하거나 작은 모양의 동공을 갖고 있을 것이다.	• 진단적 증거 없음

눈 (Eye)

눈확혈종 (Orbital Hematoma)

병력	손상기전	필수평가항목
● 환자는 눈과 눈 주변을 맞았다고 할 것이다. ● 급성으로 시작된다. ● 눈을 뜰 때 통증이 있다.	● 눈이나 눈 주변의 직접적 타격에 의해 발생한다.	● 골절이나 뇌진탕을 포함한 더 심각한 손상을 평가한다. ● 눈과 주변을 검사한다. ● 눈의 움직임을 평가한다.

중요소견	진단근거
● 환자는 얼룩출혈(ecchymosis)뿐 아니라 관련 부종을 갖고 있을 것이다. ● 더 심각한 타박상은 결막하출혈(subconjunctival hemorrhage)과 불완전한 시야를 갖게될 것이다.	● 진단적 증거 없음

눈 (Eye)

파열성 동맥자루 (Ruptured Globe)

병력

- 환자는 심각한 통증을 호소한다.
- 급성으로 시작된다.
- 환자는 시야가 명확히 보이지 않고 겹쳐 보인다고 호소한다.

손상기전

- 안구보다 작은 물체에 의해 눈이 타격을 입을 때 발생한다.

필수평가항목

- 동공을 평가한다.
- 눈확이 새는지 검사한다.
- 눈압을 포함한 전체 검사를 안과의에게 즉각적으로 의뢰한다.

중요소견

- 병력에 골프공이나 라켓볼공과 같은 작은 물체로부터 눈에 직접적 타격이 있다.
- 심각한 통증과 겹쳐보이거나 정확하게 보이지 않는 것과 같은 시각적 문제가 있다.
- 환자는 불규칙적인 동공, 눈압의 증가. 눈확의 누출이 있을 것이다.
- 시력을 잃을 수 있다.

진단근거

- 진단적 증거 없음

눈 (Eye)

다래끼와 눈꺼풀염 (Stye and Blepharitis)

병력	손상기전	필수평가항목
● 환자는 눈꺼풀에 통증을 동반한 고름물집(pustule)이 있다고 말한다. ● 쉬거나 눈을 뜨거나 감을 때 통증이 있다.	● 다래끼는 부종이 있는 피부기름샘(sebaceous gland)이다. ● 눈꺼풀염은 속눈썹 주머니(eyelash follicle)가 비비거나 먼지 등에 의한 포도알균 staphylococcal) 유기체에 의해 감염된 것이다.	● 눈꺼풀을 검사한다.

중요소견	진단근거
● 위나 아래에 빨간 고름주머니가 있을 것이다. ● 눈꺼풀은 부풀어 오를 것이다.	● 진단적 증거 없음

눈 (Eye)

결막밑혈종 (Subconjunctival Hematoma)

병력

- 환자는 외상의 병력 없이 눈에 빨간 점이 있다고 한다.
- 급성으로 발병한다.
- 통증이나 시각 문제는 없다.

손상기전

- 수면중이거나 울거나 또는 컴퓨터 작업시 눈을 비빌 때 발생한다.
- 강제적 재채기, 기침, 구토, 들어올림으로부터 발생한다.

필수평가항목

- 눈의 충혈을 검사한다.
- 고혈압이나, 조절되지 않는 당뇨, 갑상샘과다증(hyperthyroidism)과 같은 건강 병력에 대해 질문한다.

중요소견

- 결막에 약 1주간 지속되는 붉은 점이 보일 것이다.
- 결막밑혈종에 항응고제를 복용한다면 주치의의 확인을 요청해야 한다.

진단근거

- 진단적 증거 없음

귀 (Ear)

귀혈종(양배추귀) Auricular Hematoma (Cauliflower Ear)

병력	손상기전	필수평가항목
● 환자는 헤드기어를 쓰지않고 레슬링, 복싱, 럭비등에 참여했다고 한다. ● 아픈쪽 귀를 대고 잘 때 통증이 있다.	● 다른 표면에 귀에 있는 조직이 압박될 때 발생한다. ● 귓바퀴에 한 번 또는 반복적인 전단력이 가해질 때 발생한다.	● 환자의 병력을 평가한다. ● 귀의 출혈이나 수액이 축적되지 않았는지 검사한다. ● 필요시 의사에게 흡인을 의뢰한다.

중요소견	진단근거
● 환자는 귀에 명확한 출혈이 있으며 치료받지 못하면 둥글고 결절이 있고 단단한 흉터종(keloid)으로 변할 것이다. ● 보호장비 없이 스포츠에 참여하면 병력은 계속될 것이다.	● 진단적 증거 없음

귀 (Ear)

외이염(수영선수 외이염) (Otitis Externa (Swimmer's Ear)

병력

- 환자는 수영을 한 이력이 있다.
- 환자는 통증, 가려움, 분비물, 부분적 청력 상실로 호소한다.

손상기전

- 녹농균(Pseudomonas aeruginosa), 그램 음성의 막대균(gramnegative bacillus)dp 의한 감염으로 발생한다.
- 물이 물혹(cyst), 뼈의 성장, 귀지(earwax), 알레르기에 의한 부종으로부터의 막힘 때문에 관에 모여 있어 발생한다.

필수평가항목

- 귀보개로 귀의 안과 밖을 평가한다.
- 귀의 귀구슬(tragus)에 압력을 넣어 관에 압력을 넣음으로써 외이도염(otitis externa)과 중이도염(otitis media)을 구별하기 위한 검사를 실시한다. 이 때 통증이 있으면 중이도염보다는 외이도염이다.

중요소견

- 귀 관은 붉고 부을 것이다. 고실신경막(tympanic membrane)의 색은 정상일 것이다.
- 가려움, 분비물, 부분적 청력손실이 귀의 통증과 함께 동반될 것이다.

진단근거

- 외이염은 보통 신체검사에 의해 진단된다. 그러나 면봉의 사용이 감염의 원인을 확정하곤 한다.

귀 (Ear)

중이염 (Otitis Media)

병력

- 환자는 귀의 격렬한 통증, 바깥귀관으로부터 수액이 흐름, 일시적인 청력 손실등을 보고한다.
- 환자는 열, 두통, 식욕부진과 구역질을 포함한 전신의 감염을 호소할 것이다.

손상기전

- 국소부위 또는 전신의 감염과 염증에 의한 중이의 수액의 축적으로 발생한다.

필수평가항목

- 환자의 병력과 증상을 평가한다.
- 귀보개로 귀의 안쪽과 바깥쪽을 검사한다.

중요소견

- 고실막은 팽창될 것이며 잠재적으로는 출혈이 있을 것이다.
- 환자는 통증, 유출, 전신 감염이 있을 것이다.

진단근거

- 고실막 팽창은 중이도염에 대한 민감도가 51%이며, 특이도가 97%이다.

귀 (Ear)

고실막 파열 (Tympanic Membrane Rupture)

병력

- 환자는 큰 터지는 소리 이후에 통증, 구역질, 어지러움, 잠재적 구토 등을 보고한다.
- 환자는 청력 상실을 호소한다.
- 급성으로 발병한다.
- 터지는 소리와 함께 통증이 동반된다.

손상기전

- 부딪히거나 충돌하는 스포츠뿐 아니라 다이빙이나 숙에서 발생한다.
- 떨어지거나 보호되지 않은 귀를 맞을 때 발생한다.
- 갑작스러운 수중 변화시 발생한다.
- 귀의 감염이 있는 사람이 비행기를 타면 갑작스러운 기내압력의 변화가 파열을 야기할 수 있다.

필수평가항목

- 귀보개로 귀의 안과 밖을 평가한다.
- 감염을 예방하기 위하여 지속적으로 확인한다.

중요소견

- 병력과 신체검사는 바로 발병하는 것과 소리와 함께 통증이 일어나는 것과 일치할 것이다.
- 환자는 청력상실, 구역질, 어지러움, 구토를 경험할 것이다.

진단근거

- 진단적 증거 없음

코 (Nose)

삐뚠 코 (Deviated Septum)

병력	손상기전	필수평가항목
● 환자는 코의 통증과 잠재적인 출혈, 코의 외상 병력을 갖고 있다. ● 급성으로 발병한다.	● 코에 외상을 입었을 때 발생한다. ● 압박 또는 측면외상으로 발생한다.	● 환자를 골절이나 다른 손상을 파악하기 위해 전체적으로 평가한다. ● 가능하면 코의 안과 밖을 검사한다. ● 처치를 위해 의사에게 의뢰한다.

중요소견	진단근거
● 코의 명확한 변형이 생긴다. ● 환자는 통증이 있으며 외상의 병력으로 출혈이 가능할 수 있다.	● 내시경의 사용은 삐뚠 코의 진단을 확정하는데 도움을 줄 수 있다.[16]

코 (Nose)

코피 (Epistaxis)

병력	손상기전	필수평가항목
● 환자는 코에 피가 난다.	● 중격의 다양한 정도의 타박상이 있는 코의 직접적 타격으로 발생한다. ● 코의 중격에서 시작되는 앞 또는 측면 벽에서 시작되는 뒤로 나누어진다. ● 직접적인 타격, 축농증, 고습도, 알레르기, 이물질로 인한 코막힘, 다른 심각한 얼굴이나 머리 손상으로 발생하는 앞이 더 일반적이다.	● 가능하면 손전등이나 경등으로 코의 안쪽을 평가한다. ● 더 심각한 손상을 검사한다.

중요소견	진단근거
● 환자는 코에서 피가 흐를 것이다. ● 코의 변형은 없을 것이다.	● 진단적 증거 없음

입과 턱 (Mouth and Jaw)

아래턱뼈 탈구 (Mandibular Luxation)

병력	손상기전	필수평가항목
● 환자는 턱을 열지 못한다고 보고한다. ● 갑자기 발병한다. ● 턱을 옆에서 가격할 때 통증이 동반된다.	● 입이 열린 상태에서 옆에서의 타격 시 발생한다.	● AROM과 PROM을 평가한다. ● 입과 턱의 안쪽을 검사한다. ● 골절을 배제하기 위해 의뢰한다.

중요소견	진단근거
● 환자는 턱을 움직일 수 없을 것이다. 입이 열리지 않는다. ● 환자는 통증과 치아의 부정교합이 있을 것이다.	● 방사선사진과 CT는 골절이 있는지 수술적 관리가 필요한 지를 판단하기 위해 필요하다.[17]

입과 턱 (Mouth and Jaw)

턱관절 기능장애 (Temporomandibular Joint (TMJ) Dysfunction)

병력	손상기전	필수평가항목
• 환자는 두통, 현기증, 염증, 목의 통증을 보고한다. • 만성적으로 발병한다. • 입을 열거나 닫을 때, 말을 할 때, 씹을 때 통증이 발생한다.	• 원판과두 장애 (disk-condyle derangement) 시 발생한다. • 뒤 안정화 구조물의 악화와 디스크의 앞 탈구로 진행될 수 있다.	• 턱의 능동적 수동적 움직임을 평가한다. • 입의 안쪽 또한 검사한다. • 관절의 움직임을 평가한다. • 근력을 평가한다.

중요소견	진단근거
• 환자는 입을 열거나 닫을 때 '딱딱' 하는 소리를 들을 수 있다. • 턱관절을 촉진할 때 압통이 있다. • 환자는 근방호(muscle guarding)가 있으며 압통점이 촉진된다. • 관절은 과도하게 움직여지거나 관절가동범위가 줄어들며 잘 안움직여진다.	• MRI는 디스크의 위치나 형태를 확인하는데 95%정확성을 갖고 있다. 턱관절의 기능이상을 확인하는 가장 일반적인 선택이다.[18] • 초음파는 민감도 76%, 특이도 82%이다.[19]

입과 턱 (Mouth and Jaw)

치아 탈구 (Tooth Luxations)

병력

- 환자는 느슨하거나 완전히 빠진 치아를 보고한다.
- 갑자기 발병한다.
- 환자는 통증이 거의 없거나 없다. 그러나 치아가 다르다고 느낀다.

손상기전

- 턱이나 치아에 직접 또는 간접적인 충격으로 발생한다.

필수평가항목

- 환자가 뇌진탕인지를 평가한다.
- 입과 모든 치아를 검사한다.

중요소견

- 환자는 치아를 여전히 갖고 있긴 하다. 그러나 다른 치아에 비해 앞이나 뒤에 있다.
- 병력은 치아에 대한 손상의 심각성을 설명할 것이다.

진단근거

- 진단적 증거 없음

입과 턱 (Mouth and Jaw)

삼차 신경통 (Trigeminal Neuralgia)

병력	손상기전	필수평가항목
● 환자는 극도의 산발성을 보이거나 갑자기 지치거나 한번에 몇초에서 2분사이의 충격에 가까운 얼굴 통증을 보고한다.	● 뇌의 기저를 빠져나가기 위한 혈관에 의한 신경의 압박으로 발생한다. ● 정상적인 노화 과정의 일부일 수 있다. ● 다발성경화증(MS), 종양이 있는 사람들에게 발생하거나 원인불명이다.	● 환자의 병력을 평가한다. ● 신경학자에게 의뢰한다.

중요소견	진단근거
● 환자는 견딜 수 없는 통증을 겪는다. ● 환자는 같은 통증에 대한 가족력이 있을 수 있다. ● 환자는 다발성 경화증이나 종양이 있을 수 있다. ● 환자는 무감각이나 저림을 경험할 수 있다. ● 환자는 시간에 따라 빈도가 증가하는 것을 느낄 수 있으며 밤에 자는 동안에는 거의 발생하지 않는다.	● MRI는 증상의 원인을 결정하는데 사용될 수 있다.

가상환자: 재검토

다양한 머리 손상들이 무엇인지를 안 다음에 몇 가지 상태를 제외할 수 있어야 한다. 당신의 감별은 경도외상성 뇌손상, 경막하, 경막외혈종이어야 한다.

학습활동: 사례연습

아래에 제공되는 케이스의 감별진단 지도와 임상적 조사결과들을 쓰기 위해서 부록에서 제공되는 빈칸 양식을 사용하라. 모의환자와 작업할 때 대답을 뛰어넘고 진단으로 오려고 하는 것은 안좋은 것이다. 그러나 감별진단에 대한 시각 학습 접근은 제공된 정보에 대한 모든 가능성을 고려하도록 도와줄 것이다.

가상환자: 야구선수의 얼굴 손상

병력

제이크는 20살의 야구선수로 얼굴 먼저 3루로 슬라이드를 하였으며 날아오는 공에 정확히 맞았다. 그는 베이스에 닿았을 때 의식이 있었다. 그는 코와 오른쪽 뺨에 통증을 보고하였으며 오른쪽 콧구멍에서 피가 나고 있다. 목의 통증은 없다고 하였다.

신체검사

필드에서 신체검사를 한 결과 목뼈에 압통은 없다. 전이나 후의 기억상실은 없다. 환자는 두통이나 뇌진탕의 다른 증상은 부인하였다. 코의 중간 부분과 광대뼈의 오른쪽 부분의 촉진시 압통이 있었다. 눈은 정상이었으며, 목뼈의 가동범위도 정상범위에 있었다. 환자는 오른쪽 콧구멍에서 피가 흘렀으며 덕아웃으로 왔을 때는 천천히 흐르고 있었다. 환자는 통증이 10중에 7이라고 하였다.

참고문헌

1. Behavioral Risk Factor Surveillance System: Exercise. Centers for Disease Control and Prevention; 2006. Available at: http://apps.nccd.cdc.gov/brfss/. Accessed June 12, 2014.
2. Daneshvar DH, et al. The epidemiology of sport-related concussion. *Clinics in sports medicine 30.1* (2011): 1.

3. Langlois JA, Rutland-Brown W, Wald MM. The epidemiologyand impact of traumatic brain injury: a brief overview. *J Head Trauma Rehabil* 2006;21:375–378.
4. Gessell LM, Fields SK, Collins CL, Dick RW, Comstock RD. Concussions among United States high school and collegiate athletes. *J Athl Train* 2007;42:495–503.
5. Lincoln AE, Caswell SV, Almquist JL, Dunn RE, Norris JB, Hinton RY. Trends in concussion incidence in high school sports: a prospective 11-year study. *Am J Sports Med.* 2011;39:958-963.
6. Faul M, Xu L, Wald MM, Coronado VG. *Traumatic Brain Injury in the United States: Emergency Department Visits, Hospitalizations and Deaths 2002-2006.* US Department of Health and Human Services; Mar, 2010.
7. Finkelstein E, Corso P, Miller T. *The Incidence and Economic Burden of Injuries in the United States.* New York, NY: Oxford University Press; 2006.
8. McCrory P, Meeuwisse WH, Aubry M, et al. Consensus statement on concussion in sport: the 4th International Conference on Concussion in Sport held in Zurich, November 2012. *British Journal of Sports Medicine.* 2013;47.5:250-258.
9. Guskiewicz KM, Bruce SL, Cantu RC, et al. Recommendations on management of sport-related concussion: summary of the National Athletic Trainers' Association position statement. *Neurosurgery.* 2004;55(4):891-896.
10. McCrory P, Johnston K, Meeuwisse W, et al. Summary and agreement statement of the 2nd International Conference on Concussion in Sport, Prague 2004. *British Journal of Sports Medicine.* 2005:39.4;196-204.
11. Kubal WS. Updated imaging of traumatic brain injury. *Radiol Clin North Am.* 2012;50(1):15-41.
12. Pointinger H, Sarahrudi K, Poeschl G, Munk P. Electroencephalography in primary diagnosis of mild head trauma. *Brain Inj.* 2002;16(9):799-805.
13. Wipperman JL, Dorsch JN. Evaluation and management of corneal abrasions. *Am Fam Physician.* 2013;87(2):114-120.
14. Kaushik V, Malik T, Saeed SR. Interventions for acute otitis externa. *Cochrane Database Syst Rev.* 2010;(1).
15. Lieberthal AS, Carroll AE, Chonmaitree T, et al. The diagnosis and management of acute otitis media. *Pediatrics.* 2013;131(3).
16. Higuera S, Lee EI, Cole P, Hollier LH Jr, Stal S. Nasal trauma and the deviated nose. *Plast Reconstr Surg.* 2007;120(7 Suppl 2):64S 75S.
17. Akinbami BO. Evaluation of the mechanism and principles of management of temporomandibular joint dislocation. Systematic review of literature and a proposed new classification of temporomandibular joint dislocation. *Head Face Med.* 2011;7:10.
18. Maizlin ZV, Nutiu N, Dent PB, et al. Displacement of the temporomandibular joint disk: correlation between clinical findings and MRI characteristics. *J Can Dent Assoc.* 2010;76:a3.
19. Li C, Su N, Yang X, Yang X, Shi Z, Li L. Ultrasonography for detection of disc displacement of temporomandibular joint: a systematic review and meta-analysis. *J Oral Maxillofac Surg.* 2012;70(6):1300-1309.
20. van Kleef M, van Genderen WE, Narouze S, et 1. Trigeminal neuralgia. *Pain Pract.* 2009;9(4):252-259.

11

복부와 흉부

The Abdomen and Thorax

복부 및 흉부의 장기 시스템 및 심폐 기능 구조 손상은 임상의가 접하는 스포츠 손상에서는 작은 비율을 나타낸다. 이러한 손상은 상대적으로 흔하지는 않지만, 제대로 인식되지 않거나 인지가 늦어지면 그 손상으로 인한 결과는 파국적일 수 있다. 다른 장기 시스템의 운동 손상과 달리, 흉부 및 복부 손상은 일반적으로 급격한 감속 또는 흉부 및 복부에 대한 고에너지 충격으로 인해 발생하게 된다 (1). 고속 스포츠 (예: 자전거, 스키, 모터스포츠), 고지대 스포츠 (예: 번지 점프, 낙하산, 암벽 등반) 또는 고에너지 접촉 스포츠 (예: 축구, 하키, 복싱)에 관여하는 선수는 특히 위험하다. 이러한 고속 스포츠는 더 큰 위험을 지니고 있지만 흉부 및 복부 부상은 모든 스포츠 종목에서 발생할 수 있다.

복부 및 흉부 부상의 심각성에 대한 몇 가지 사례가 있다. 미국의 내셔널 풋볼 리그 (National Football League)의 신장 부상에 대한 리뷰에서는 시즌 당 평균 2.7건의 부상이 발생하였으며, 이는 훈련 중 발생하는 부상에 비해 10배 이상 높은 부상율로 나타났다(2). 그 중에서도, 신장좌상(타박상)이 가장 흔한 손상(n = 42)이었으며, 이어서 신장파열(열상)(n = 6)이었다. 한 북미 스키리조트의 의료 센터에서 12년 동안의 스키부상에 대한 보고서에서는 총 18건의 맹장파열을 발견되었다. 이 부상 중 6건은 나무, 리프트 타워, 또는 기타 단단한 물체와의 고속충돌이었으며, 나머지 12건은 스키를 타는 도중 낙상하였지만, 도움없이 산에서 내려온 후에 병원에서 치료가 필요한 증상이 나타난 경우이다(3). Meehan과 Mannix는 응급실 방문에 대한 10년간의 연구를 통해 생명을 위협하는 상해에 관해 조사하였으며, 모든 생명을 위협하는 부상의 14%가 스포츠와 관련이 있음을 보고하였다(4). 이 부상의 비율은 성인(9 %)에 비해 아동(32 %)이 더 높았다. 생명을 위협하는 것으로 여겨지는 것으로 조사된 상해는 외상성 기흉 및 혈흉, 간 열변, 비장 열상, 대동맥 파열, 위/십이지장 파열 및 심장 타박상 등이 있다. 머리와 목 부상은 치명적인 결과를 초래하는 상해이지만, 복부 및 흉부에 대한 상해에 대해서도 당연시 할 수는 없다.

복부 및 흉부에 발생할 수 있는 상해를 평가할 책임이 있는 임상의는 이러한 부상을 주의 깊게 평가하고 관리해야 할 책임이 커지므로 잠재적으로 치명적인 문제를 간과할 수 없다. 감별진단 도식(differential diagnosis map)은 복부 및 흉부를 4 개의 논리적 사분면으로 나눈다. 임상의는 진단 및 행동 과정을 결정할 때 지침이 되는 기본 해부학, 통증 유도 패턴 및 손상 징후 및 증상에 대한 지식과 함께 감별진단 도식을 사용할 수 있다.

가상환자: 흉부/복부

축구선수의 상해

병력

Rob은 15세의 축구 선수이다. 그는 축구시합을 하는 도중에 땅에 넘어졌고, 상대 팀의 선수가 넘어지면서 그의 오른쪽 위를 덮쳤다. 당신은 현장에서 시험을 수행한다.

신체검사

환자는 늑골 8 번에서 12번 사이의 흉곽에 촉지할 때 압통감이 있으며, 흉과의 중간선을 넘어서 확장하지 않는 상태이다. 그는 호기보다 흡기에 더 큰 통증을 호소하고, 호흡에 문제는 없다. 만져지거나 관찰 가능한 기형은 없다. 그는 메스꺼움, 오한, 또는 초조함을 나타내고, 기침할 때 혈액이나 다른 체액을 토하지는 않는다. 0–10의 시각적인 스케일로 평가할 때 환자의 통증은 8/10로 평가된다.

임상 결정

당신의 임상시험의 정보를 사용하여 임상결정을 내리기 위해 스스로에게 다음의 질문을 하시오.

- 당신의 감별진단은 무엇인가?
- 감별을 돕기 위해 어떤 주요 결과가 나타나는가?
- 흉곽 통증과 관련된 가능한 부상은 무엇인가?

해부도와 복부 및 흉부에 발생할 수 있는 상처와 상태에 대한 철저한 검토를 시작하라. 감별진단 도식을 사용하여 사고 과정을 안내하고 가능성을 정리하라. 이 정보의 조직화된 종합은 임상 의사 결정의 본질이다.

해부도: 내장 (Anatomy Map: Viscera)

복부 (ABDOMEN)

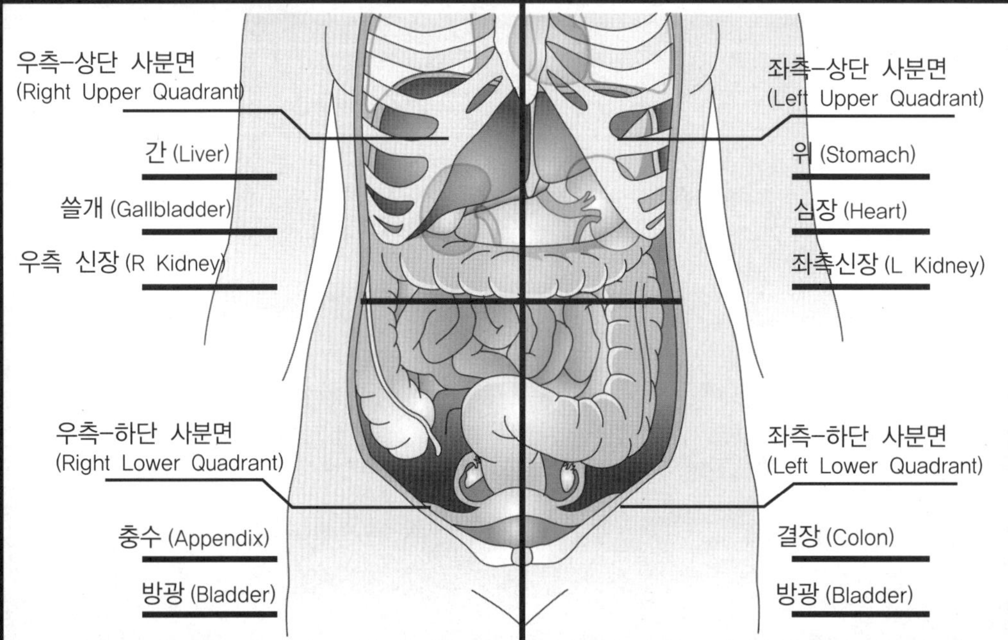

흉부 (THORAX)

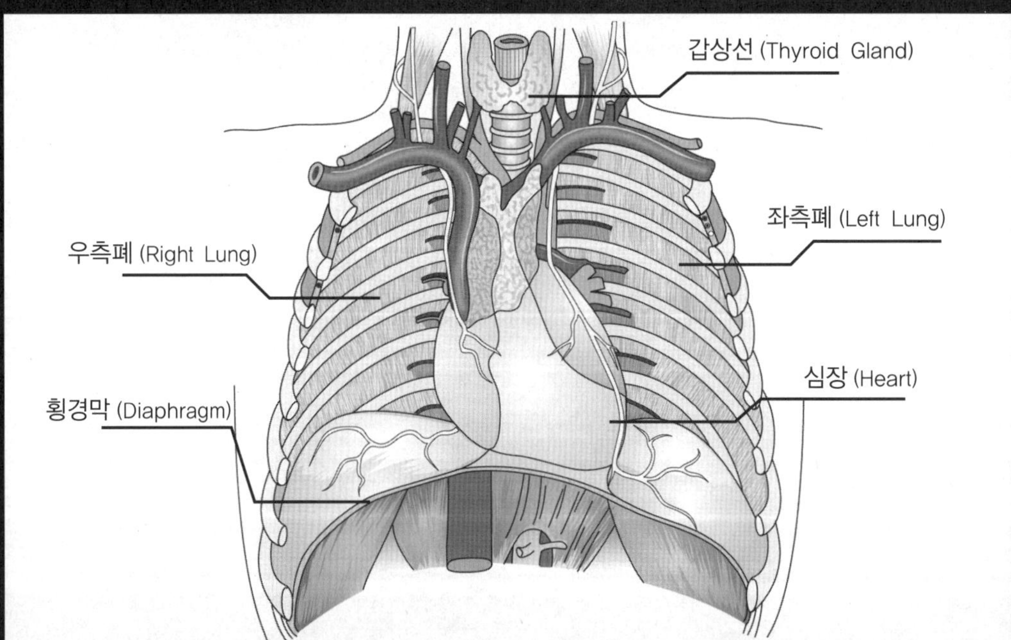

해부도: 흉부 (Anatomy Map: Thorax)

앞 (ANTERIOR)

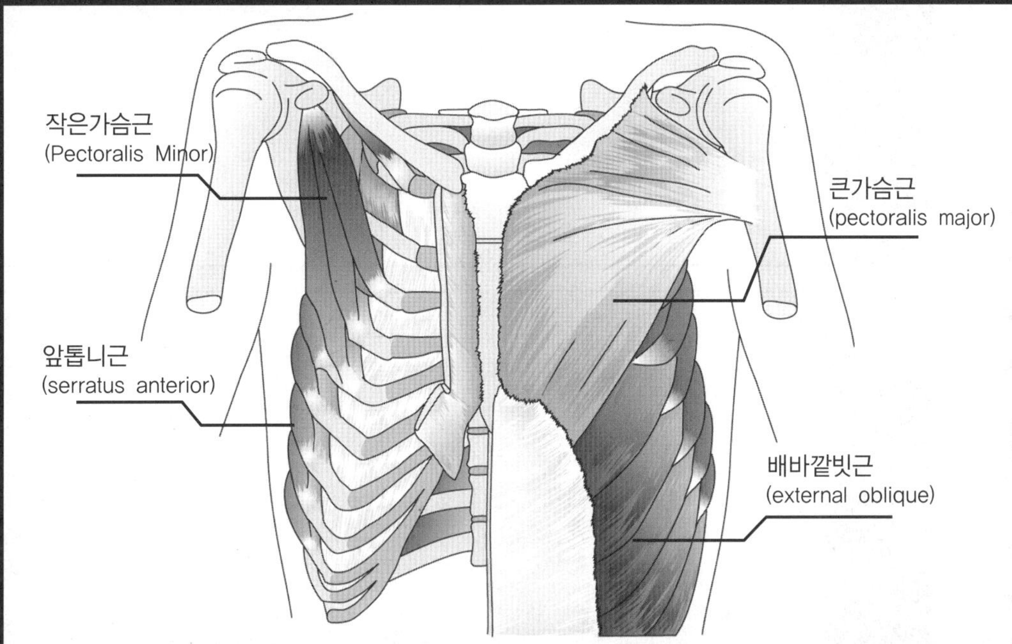

뒤 (POSTERIOR)

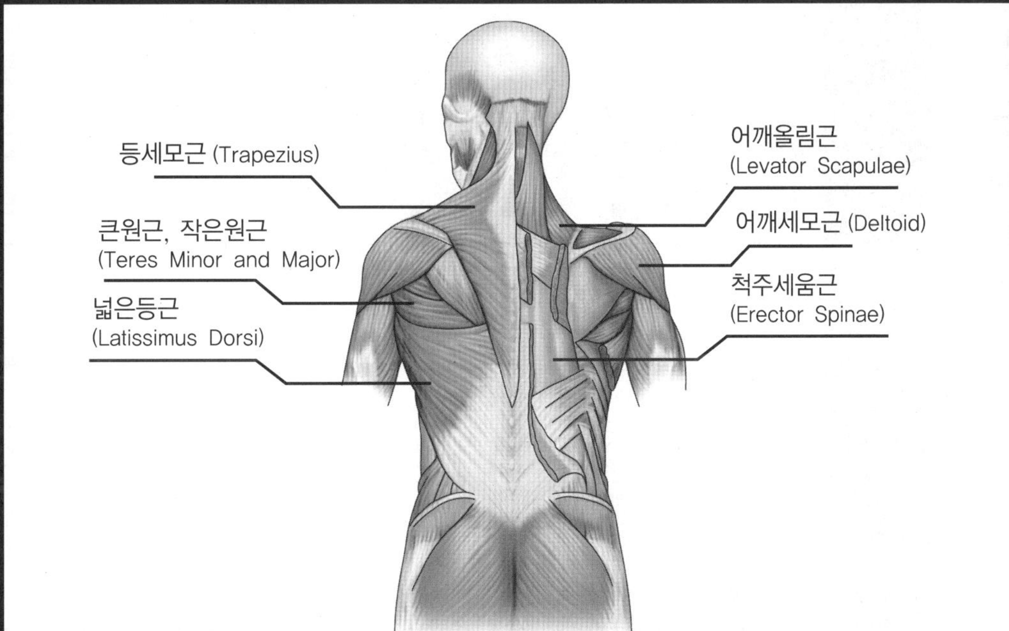

복부/흉막 도식: 사분면에 따른 감별진단

상단 오른쪽

- 늑연골 상해
- 혈흉
- 신장 타박
- 신장 결석
- 기흉
- 복강 신경얼기(신경총) 손상

상단 왼쪽

- 심장진탕(증)
- 늑연골 상해
- 혈흉
- 신장 결석
- 기흉
- 복강 신경얼기(신경총) 손상
- 비장 확대 / 파열

하단 오른쪽

- 복부 과긴장
- 맹장염
- 탈장
- 허리근 과긴장

하단 왼쪽

- 복부 과긴장
- 탈장
- 허리근 과긴장

흉부 상해 (Injuries to the Thorax)

늑골 및 흉골 골절 (Rib and Sternum Fractures)

일반적인 골절

- **갈비뼈 골절**
  - 가장 흔한 흉부 부상; 모든 외상의 10 %에서 나타난다.
  - 골절은 일반적으로 5 ~ 9 번째 갈비뼈에 영향을 준다. 이것은 팔이음뼈가 상부 늑골을 보호하고 있으며, 하부 늑골은 상대적으로 유동적이기 때문이라 생각된다.
  - 늑골 골절은 중대한 합병증을 유발할 수 있지만 연관 합병증 (예: 기흉, 혈흉, 심혈 관계 질환)의 진단은 임상적으로 더 큰 영향을 줄 수 있다.
  - 방사선 사진은 특이(specific) 적이지만 변위가 없는 골절에는 민감하지 않으며, 임상 검사는 민감(sensitive)하지만 특이적이지 못하다.
- **다발 골절**
  - 다발 골절 (3 개 이상)의 존재는 호흡기 합병증의 위험 증가와 관련이 있다.
- **늑골의 피로골절**
  - 늑골은 일반적으로 일반 인구에서 피로골절을 일으키는 흔치 않은 곳이다.
  - 일부 운동, 특히 노를 젓는 것은 갈비뼈에 과도한 과도한 스트레스를 주며 피로골절은 드문 일이 아니다.
- **흉골 골절**
  - 심각한 흉부 둔상을 경험하는 사람들의 5 ~ 8 %에서 발생한다. 차량 사고에서 흔히 발생한다.
  - 직접적인 타격으로 스포츠에서 발생할 수 있다. 기저 장기(underlying organ)에 대한 상해는 일차적인 관심사이다.

Bansidhar BJ, Lagares-Garcia JA, Miller SL. Clinical rib fractures: are follow-up chest X-rays a waste of resources Am Surg 2002; 68(5):449-453. 참고

복부 통증 (Abdominal Pain)

급성 복통/징후(경고)/신체검사 (Acute Abdomen/Warnings/Physical Exam)

고려사항

- **급성 복통** (Abuteomen) 란 복부에 갑작스럽고 심한 통증이 생기는 것을 말한다. 이 통증은 생명을 위협 할 수 있는 질병이나 부상을 시사하며 조기 치료를 위해 즉시 또는 긴급 진단을 요구한다.
- 복통을 평가할 때의 **경고 신호**는 다음과 같다.
    - 혈액 또는 흑색 물질의 구토 (커피 찌꺼기와 같은)
    - 화씨 101°(섭씨 38.3°) 이상의 열을 동반하는 복부 통증
    - 지속적인 구토 (24 ~ 36 시간 이상 유액을 내리지 못하며 젊은 운동 선수는 적음)
- **통증 패턴** (예)
    - 좌측어깨 통증 : 비장 상해의 가능성
    - 우측견갑골 / 어깨 통증: 간 손상 가능성
    - 좌측턱 및 팔 통증 : 심장 사건 발생 가능
- **복부 검사** (촉진)
    - 강직: 근육 보호는 복막 자극을 나타낼 수 있음
    - 반동 압통 : 촉진의 방출시 복통; 맹장염과 공통점
- **통증부위 및 일반적인 이미징 기술**
    - 우측 상부 사분면 – 초음파 검사
    - 좌상 사분면
    - CT
    - 오른쪽 아래 사분면 – CT + IV 대비
    - 좌측 하부 사분면 – CT + 구강 및 IV 매체
    - 치골상(suprapubic) – 초음파

복부 통증 (Abdominal Pain)

일반적인 복부 평가 (General Abdominal Evaluation)

평가계획

- **병력(증상)**
  - 통증, 발병, 지속 기간, 정도, 중증도 및 방사선
  - 관련 증상: 메스꺼움, 구토, 설사, 변비, 발열, 피로, 고통스러운 배뇨
  - 악화 요인 및 완화 요인
  - 식욕 및 식품 내성
  - 배변 습관
- **관찰**
  - 가시적 인 반상 출혈
  - 톤
  - 색상
- **청진** (타진 및 촉진 전에)
  - 내장 소리
  - 혈관 소리
- **타진** (가볍게 두드려 증상을 평가)
  - 4 사분면 타진
- **촉진**
  - 사분면의 부드러움을 평가하기 위한 가벼운 촉진
  - 통증 및 종괴에 대한 보다 깊은 촉진
  - 비장, 간, 신장 및 McBurney 's point에 대한 직접적인 촉진

Cuppett M, Walsh KM. General Medical Conditions in the Athlete. 2nd ed. St. Louis, MO: Elsevier Mosby Inc; 2012. 참고

복부 통증 (Abdominal Pain)

부위에 따른 일반적인 진단의 가능성

부위/컨디션

- **상복부** – 위궤양, 위 역류
- **상단 우측 사분면** – 간, 담낭, 요로 감염
- **상단 좌측 사분면** – 위장 위 궤양
- **하단 우측 사분면** – 자궁 근염
- **하단 좌측 사분면** – 변비, 메켈게실(Meckel' s diverticulum)
- **치골상**(Suprapubic) – 요로 감염, 성병

메모: 상복부(명치) 부위는 복부의 중앙 부분에 위치하고 있으며 흉골보다 아래쪽과 배꼽 바로 위이다. 상복부(명치)은 배꼽과 치골결합 사이에 위치한다.

복부와 흉막의 임상적 평가

상단 우측 통증 (Upper Right Quadrant Pain)

늑연골(갈비연골)의 상해 (Costochondral Injury)

병력	손상기전	필수평가항목
● 환자가 가슴 통증이나 뒤틀림을 호소한다. ● 급성 발병 ● 호흡, 기침, 웃음 또는 재채기로 발생되는 통증	● 가슴이나 흉곽에 대한 격렬한 상해로 갈비연골의 교차점의 과도한 신장이 발생 ● 럭비 또는 축구와 같이 깔리거나 압착으로 인한 부상	● 압통점과 환자가 내는 기침이나 소리를 평가 ● 가슴 부위의 팽창 검사 ● AROM 및 PROM 평가 ● 근력 평가

중요소견	진단근거
● 연골 관절의 특정 압통 ● 임상 소견과 관련된 논리적인 과거력(증상에 대한) ● 초기 부상은 명백한 결함(장애)으로 나타날 수 있다.	● 진단 근거가 없음

상단 우측 통증 (Upper Right Quadrant Pain)

혈흉 (Hemothorax)

병력

- 환자가 가슴에 통증 및 호흡 곤란을 호소한다.
- 급성 발병

손상기전

- 폐에 출혈을 일으키는 강력한 타격 또는 가슴 압박

필수평가항목

- 맥박, 호흡 수 및 호흡을 포함한 체력 측정
- 호흡 시 혈흉을 동반할 수 있는 늑골 골절 증상 통일성 검사

중요소견

- 환자는 호흡과 통증을 호소하고 청색증을 보인다.
- 환자는 거품이 생기고 충격을 받을 수 있다.
- 병력 및 신체검사가 일관된다.

진단근거

- 방사선 사진과 CT는 종종 상해의 정도를 결정하는데 사용된다.[5]

상단 우측 통증 (Upper Right Quadrant Pain)

신장타박 (Kidney Contusion)

병력	손상기전	필수평가항목
● 메스꺼움 및 구토와 함께 혈뇨증상을 보인다. ● 급성 발병 ● 통증은 후부에서 나타나지만, 앞으로 방출될 수 있다	● 등 또는 복부에 직접적인 타격	● 압통에 대한평가 ● 소변 검사를 2 ~ 3 회 실시하여 혈뇨를 검사 ● AROM 및 PROM 평가

중요소견	진단근거
● 환자는 체간 앞의 복부 아래쪽으로 방사 심한 통증을 호소할 수 있다. 통증은 충격의 징후로 나타날 수 있으며, 다른 장기와 마찬가지로 신장도 신체 외부의 충격으로 통증이 나타난다. ● 환자는 메스꺼움과 구토에 대해 불편을 호소할 것이다. ● 소변에 혈액이 있으면 진료 의뢰가 필요하다.	● CT는 신장을 평가 하기 위한 표준화된 방법이다.[6]

상단 우측 통증 (Upper Right Quadrant Pain)

신장 결석 (Kidney Stones)

병력

- 환자는 메스꺼움과 구토, 그리고 안정을 취하지 못하는 증상을 나타낸다.
- 급성 발병
- 통증은 갑작스럽고 예리하며 심하게 나타난다.

손상기전

- 신장에서 생성되는 작은 결정이 원인이며, 병인은 정확하게 알려지지 않았다.
- 가장 흔한 종류는 너무 많은 양의 칼슘이 소변의 다른 노폐물과 결합하여 발생한다.

필수평가항목

- 압통의 패턴, 배뇨 횟수를 평가할 것
- 혈뇨에 대한 소변 검사

중요소견

- 환자는 허리나 옆구리에 심한 통증을 느끼고 같은 쪽의 사타구니쪽의 통증을 호소한다.
- 메스꺼움과 구토를 호소하고, 창백하고 식은 땀을 흘린다.
- 배뇨가 자주 발생하며 혈뇨의 가능성이 있다.

진단근거

- 초음파 (민감도 45 %, 특이도 88 %) [7]
- CT (민감도 ~ 100 %, 특이성 ~ 100 %) [8]

상단 우측 통증 (Upper Right Quadrant Pain)

기흉 (Pneumothorax)

병력	손상기전	필수평가항목
● 환자가 가슴의 충격을 보고한다. ● 급성 발병 ● 통증, 호흡 곤란 및 무산소증이 있을 수 있다.	● 가슴에 충격으로 인해 흉막에 공기로 가득차게 된다. 음의 압력을 받은 흉강은 공기로 가득 차고, 그 쪽의 폐는 붕괴된다. ● 특히 제 1 늑골에 대한 수술의 2 차적인 합병증	● 맥박, 호흡수 및 호흡을 포함한 생체학적 측정 ● 가슴의 균일성 검사 및 호흡 소리

중요소견	진단근거
● 환자는 호흡 곤란과 통증과 무산소증을 앓을 것이다. ● 병력과 신체검사가 일치하게 된다.	● 방사선 사진과 CT는 종종 상처의 정도를 결정하는데 사용된다.[5]

상단 우측 통증 (Upper Right Quadrant Pain)

복강신경얼기 상해 (Solar Plexus Injury)

병력

- 환자는 가슴/복부의 충격을 보고한다.
- 환자 상태가 안정되면 넉아웃된다.
- 급성 발병

손상기전

- 격렬한 타격 또는 격렬한 마비를 일으키는 복강신경얼기 (복강 신경총)의 압박

필수평가항목

- 호흡을 평가한 다음 생체학적인 평가를 한다.
- 호흡 패턴의 균일성에 대한 흉부 검사

중요소견

- 환자는 호흡을 할 수 없을 것이고, 호흡을 할 수 없다는 두려움 때문에 안정되지 못한다.
- 병력 및 신체검사가 일치한다.

진단근거

- 유용한 진단 근거는 없다.

상단 좌측 통증 (Upper Left Quadrant Pain)

심장진탕 (Commotio Cordis)

병력	손상기전	필수평가항목
● 급성 발병 ● 흉부에 직접적인 충격	● 심장 마비를 초래하는 가슴에 대한 충격적인 둔기 충격 ● 약 절반의 경우 즉사하며, 다른 경우에는 쓰러지기 전에 잠시 의식이 있다.	● ABC 평가 ● 가슴 검사 ● ECG는 심실 세동을 나타낼 것이다.

중요소견	진단근거
● 증상이 흉부의 외상과 일치한다 ● 환자는 의식이 있는 경우 심실 세동 치료를 받는다. 그렇지 않으면 심근 세동으로 이미 사망했을 것이다.	● 환자의 78 %가 18세 미만의 운동 선수의 경우 발생한다. ● 95 %의 사례가 남성[9]

상단 좌측 통증 (Upper Left Quadrant Pain)

늑연골(갈비연골)의 상해 (Costochondral Injury)

병력	손상기전	필수평가항목
● 환자가 가슴 통증이나 뒤틀림을 호소한다. ● 급성 발병 ● 호흡, 기침, 웃음 또는 재채기로 발생되는 통증	● 가슴이나 흉곽에 대한 격렬한 상해로 갈비연골의 교차점의 과도한 신장이 발생 ● 럭비 또는 축구와 같이 깔리거나 압착으로 인한 부상	● 압통점과 환자가 내는 기침이나 소리를 평가 ● 가슴 부위의 팽창 검사 ● AROM 및 PROM 평가 ● 근력 평가

중요소견	진단근거
● 환자는 기침, 재채기 또는 웃을 때 통증이 있다. ● 붓기가 있을 수도 있고 없을 수도 있다. ● 환자는 가슴을 가로 질러 근육이 펴질 때마다 고통을 느낀다. ● 호흡은 고통스럽지만 어렵지 않다.	● 진단 근거가 없음

상단 좌측의 통증 (Upper Left Quadrant Pain)

혈흉 (Hemothorax)

병력	손상기전	필수평가항목
● 환자가 가슴에 통증 및 호흡 곤란을 호소한다. ● 급성 발병	● 폐에 출혈을 일으키는 강력한 타격 또는 가슴 압박	● 맥박, 호흡 수 및 호흡을 포함한 생체학적 측정 ● 호흡 시 혈흉을 동반할 수 있는 늑골 골절 증상 통일성 검사

중요소견	진단근거
● 환자는 호흡과 통증을 호소하고 청색증을 보인다. ● 환자는 거품이 생기고 충격을 받을 수 있다. ● 병력 및 신체검사가 일관된다.	● 방사선 사진과 CT는 종종 상해의 정도를 결정하는데 사용된다.[5]

상단 좌측의 통증 (Upper Left Quadrant Pain)

신장결석 (Kidney Stones)

병력

- 환자는 메스꺼움과 구토, 그리고 안정을 취하지 못하는 증상을 나타낸다.
- 급성 발병
- 통증은 갑작스럽고 예리하며 심하게 나타난다.

손상기전

- 신장에서 생성되는 작은 결정이 원인이며, 병인은 정확하게 알려지지 않았다.
- 가장 흔한 종류는 너무 많은 양의 칼슘이 소변의 다른 노폐물과 결합하여 발생한다.

필수평가항목

- 압통의 패턴, 배뇨 횟수를 평가할 것.
- 혈뇨에 대한 소변 검사

중요소견

- 환자는 허리나 옆구리에 심한 통증을 느끼고 같은 쪽의 사타구니쪽의 통증을 호소한다.
- 메스꺼움과 구토를 호소하고, 창백하고 식은 땀을 흘린다.
- 배뇨가 자주 발생하며 혈뇨의 가능성이 있다.

진단근거

- 초음파 (민감도 45 %, 특이도 88 %)[7]
- CT (민감도 ~ 100 %, 특이도 ~ 100 %)[8]

상단 좌측 통증 (Upper Left Quadrant Pain)

기흉 (Pneumothorax)

병력

- 환자가 가슴의 충격을 보고한다.
- 급성 발병
- 통증, 호흡 곤란 및 무산소증이 있을 수 있다.

손상기전

- 가슴에 충격으로 인해 흉막에 공기로 가득차게 된다. 음의 압력을 받은 흉강은 공기로 가득 차고, 그 쪽의 폐는 붕괴된다.
- 특히 제 1 늑골에 대한 수술의 2 차적인 합병증

필수평가항목

- 맥박, 호흡수 및 호흡을 포함한 생체학적 측정
- 가슴의 균일성 검사 및 호흡 소리

중요소견

- 환자는 호흡 곤란과 통증과 무산소증을 앓을 것이다.
- 병력과 신체검사가 일치하게 된다.

진단근거

- 방사선 사진과 CT는 종종 상처의 정도를 결정하는데 사용된다.[5]

상단 좌측 통증 (Upper Left Quadrant Pain)

복강신경얼기 상해 (Solar Plexus Injury)

병력	손상기전	필수평가항목
● 환자는 가슴/복부에 충격을 호소한다. ● 환자 상태가 안정되면 넉아웃된다. ● 급성 발병	● 격렬한 타격 또는 격렬한 마비를 일으키는 복강신경얼기 (복강 신경총)의 압박	● 호흡을 평가한 다음 생체학적인 평가를 한다. ● 호흡 패턴의 균일성에 대한 흉부 검사 ● 갈비뼈 골절 징후가 있는지 검사하고 촉지한다.

중요소견	진단근거
● 환자는 호흡을 할 수 없을 것이고, 호흡을 할 수 없다는 두려움 때문에 안정되지 못한다. ● 병력 및 신체검사가 일치한다.	● 유용한 진단 근거는 없다.

상단 좌측 통증 (Upper Left Quadrant Pain)

비장 확대 / 파열 (Splenic Enlargement/Rupture)

병력	손상기전	필수평가항목
• 환자가 교통 사고를 당했거나 왼쪽 상부 사분면에 직접 충격을 받은 경우 • 급성 발병 • 복부에서 확인된 통증	• 교통 사고 • 상단 왼쪽 사분면으로 직접 타격	• 환자의 충격에 대한 평가 • 복부 팽만 • 복부 타진(가볍게 두드려 증상을 평가) • Kehr의 사인(Kehr' s sign)에 대한 평가

중요소견	진단근거
• 환자가 충격을 받을 수도 있다. • 복부는 단단할 것이다. • 메스꺼움과 구토 증상이 있을 수 있다. • 병력(과거 증상) 및 신체검사는 복부 외상 및 통증과 일치한다.	• CT는 진단에 사용되는 가장 일반적인 이미징 방법이다.[10]

하단 우측 통증 (Lower Right Quadrant Pain)

복부의 과긴장 (Abdominal Strain)

병력

- 환자는 복통을 호소한다.
- 급성 발병
- 복부 근육의 움직임으로 확인된 통증

손상기전

- 비틀림 동작을 하는 근육의 과도한 팽창
- 최대 수축을 일으킨 다음 신장

필수평가항목

- 촉진에 대한 압통 평가
- 복부에 반상 출혈 검사
- AROM 및 PROM 평가
- 근력 평가

중요소견

- 환자는 긴장된 근육에 즉각적인 복통을 느낄 것이다.
- 통증 때문에 근육을 수축하기 어렵다.
- 손상된 근육의 경련이 발생할 가능성이 있다.
- 붓기와 반상 출혈을 느낄 수 있음

진단근거

- 진단을 확인하기 위해 초음파 검사와 MRI를 사용할 수 있다. [11]

하단 우측 통증 (Lower Right Quadrant Pain)

맹장염 (Appendicitis)

병력

- 환자는 메스꺼움, 구토, 발열을 호소한다.
- 급성 또는 만성 발병
- 복부 오른쪽 아래에서 확인된 통증

손상기전

- 분변물
- 림프 팽창
- 카시 노이드 종양
- 복막염이나 박테리아 감염은 파열의 합병증

필수평가항목

- 구강 온도를 포함한 생체학적 평가
- McBurney' s point 에서 복부에 통증이 있는지 검사 한다.
- 경도 평가와 함께 타진으로 복부를 평가한다.

중요소견

- 증상은 경증부터 중증도까지 다양하며 중증의 통증으로 진행될 수 있으며, 경련은 통증을 오른쪽에 국한시킬 수 있다.
- 복부는 McBurney point보다는 타진으로 경직성을 평가한다.
- 이 손상은 생명을 위협할 수 있다.

진단근거

- CT (민감도 94 %, 특이도 94 %)
- 초음파 (민감도 83 %, 특이성 93 %)[12]
- MRI (민감도 97 %, 특이성 95 %)[13]

하단 우측 통증 (Lower Right Quadrant Pain)

탈장 (Hernia)

병력

- 환자는 사타구니에 약한 느낌이나 감각을 느낀다.
- 만성 발병
- 기침, 재채기 또는 웃음으로 유발되는 통증

손상기전

- 후천적; 출생 후에 발병 또는 선천성; 출생 전에 발병
- 대퇴부는 여성에게 일반적이며, 사타구니는 남성에서 많이 나타남

필수평가항목

- 사타구니 근처 복부 돌출부 또는 대퇴부 삼각의 평가
- 복부가 서 있는 상태에서 팽창하는지 검사한다.

중요소견

- 환자는 고통을 유발하고 불편함을 유발하는 사타구니 부위에 변형이나 충격을 느낄 수 있다.
- 환자는 기침을 하거나 체중의 하중이 아래로 향할 때 돌출부가 생긴다.

진단근거

- 초음파 (민감도 86 %, 특이도 77 %)
- CT (민감도 80 %, 특이도 65 %)[14]
- MRI (민감도 94.5 %)[15]

하단 우측 통증 (Lower Right Quadrant Pain)

허리근 과긴장(변형 (Psoas Strain))

병력	손상기전	필수평가항목
● 환자는 앞쪽 엉덩이의 기민성(근긴장감, 조이는 느낌)을 호소한다. ● 급성 발병 ● 허리를 굽히는 것으로 확인된 통증	● 너무 움직임의 증가, 지나치게 빠른 운동 ● 허리근에 과도한 편심 하중	● Thomas test로 고관절 굴곡 검사 ● 앞 엉덩이에 부종이나 출혈이 있는지 검사 ● 근력 평가

중요소견	진단근거
● 환자는 불쾌감이나 열이 느껴지지 않는다. ● 환자는 앞 힙에 통증이 있으며, 병력은 근육 긴장과 일치할 것이다.	● 유용한 진단근거 없음

하단 좌측 통증 (Lower Left Quadrant Pain)

복부 과긴장(변형) (Abdominal Strain)

병력

- 환자는 복통을 호소한다.
- 급성 발병
- 복부 근육의 움직임으로 식별된 통증

손상기전

- 비틀림 동작을 하는 근육의 과도한 신장
- 최대 수축을 일으킨 다음 신장됨

필수평가항목

- 촉진에 대한 압통 평가
- 복부에 반상 출혈 검사
- AROM 및 PROM 평가
- 근력 평가

중요소견

- 환자는 긴장된 근육에 즉각적인 복통을 느낄 것이다.
- 통증 때문에 근육을 구부리기 어렵다.
- 손상된 근육의 경련이 발생할 가능성이 있다.
- 붓기와 반상 출혈을 느낄 수 있음

진단근거

- 진단을 확인하기 위해 초음파 및 MRI를 사용할 수 있다.[11]

하단 좌측 통증 (Lower Left Quadrant Pain)

탈장 (Hernia)

병력

- 환자는 사타구니에 약한 느낌이나 감각을 느낀다.
- 만성 발병
- 기침, 재채기 또는 웃음으로 확인된 통증

손상기전

- 후천성; 출생 후에 발병 또는 선천성; 출생 전에 발병
- 일반적으로 대퇴부는 여성에게 나타나는 증상이며, 사타구니는 남성에게 나타난다.

필수평가항목

- 사타구니 근처 복부의 돌출부 또는 대퇴 삼각에 대한 평가
- 서있는 상태에서 복부가 팽창하는지 검사한다.

중요소견

- 환자는 통증과 불편함을 유발하는 사타구니 부위에 변형이나 충격을 느낄 수 있다.
- 환자는 기침을 하거나 체중의 하중이 아래로 향할 때 돌출부가 생긴다.

진단근거

- 초음파 (민감도 86 %, 특이도 77 %)
- CT (민감도 80 %, 특이도 65 %)[14]
- MRI (민감도 94.5 %)[15]

하단 좌측 통증 (Lower Left Quadrant Pain)

허리근 과긴장(변형) (Psoas Strain)

병력	손상기전	필수평가항목
● 환자는 앞쪽 엉덩이의 기민성(근긴장감, 조이는 느낌)을 호소한다. ● 급성 발병 ● 허리를 굽히는 것으로 확인된 통증	● 너무 움직임의 증가, 지나치게 빠른 운동 ● 허리근에 과도한 편심 하중	● Thomas test로 고관절 굴곡 검사 ● 앞 엉덩이에 부종이나 출혈이 있는지 검사 ● 근력 평가

중요소견	진단근거
● 환자는 불쾌감이나 열이 느껴지지 않는다. ● 환자는 앞 힙에 통증이 있으며, 병력은 근육 긴장과 일치할 것이다.	● 유용한 진단근거 없음

가상환자: 재검토

당신은 어떤 구조가 우측 상단과 하단 사분면에 있는지 알기 위해서는 이차적인 몇 가지 조건을 배제할 수 있어야 한다. 당신의 감별은 늑골 타박상과 늑골골절 vs 간 열상이 있을 것이다.

학습활동: 사례연습

부록에 제공된 빈 템플릿을 사용하여 감별진단 도식과 임상 소견을 작성하십시오. 진료기록을 가지고 일할 때에는 바로 "결론"으로 넘어가려고 하는 유혹을 불러 일으킨다. 그러나 감별진단에 대한 시각적 학습 방법은 제공된 정보의 모든 가능성을 고려하도록 설계되어 있다.
추가 학습활동은 12장을 참조하십시오.

가상환자: 레크리에이션 소프트볼 선수의 복통

병력

줄리는 30세의 레크리에이션 소프트볼 선수로 2루에 있는 러너와 충돌했을 때 부상 당했다. 그녀는 땅에 넘어졌으며, 마치 그녀가 "그녀의 넋이 나간 것처럼 느껴진다"고 말했다. 줄리는 게임에서 나중에 덕 아웃에 앉아있는 동안 다음 이닝을 완료하고 복부에 고통을 보고했다. 그녀는 메스꺼움과 약간의 어지러움을 호소했다. 그녀는 경기에서 제외되었고 즉시 검사를 실시했다. 줄리는 흉곽과 복부의 왼쪽에 통증이 있다고 말했다. 그리고 또한 왼쪽 어깨 통증에 대해 설명하였다.

신체검사

신체검사 결과 환자가 창백해 보이고 압통이 나타난다. 복부의 상단 부분에서, 왼쪽 상단 사분면에 약간의 압통과 함께 복부에 만져지는 긴장이 있다. 왼쪽 흉곽 부위에도 압통이 있다. 혈압은 100/75이며 이 환자의 정상 혈압보다 낮다.

참고문헌

1. Amaral JF. Thoracoabdominal injuries in the athlete. *Clin Sports Med.* 1997;16(4):739-753.
2. Brophy RH. Kidney injuries in professional American football: Implications for management of an athlete with one functioning kidney. *Am J Sports Med.* 2008;36(1):85-90.
3. Sartorelli KH, Pilcher DB, Rogers FB. Patterns of splenic injuries seen in skiers. *Injury.* 1995;26(1):43-46.
4. Meehan WP, Mannix R. A substantial proportion of life-threatening injuries are sport-related. *Pediatr Emerg Care.* 2013;29(5): 624-627.
5. Feden JP. Closed lung trauma. *Clin Sports Med.* 2013;32(2):255-265.
6. Viola TA. Closed kidney injury. *Clin Sports Med.* 2013;32(2):219-227.
7. Ray AA, Ghiculete D, Pace KT, Honey RJ. Limitations to ultrasound in the detection and measurement of urinary tract calculi. *Urology.* 2010;76(2):295-300.
8. Vrtiska TJ, Krambeck AE, McCollough CH, et al. Imaging evaluation and treatment of nephrolithiasis: An update. *Minn Med.* 2010;93(8):48-51.
9. Bock JS, Benitez RM. Blunt cardiac injury. *Cardiol Clin.* 2012;30(4):545-555.
10. Raikhlin A, Baerlocher MO, Asch MR, Myers A. Imaging and transcatheter arterial embolization for traumatic splenic injuries: Review of the literature. *Can J Surg.* 2008;51(6):464-472.
11. Obaid H, Nealon A, Connell D. Sonographic appearance of side strain injury. *AJR Am J Roentgenol.* 2008;191(6):W264-267.
12. Rybkin AV, Thoeni RF. Current concepts in imaging of appendicitis. R*adiol Clin North Am.* 2007;45(3):411-422.
13. Barger RL Jr, Nandalur KR. Diagnostic performance of magnetic resonance imaging in the detection of appendicitis in adults: A meta-analysis. *Acad Radiol.* 2010;17(10):1211-1216.
14. Robinson A, Light D, Kasim A, Nice C. A systematic review and meta-analysis of the role of radiology in the diagnosis of occult inguinal hernia. *Surg Endosc.* 2013;27(1):11-18.
15. van den Berg JC. Inguinal hernias: MRI and ultrasound. *Semin Ultrasound CT MR.* 2002;23(2):156-173.

12

학습활동

학습활동 가상환자(Paper Patients) 및 사례 연구

이 장에서는 학생들에게 임의의 가상환자(Paper Patients) 컬렉션을 제공하고 있다. 이 짧은 사례 연구는 학습자가 자신의 감별진단 도식을 만들고 다양한 손상과 질병에 대한 임상 결과를 검토할 수 있는 다양한 기회를 제공하도록 고안되었다. 독자는 부록 A 및 B에 제공된 빈 템플릿을 사용하여 이러한 경우의 감별진단 도식을 작성해야 한다. 이러한 사례 수집은 설계상 자유로운 상태로 유지된다. 목표는 학습자에게 감별진단 기술을 연습할 수 있는 현실적인 시나리오를 제공하는 것이다. 저자는 이러한 것들이 학생들 자신의 임상적인 연습으로부터 파생되도록 하였다. 환자 개인 정보를 보호하기 위해 각 사례의 이름과 나이는 변경되었다. 즐기시오!

가상환자: 축구선수의 무릎 통증

병력

Robert는 간헐적인 무릎 통증으로 AT에게 보고된 21세의 레크리에이션 축구선수이다. 그는 무릎이 운동 후 또는 오랜 기간 앉아있을 때 고통스럽다고 말하고 있다. Robert는 쪼그리고 앉는 동작, 계단을 위 · 아래로 걷는 것, 무릎이 굽혀져 있다가 펼(예를 들어, 앉아 있다가 서기)때 움직일 때처럼 고통을 호소하고 있다.

Robert는 또한 오랜 기간 동안 걸을 때 통증이 있다고 말하고 있다. 그는 갑작스런 손상에 의한 통증은 아니라고 말하고 있다. 그는 무릎이 부어오르지 않았으며 밤에 통증이 없다고 말하고 있다.

신체검사

Robert의 AROM은 WNL이며 통증이 없다. PROM은 정상적인 느낌의 WNL이다. 모든 인대 검사(내전, 외전, 앞 및 뒤 당김 검사, Lachman's 검사)는 모두 이완(laxity)과 통증에서 음성이다. 관절통과 관절 선(joint line)에서의 압통은 없다. Robert는 무릎뼈의 아래쪽 극과 무릎뼈 힘줄의 중간 부분에서 통증이 쉽게 촉진된다. 눈에 띄는 염발음은 없다. 무릎뼈 검사는 음성이다. 그의 하체 신경혈관 검사는 정상이다. 그의 발 정렬과 아치 높이는 WNL이다. 하지 사지 정렬에는 이상이 없다. 고관절 굽힘근의 견고함에 대한 토마스 테스트는 양성이다.
엉덩정강근막띠긴장(iliotibial band tightness)에 대한 Ober 's 검사 또한 양성이다.

가상환자: 축구선수의 고관절 통증

병력

Adam은 17세의 남성으로 축구장을 벗어난 후 고관절 통증을 호소하고 있다. 그는 오른쪽 엉덩이가 바깥돌림, 벌림(abduction) 그리고 폄이 일어나게 상대선수에 의해 밀침(push)과 태클을 당했다. 그는 경기장에서 벗어나 약간 절뚝거리지만, 부상당한 후 경기장을 완전히 벗어날 것으로 예상되는 그 이상의 손상은 아니다. 그는 이전의 엉덩이 부상, 마비나 저림은 없다. 그의 통증 등급은 0에서 10까지의 시각적 아날로그 스케일에서 3에서 4이었다.

신체검사

Adam은 빠른 검사를 위해 라커룸으로 옮겨졌으며 ROM WNL이 있었다. 페이버 검사는 고통스럽다. 앉아 있는 MMT는 내부 및 외부 회전에 대해 4/5이다. 고관절 굽힘 검사는 5/5 강도로 나타났다. 환자는 목발을 지급받았고 다음날 아침에 방사선 사진을 찍기로 약속했다.

가상환자: 대학생의 발목 부상

병력

Melissa는 29일 현재 대학원생으로 8일전에 발목을 삐었으나 수업에 참가하여 발목의 각(curb)를 벌리고 있다. 그녀는 안쪽번짐(inversion) 손상에 대한 기전을 설명하고 있다. 그녀는 거주지의 긴급 병원에서 진찰을 받았으며, 방사선 사진으로는 정상이라는 소견을 들었다. 지난 주, 그녀는 압축 랩을 착용하였다. 불편함은 그녀의 발목에서만 있었으나 현재는 상당한 뻣뻣함과 고통을 겪고 있다. 그녀는 구조화된 재활이나 자기 관리를 하지 않았다. 그녀는 여전히 발목의 측면에 붓기가 있고 보행과 ADL에 통증이 있음을 지적하고 있다.

신체검사

Melissa의 발등 굽힘에 대한 AROM은 한계를 드러냈다. PROM은 정상적인 느낌으로 WNL이지만 극한 운동에서는 고통스럽다. 그녀는 앞고리중쇠인대(anterior talofibular ligament)와 발꿈치종아리인대(calcaneofibular ligament) 촉진 시 부드럽다. 앞당김 검사 시 통증은 양성이지만 느슨함은 양측 동일하다. 내번스트레스 검사(inversion stress test)는 통증에 양성이다. 끌림 검사(Ant Drawer test)는 통증은 양성이지만 느슨함은 양측 동일하다. MMT는 다른 모든 운동 평면에서 4/5강도의 저항력이 있는 고통스러운 가쪽번짐(eversion)과 5/5강도를 나타내고 있다. 가시적인 반상 출혈이 있고 발목의 측면을 따라 약간의 움푹 들어간 부종이 나타났다. 그녀의 신경혈관 검사는 정상이다.

가상환자: 장거리 달리기선수의 하지/발목 통증

병력

Pete는 여러 시합을 위해 훈련 중인 매우 활동적인 29세 달리기 선수이다. 그는 약 1주일 동안 아킬레스 부위의 발목 뒤쪽에 통증(5/10)이 있었고 약 2주 동안 약간의 불편함을 느꼈다 말하고 있다. 그는 3일 전에 고통스런 모습을 보였고 양말을 갈아 신을 때 힘줄 부위가 부어 오른 것을 보았다. Pete는 일주일에 약 6/7일 동안 달리기 연습을 하지만, 점차적으로 불편함이 증가하여 지난 몇 주 동안 연습을 줄여야 했다. 현재는 주당 65km 정도를 달리고 있다. 최근에 가파른 언덕을 달리는 연습을 했고 그의 훈련은 평범하지는 않다. 그는 달릴 때의 고통 때문에 며칠 동안 교차 훈련을 해왔다.

신체검사

Pete는 먼쪽의 아킬레스 건을 따라 붓기가 있다. 확실한 염발음이 있는 아킬레스건 부착 위쪽을 촉진했을 때 압통이 있다. Pete의 PROM은 정상적인 느낌을 갖는 WNL이지만, 장딴지근/가자미근(gastrocnemius/soleus complex)에서의 연조직 압박감은 최종 범위에서 감지되고 있다. 힘은 MMT에 의해 평가되고 발목 관절의 면은 5/5 이다. 통증은 발바닥굽힘에 저항하여 나타나고 있다. 발의 정렬은 WNL이다. 그는 발 및 발목 검사(인대 문제 또는 관절 부종)에서 정상이다.

가상환자: 레크리에이션 러너의 발 통증

병력

Adam은 21세의 러너이다. 그는 왼발에 막연한 고통을 느껴 클리닉을 찾았다. 그는 아침에 통증이 더 잘 느껴지고 하루가 지나면서 통증이 회복된다고 말하고 있다. 통증은 발가락과 첫째 발허리뼈 쪽에서 나타난다. 그는 가끔은 감각이 없거나 타는(burning)듯하다고 통증을 묘사하고 있다. 그는 최근에 신발을 바꾸었고, 새 신발의 콧등(toe box)은 약간 단단하다고 말하고 있다. 그는 오후의 달리기를 멈춰야 했지만, 통증이 악화되기 전에 아침의 달리기는 계속하고 있다. 그는 최근 달리는 거리를 변경하지 않았다. 그는 턱 교정 수술을 하지 않았다.

신체검사

그의 신체검사 결과 Adam은 앞발 부분에 통증이 있다. 두번째와 세번째발가락허리뼈 사이에 특정한 통증이 있음을 보여주고 있다. Adam은 종아리 가쪽벌림과 편평발(pes planus foot)을 가지고 있다. 발가락을 폈을 때 발목의 발등굽힘에 대한 MMT의 통증이 있다. 앞발의 압착검사(squeeze test) 시 막연한 통증이 있다. 발가락허리뼈의 장축 압축은 음성이며 반복 충격검사(bump test)와 티넬 검사(Tinel test)에서도 음성이었다. 긴 두번째 발가락이 지적되고 있다.

가상환자: 운동참여 후 어깨 통증

병력

Allison은 6개월의 오른쪽 어깨 통증 병력이 있는 40세의 활동적인 여성이다. 그녀는 어깨를 머리 위로 올리는 운동(overhead activity)으로 근력을 기르려고 집에서 운동 비디오를 따라해 왔다. 그녀는 18일 동안 매일 이 운동을 했고, 팔굽혀펴기를 할 때 어깨에 뭔가를 느꼈다. 그녀는 움직이기 위해 상자를 들어야 하고 어깨가 관련된 어색한 자세를 취하고 있다. 그녀는 때로는 어깨의 특정 위치에서 무감각하고 따끔거림을 느끼고 있다. 그녀는 깊고 끔찍한 통증이 있으며, 통증이 있는 부위 쪽으로 누워있을 수 없다. 그녀는 어깨에서 규칙적으로 딸깍거리는 소리가 나고 있는 것을 경험하고 있다. 그녀는 이전에 어깨 부상을 당한적인 없다. 그녀는 전에 팔꿈치에 문제가 있었다. 그녀는 지금쯤이면 더 나아질 것이라고 생각했지만 그렇지 않다.

신체검사

Allison의 활발한 어깨 움직임은 굽힘에 대해 왼쪽으로 170°, 오른쪽으로 153°이다. 벌림(abduction)은 왼쪽으로 164°, 오른쪽으로 152°이고 135°에서부터 통증이 시작된다. 안쪽돌림에 대한 어깨가동성검사(Apley test) 결과 왼쪽 T3, 오른쪽 T10에서 통증이 있다. 가쪽돌림 90°에서 왼쪽 98°, 오른쪽 104°가 측정된다. 수면 자세의 안쪽돌림은 왼쪽 50°, 오른쪽 10°가 측정된다. 그녀의 MMT는 다음과 같다: 중립 5/5의 가쪽돌림 및 오른쪽 통증. 중립의 안쪽돌림은 5/5 양측으로 오른쪽 통증이 있다. 가시위근(supraspinatus) 5/5에서 양측 통증은 없다. 어깨세모근(deltoid)은 5/5 양측에서 오른쪽 통증이 있다. 환자는 손상되지 않은 상지의 피부 및 상지근에서의 정상적인 기능을 가지고 있다. Positive Neer's, Hawkins Kennedy, and cross-over tests, negative Speed's, negative full can, positive empty can 검사에서 수동적으로 움직임 때 어깨주머니의 끝느낌(end feel)이 있다. 환자는 양성 크랭크(crank)와 오브라이언(O'Brien) 테스트를 모두 받았다.

가상환자: 클럽 테니스선수의 손목 통증

병력

Alan은 25세의 대학원생으로 클럽 테니스 팀에서 뛰고 있다. 그는 4~5개월 동안(왼쪽에서 오른쪽으로) 손목 통증이 있어 평가를 위해 클리닉을 방문하였다. Alan은 움직일 때 자뼈(ulna)의 말단 쪽에서 날카로운 통증을 호소하고 있는 오른손잡이 선수이다. 그는 심각한 MOI를 기억하지 못하고 있다. 그는 테니스 활동뿐만 아니라 일상생활에서도 통증을 느끼고 있다. Alan은 들어 올리고, 쥐고, 손바닥으로 무게를 지탱할 때 손목에 고통이 느껴진다고 말하고 있다.

신체검사

Alan의 손목 AROM은 WNL이지만 손목을 펼 때 3/10 정도의 통증을 호소하고 있다. 그의 PROM은 정상적인 느낌의 WNL이지만 손목을 펼 때 4/10 정도의 통증을 호소하고 있다. 손목을 펴고 굽힐 때 딸깍거리는 소리와 감각 이상이 나타났다. 그는 자쪽곁인대(ulnar collateral ligament)와 삼각섬유연골복합체(triangular fibrocartilage complex: FCC)를 촉진할 때 통증이 있다. MMT는 손목을 펼 때 4/5정도의 통증이 있고 손목을 굽힐 때는 4/5 정도의 통증이 있다. 뼈의 통증은 없으며 Alan의 신경혈관 검사는 정상이다.

가상환자: 얼티밋 프리스비선수의 오른쪽/갈비뼈 통증

병력

Tom은 1주일 전에 얼티밋 프리스비 운동을 하는 도중에 부상을 당했다. 그는 갑작스런 MOI에 관해서 그가 디스크를 잡기 위해 뛰어 올랐을 때 그의 오른쪽 가슴을 상대방 선수의 어깨와 부딪혔다고 말하고 있다. 그는 즉각적인 흉부 통증을 느꼈다. 그는 운동을 멈추고 며칠 동안 쉬었다. 그 시점에서 그는 기분이 좋아져서 다른 게임에서 놀면서 통증(5/10)에 주목했다. 이 고통은 운동을 마치고 나서 악화되었다. 그는 편안한 수면 자세, 심호흡 과정에서도 고통을 느끼고 있으며 운동을 할 수 없다고 보고하고 있다. Tom은 몸통을 움직일 때, 웃음, 기침을 하거나 심호흡을 할 때 다양한 수준의 통증(4~7/10)이 있다고 설명하고 있다.

신체검사

Tom은 흉부외과 수술 중에 흉곽 오른쪽에 통증(5/10)을 보고하고 있다. 상지의 AROM은 WNL이지만 전체 오버 헤드 동작에서 고통을 호소하고 있다. 몸통의 능동적인 측면 굽힘은 오른쪽(양방향) 부위에서 통증(5/10)이 나타났다. 그는 갈비연골(costochondral) 교차점의 일곱 번째 갈비뼈의 가까운 부위를 촉진했을 때 통증을 있었다. 통증 부위에 작은 출혈이 있다. 충분히 들이마시고 내쉴 때 3/10의 고통이 나타났다. 만져볼 수 있는 결함은 없으며 그는 정상적인 호흡률(분당 16회 호흡)을 보이고 있다.

가상환자: 청소년 야구투수의 팔꿈치 통증

병력

Ian은 왼쪽 팔꿈치 통증을 호소하는 13세의 리틀리그(Little League) 투수이다. 그는 왼손잡이 투수이다. 그는 이번 여름에 레크리에이션 리그에서 좀 더 경쟁적인 리그로 팀을 옮겼다. 그는 그가 익숙하게 두 배의 피칭을 하고 있으며, 3주째 시작한 직후에 통증이 시작되었다. 그가 젊었을 때, 그는 체조를 했고 그의 엄마는 그가 항상 물구나무서기를 하고 있다고 보고하고 있다. 그는 왼쪽 팔꿈치에 대한 이전의 부상은 없었다고 말하고 있다. 그는 팔꿈치가 굽혀졌다가 펴질 때 팔꿈치가 잘 맞지 않는 경우가 있었다는 것에 주목하고 있다. 그는 연습 후에 팔꿈치가 부어오르는 것을 보았다. 그는 저린감은 없지만 통증이 심할 때 그 일종의 가려움증이 있다고 말하고 있다.

신체검사

신체 검사에서, 환자는 내측위관절융기와 굽힘근을 촉진했을 때 통증이 있다. 촉진과 함께 오른쪽에 비해 굽힘근 긴장은 없다. 내측 팔꿈치에서 한 번의 삼출 흔적이 있다. 탭(tap) 검사는 신경 장력 검사와 마찬가지로 척골(자뼈) 신경 검사에서 음성이다. 뒤침보다는 엎침이 있을 때 팔꿈치가 구부러진 상태에서 손목을 굽히는 MMT을 시행할 때 통증이 있다. 위팔, 두갈래근과 세갈래근의 근력은 WNL이다. 그는 세갈래근 검사 시의 통증뿐만 아니라 잡기와 같은 감각을 경험했다. 환자는 팔꿈치에서 외전 검사 시 통증과 약간의 저림이 있다.

가상환자: 필드 하키경기에서 얼굴을 날려버림

병력

Amanda는 21세의 필드하키 선수로 상대 선수의 하키스틱으로 얼굴을 맞았다. 타격된 부위는 왼쪽 뺨 부분이다. 그녀는 심한 통증이 0에서 10까지의 시각적 아날로그 스케일에서 8/10이라는 것을 보고하고 있다. 그녀의 턱은 제대로 닫히지 않는 것처럼 느껴지고 있다. 그녀의 코에서는 많은 출혈이 있었고, 입술과 뺨 부위에서 겹보임(double vision; 복시)와 무감각을 호소하고 있다.

신체검사

현장에서 신체검사를 하면 자궁 경부에 압통이 없음을 알 수 있다. 그녀는 왼쪽 윗턱 위를 만졌을 때 통증을 느꼈다. 눈은 WNL이다. 환자는 왼쪽 콧구멍에서 피가 나고 멈추지 않았다. 당신은 운동선수를 즉시 수송해야 한다고 생각하고 있다.

가상환자: 축구선수의 허리 통증

병력

Mike는 목에 통증과 마비, 오른쪽에 손가락이 쑤시는 것을 호소하고 있는 16세의 축구선수이다. 그는 상대선수로부터 태클을 당했으며 그때 한쪽으로 목이 구부러졌다. 마치 그의 팔로 상대선수를 태클하는 것처럼 허리를 감싸 안았다.

신체검사

귀하의 검사는 경추의 가시 돌기를 촉진했을 때 압통이 없음을 보여주고 있다. 환자는 왼쪽으로 굽혀지는 동작을 할 때 경추에서 통증이 있다. 그는 또한 무감각하고 따끔 거림을 호소하고 있다. MMT는 상지의 근육분절에서 쇠약(weakness)이 나타나고 있다. 피부분절 에서도 감각 상실이 있다. 발견한 내용을 기록하는 동안 운동선수를 앉도록 한다. UQS(upper quarter screen) 검사를 반복하고 호전되는 것을 메모한다.

A

감별진단 기본모형

Differential Diagnosis Templates

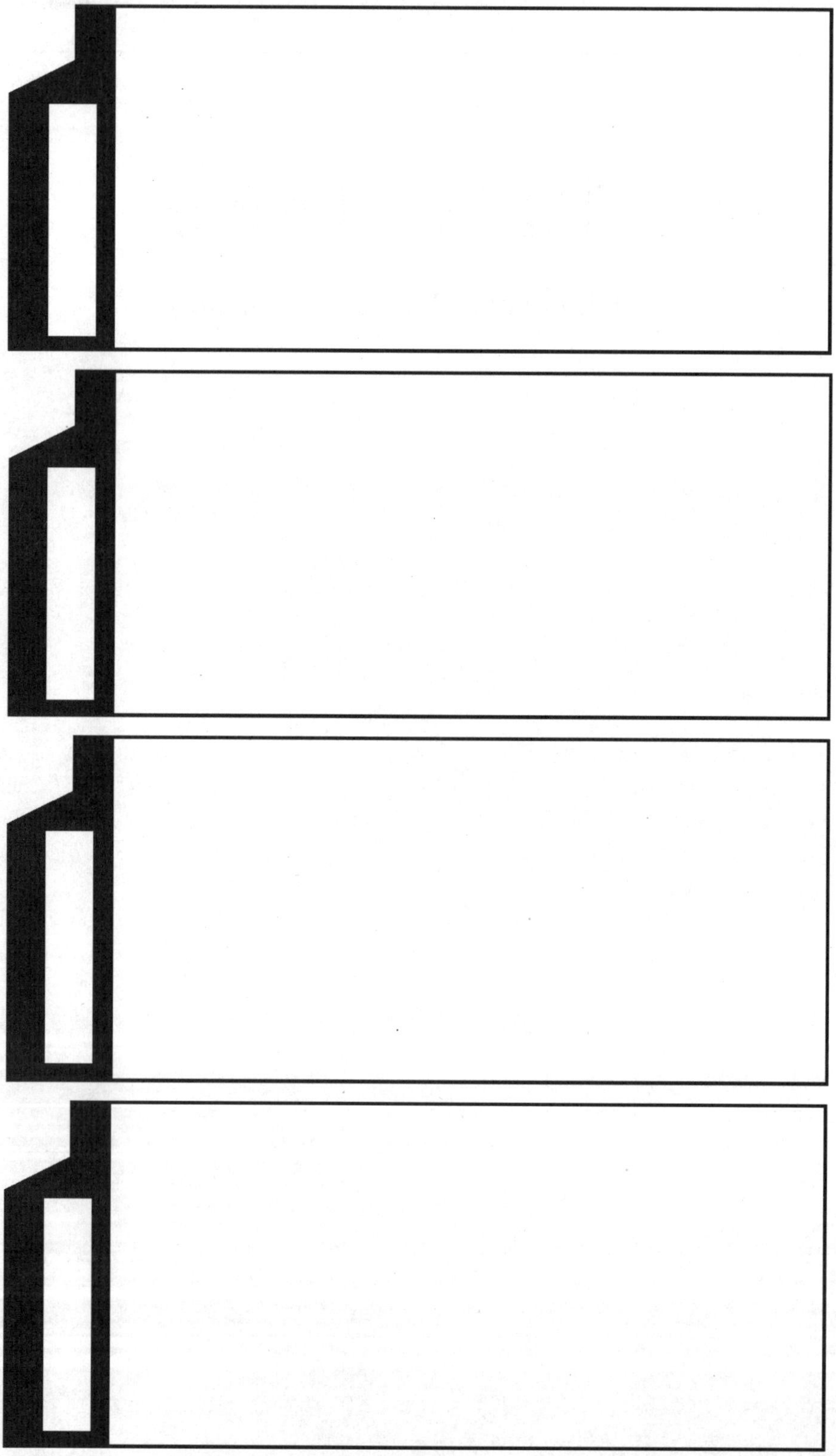

B

임상소견 기본모형

Clinical Findings Templates

병력	손상기전	필수평가항목

중요소견	진단근거

병력	손상기전	필수평가항목

중요소견	진단근거

C

참고문헌

Bibliography

선수트레이너를 위한 감별진단 가이드: 시각적 학습 접근의 각 장은 현재의 문헌을 참조하여 작성되었다. 각 손상의 임상 소견에서 진단 증거 섹션(해당되는 경우)에 대한 적절한 출처를 인용하는 데 특별한 주의를 기울였다. 그러나 저자들로부터 기인한 임상 소견 정보의 대부분은 선수트레이너로서 48년간 임상 경험을 조합했다. 우리는 교육과 임상 실습의 오랜 경력을 쌓는 동안 많은 양질의 선수트레이닝 및 스포츠의학 교과서의 영향을 받았음을 인식하고 있다. 이러한 교과서가 직접 인용되지는 않았지만 우리는 선수트레이닝 영역에서 지식을 몸으로 영향 받은 것에 대하여 신중하게 인정하고자 한다.

Anderson MK, Hall SJ, Martin M. *Foundations of Athletic Training: Prevention, Assessment, and Management*. Philadelphia, PA: Lippincott Williams & Wilkins; 2008.

Cook C, Hegedus EJ. *Orthopedic Physical Examination Tests: An Evidence-Based Approach*. Upper Saddle River, NJ: Prentice-Hall; 2008.

Higgins M. *Therapeutic Exercise: From Theory to Practice*. Philadelphia, PA: FA Davis Company; 2011.

Houglum PA. *Therapeutic Exercise for Musculoskeletal Injuries*. 3rd ed. Champaign, IL: Human Kinetics; 2010.

Magee DJ. *Orthopaedic Physical Assessment*. Elsevier Health Sciences; 2008.

Prentice WE. *Principles of Athletic Training: A Competency-Based Approach*. 14th ed. New York, NY: McGraw Hill; 2011.

Shultz SJ, Houglum PA, Perrin DH. *Examination of Musculoskeletal Injuries.* 2nd ed. Champaign, IL: Human Kinetics; 2005.

Starkey C, ed. *Athletic Training and Sports Medicine: An Integrated Approach.* 5th ed. Jones & Bartlett Publishers; 2012.

Starkey C, Brown SD, Ryan JL. *Examination of Orthopedic and Athletic Injuries.* Philadelphia, PA: FA Davis Company; 2010.

찾아보기

Index